睡眠养生与失眠调治

主　编

张　蕾　谢英彪

编著者

章　瑞　张雪芳　丁雪竹
邹学兰　张　敏　陈　莉
苏　敏　沈　锐　陈绍明
王　丽　陈泓静　虞丽相
周明飞

金盾出版社

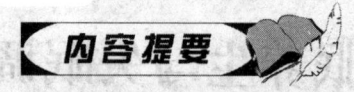

内容提要

全书简要介绍了睡眠的方式、睡眠的益处及失眠的危害等基础知识;详细介绍了卧室环境与养生、睡眠用具与养生、睡眠养生方法及小儿睡眠与养生、女性睡眠与养生、老年人睡眠与养生的方法,以及失眠的中医和西医调治方法等。其内容丰富,通俗易懂,特别适合广大群众阅读参考。

图书在版编目(CIP)数据

睡眠养生与失眠调治/张蕾,谢英彪 主编.—北京:金盾出版社,2017.8(2019.1重印)
 ISBN 978-7-5186-1239-0

Ⅰ.①睡… Ⅱ.①张…②谢… Ⅲ.①睡眠—养生(中医)②失眠—中西医结合疗法 Ⅳ.①R163②R749.705

中国版本图书馆 CIP 数据核字(2017)第 045319 号

金盾出版社出版、总发行

北京市太平路5号(地铁万寿路站往南)
邮政编码:100036　电话:68214039　83219215
传真:68276683　网址:www.jdcbs.cn
北京军迪印刷有限责任公司印刷、装订
各地新华书店经销
开本:850×1168 1/32　印张:9　字数:235千字
2019年1月第1版第2次印刷
印数:5 001～8 000册　定价:27.00元
(凡购买金盾出版社的图书,如有缺页、
倒页、脱页者,本社发行部负责调换)

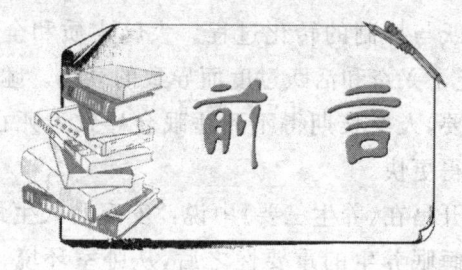

前言

粗略地计算,人生 1/3 的时间是在睡眠中度过的。如果我们只争朝夕地学习、工作与挣钱,这 1/3 的时间是不是可以缩短一点呢?回答是否定的,因为睡眠是人体休养生息、高速修复的不可或缺的过程。宋代王安石曾写道"村花幽窗午梦长,此中与世暂相忘。华山处士如容见,不觅仙方觅睡方。"清代李渔也曾说"养生之诀,当以睡眠为先"。并指出"睡能还精,睡能养气,睡能健脾养肾,睡能坚骨强筋"。可见古人早已意识到睡眠对人体健康的重要性。

中医学认为,睡眠是阴阳交错的结果,如《黄帝内经·灵枢·口问篇》中说:"阳气尽而阴气盛则目瞑,阴气尽而阳气盛则寤矣"。意思是说,人们经过一天紧张的工作和学习后,阳气由盛转衰,阳入于阴,黑夜到来,阳衰阴盛,人们需要休息,从而进入睡眠阶段。待到黎明时,阴气尽,阳气开始旺盛,睁眼可见,于是觉醒。这就说明了人体阴、阳之气也随昼夜而消长变化,于是就有了寤和寐的交替。寤属阳,为阳气所主;寐属阴,为阴气所主。可以说,自从有了人类,就有了日出而作,日落而息的节律,像有规律的潮水涨落一样,呈现周期性变化。现代生理学认为：睡眠是大脑皮质兴奋与抑制的转化过程，是全身功能活动活跃与抑制的转化过程。大脑皮质和全身功能活动的抑制，防止了兴奋和活跃过度而导致的衰竭。睡眠与食物对人体同样重要，人类长期得不到睡眠会导致人死亡，甚至比得不到食物死得更快。

清代袁开昌在《养生三要》中说："安寝乃人生最乐"。本书在详细阐述睡眠养生的重要性之后，从卧室环境、睡眠用具两个方面详细论述了保持与享受健康睡眠的物质条件，然后推荐了诸多的睡眠养生方法，并就小儿、女性、老年人等不同人群的睡眠问题给出了有益的指导。

睡眠养生的天敌是失眠，失眠大致可以分成三种形式，即入睡困难、凌晨早醒和睡眠时间缩短。失眠者的大脑没有得到应有的休息，次日会因此头昏脑涨、记忆力下降、困倦乏力、觉醒不全、情绪不稳、焦虑、易激惹、萎靡不振等。根据中国精神疾病分类及诊断标准的规定，每周至少发生 3 次以上并持续 1 个月或更多的时间，又并非脑器质性病、躯体疾病或精神疾病症状的一部分时即可诊断为失眠症。这种失眠往往随着年龄的增长而增多。由于失眠会产生躯体和精神方面的不利影响，大大增加工作时意外事故发生的机率，给社会造成巨大损失。因此，本书最后一个章节重点介绍了失眠及其调治的方法。

我衷心希望读者能够借助本书介绍的这些睡眠养生之道来实现健康长寿的心愿。

谢英彪

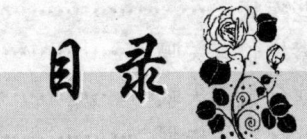

一、睡眠是养生的重要环节

1. 什么是睡眠 ………………………………………… (1)
2. 人的睡眠方式有哪些 ……………………………… (3)
3. 人在睡眠时有什么生理变化 ……………………… (5)
4. 人需要多少时间的睡眠 …………………………… (5)
5. 中医对睡眠有何认识 ……………………………… (8)
6. 什么是睡眠养生 …………………………………… (10)
7. 睡个好觉有什么好处 ……………………………… (11)
8. 睡眠不足对身体有哪些伤害 ……………………… (13)
9. 什么时间睡眠有利于养生 ………………………… (14)
10. 如何保证良好的睡眠 ……………………………… (15)
11. 如何改善睡眠 ……………………………………… (15)
12. 四季睡眠方法有什么不同 ………………………… (16)
13. 如何适应自然界的气候变化 ……………………… (17)
14. 为什么说春困不等于睡眠不足 …………………… (18)
15. 失眠有什么危害 …………………………………… (20)
16. 对睡眠不利的事有哪些 …………………………… (23)
17. 人为什么会失眠 …………………………………… (25)
18. 睡眠太少会引发多种疾病吗 ……………………… (27)

19. 睡眠渐少会使人衰老吗 …… (28)
20. 失眠会引发哪些疾病 …… (29)
21. 失眠与压力激素增长有关吗 …… (30)
22. 心脏神经官能症会引起失眠吗 …… (30)
23. 脑力劳动者为什么容易失眠 …… (31)
24. 恐惧为什么可导致失眠 …… (32)
25. 为什么说睡眠的质量更重要 …… (33)
26. 有些人睡眠时间并不短为什么仍感疲乏 …… (34)
27. 如何让好习惯帮助解决失眠问题 …… (34)

二、卧室环境与养生

1. 季节能影响睡眠吗 …… (36)
2. 影响睡眠的环境因素有哪些 …… (37)
3. 引发失眠的污染因素有哪些 …… (39)
4. 睡眠需要什么样的环境 …… (40)
5. 如何创造一个良好的睡眠环境 …… (41)
6. 什么颜色的窗帘可帮助睡眠 …… (42)
7. 布置卧室如何营造安静的环境 …… (43)
8. 布置卧室如何选择适宜的温度和湿度 …… (44)
9. 怎样保持卧室内的空气新鲜 …… (44)
10. 经常失眠的人如何创造一个良好的居住环境 …… (46)

三、睡眠用具与养生

1. 如何选好睡眠用具 …… (48)
2. 睡觉选什么床铺好 …… (49)
3. 用什么样的床垫好 …… (51)

4. 什么样的席梦思睡得比较舒服 …… (52)
5. 用什么样的床架好 …… (54)
6. 选用什么样的卧具有利于养生 …… (55)
7. 枕头与睡眠养生有什么关系 …… (56)
8. 选择什么样的枕头有利于养生 …… (58)
9. 选用什么样的床单有利于养生 …… (60)
10. 选用什么样的被子有利于养生 …… (61)
11. 穿什么样的睡衣好 …… (64)
12. 选购什么样的睡衣有利于养生 …… (66)

四、睡眠养生方法多

1. 如何才能睡个好觉 …… (67)
2. 如何养成好的睡眠习惯 …… (68)
3. 什么样的睡姿有利于养生 …… (72)
4. 哪种睡眠方位有利于养生 …… (76)
5. 睡个好觉为什么要注意饮食习惯 …… (77)
6. 睡觉前为什么要用温水泡脚 …… (78)
7. 如何保证睡眠时间 …… (78)
8. 如何预防一过性失眠 …… (81)
9. 如何预防用脑过度引起的失眠 …… (82)
10. 日常生活中如何预防失眠 …… (83)
11. 提高睡眠质量如何做穴位按摩 …… (85)
12. 助眠方法有哪些 …… (86)
13. 失眠时要注意什么 …… (87)
14. 失眠时为什么要注意劳逸结合 …… (89)
15. 为什么要注意夜间娱乐不过度 …… (90)
16. 如何正确对待烟、酒、茶 …… (90)

17. 如何科学安排旅游中的休息和睡眠 …………… (91)
18. 为什么不要强迫入睡 …………………………… (93)
19. 如何做到起居有常 ……………………………… (94)
20. 脑力劳动者如何利用梳头来健脑 ……………… (96)
21. 睡个好觉有何诀窍 ……………………………… (97)
22. 冬天如何睡个好觉 ……………………………… (98)
23. 睡觉怎样才能不打呼噜 ………………………… (99)
24. 对付失眠的小窍门有哪些 …………………… (100)
25. 长期卧床患者失眠时应如何进行家庭护理 … (101)
26. 为什么睡觉不宜戴隐形眼镜 ………………… (103)
27. 失眠者如何沐浴 ……………………………… (104)
28. 失眠者如何日光浴 …………………………… (105)
29. 失眠者如何森林浴 …………………………… (106)
30. 饮食与睡眠有何关系 ………………………… (107)
31. 妨碍睡眠的饮食习惯有哪些 ………………… (109)
32. 哪些食物让人难以入睡 ……………………… (109)
33. 为什么大脑应有足够的营养供应 …………… (110)
34. 食物过敏与失眠有什么关系 ………………… (111)
35. 酒精与失眠有什么关系 ……………………… (112)
36. 刺激性饮料为什么会引起失眠 ……………… (113)
37. 吃麦类食品能助眠吗 ………………………… (114)
38. 吃黄豆能助眠吗 ……………………………… (114)
39. 吃芝麻能助眠吗 ……………………………… (115)
40. 吃山药能助眠吗 ……………………………… (116)
41. 吃蜂蜜能助眠吗 ……………………………… (117)
42. 吃桂圆能助眠吗 ……………………………… (118)
43. 吃桑葚能助眠吗 ……………………………… (118)
44. 吃核桃仁能助眠吗 …………………………… (119)

目 录

45. 吃大枣能助眠吗 …………………………………… (120)
46. 吃莲藕能助眠吗 …………………………………… (120)
47. 吃芡实能助眠吗 …………………………………… (121)
48. 吃百合能助眠吗 …………………………………… (122)
49. 吃银耳能助眠吗 …………………………………… (123)
50. 吃芹菜能助眠吗 …………………………………… (123)
51. 吃黄花菜能助眠吗 ………………………………… (124)
52. 吃鱼头能助眠吗 …………………………………… (125)
53. 吃牡蛎能助眠吗 …………………………………… (125)
54. 喝牛奶能助眠吗 …………………………………… (126)
55. 吃猪心能助眠吗 …………………………………… (127)
56. 吃猪脑能助眠吗 …………………………………… (127)
57. 助眠的茶饮有哪些 ………………………………… (128)
58. 助眠的米粥有哪些 ………………………………… (129)
59. 助眠的点心有哪些 ………………………………… (130)
60. 助眠的菜肴有哪些 ………………………………… (131)
61. 助眠的羹汤有哪些 ………………………………… (132)
62. 失眠患者如何进行运动锻炼 ……………………… (133)
63. 睡前散步为何能帮助睡眠 ………………………… (134)
64. 经常失眠的人如何做入眠操 ……………………… (135)
65. 经常失眠的人如何做睡前保健操 ………………… (135)
66. 经常失眠的人是否还应坚持晨练活动 …………… (137)
67. 经常失眠的人做运动调养时要注意哪些事项 …… (137)
68. 哪些心理容易引起失眠 …………………………… (138)
69. 为什么失眠要和抑郁一起治疗 …………………… (139)
70. 经常失眠的人如何进行自我催眠 ………………… (140)
71. 如何写睡眠日记 …………………………………… (141)
72. 急性失眠患者如何进行心理治疗 ………………… (142)

73. 经常失眠的人如何采用行为疗法 …………………… (143)
74. 经常失眠的人如何采用放松疗法 …………………… (145)
75. 经常失眠的人如何采用行为矫正疗法 ……………… (148)
76. 听古典音乐能助眠吗 ………………………………… (149)
77. 花香能助眠吗 ………………………………………… (150)
78. 怎样用搓手摩面法改善睡眠 ………………………… (151)
79. 睡眠时能张口呼吸吗 ………………………………… (152)
80. 为什么要"卧如弓" …………………………………… (153)
81. 为什么不能伏案睡觉 ………………………………… (153)
82. 如何用音乐助眠 ……………………………………… (154)
83. 哪些人需要午睡 ……………………………………… (156)
84. 如何让午觉睡得安稳又利于健康 …………………… (157)
85. 如何巧用深呼吸助眠 ………………………………… (158)
86. 如何巧用性爱助眠 …………………………………… (159)
87. 如何用生物钟助眠 …………………………………… (160)

五、小儿睡眠与养生

1. 婴儿睡眠可能出现哪些问题 ………………………… (162)
2. 如何为0~7天的宝宝安排好睡眠时间 ……………… (163)
3. 0~7天的宝宝的睡眠姿势是怎样的 ………………… (163)
4. 小儿睡摇篮会伤到大脑吗 …………………………… (164)
5. 抱着新生儿睡觉好吗 ………………………………… (164)
6. 1~3个月婴儿的睡眠时间如何安排 ………………… (165)
7. 孩子为何总朝一侧睡 ………………………………… (166)
8. 幼儿的被褥和睡袋如何准备 ………………………… (166)
9. 为什么不能让婴儿含奶嘴入睡 ……………………… (167)
10. 怎样给孩子唱摇篮曲 ………………………………… (167)

目 录

11. 婴儿入睡后为什么会打鼾 …………………………(168)
12. 4～6个月的婴儿每天需要多少睡眠时间 …………(168)
13. 4～6个月的婴儿采取什么样的睡眠姿势 …………(169)
14. 4～6个月的婴儿为什么睡眠易醒 …………………(170)
15. 如何为4～6个月的婴儿安排生活与睡眠环境 ……(170)
16. 7～9个月的婴儿需要多少睡眠时间 ………………(171)
17. 如何培养7～9个月婴儿的睡眠习惯 ………………(171)
18. 10～12个月孩子的睡眠有何特点 …………………(172)
19. 如何为1岁以上的小儿选择睡眠用具 ……………(172)
20. 1～1.5岁的孩子同大人同睡有何危害 ……………(173)
21. 小儿总在夜间哭闹是为什么 ………………………(174)
22. 给幼儿盖被子有哪些学问 …………………………(175)
23. 冬季开窗睡眠有哪些益处 …………………………(176)
24. 为什么儿童睡觉比吃饭重要 ………………………(177)
25. 小儿睡前要准备什么 ………………………………(178)
26. 小儿为什么不适宜开灯睡眠 ………………………(179)
27. 如何给孩子选用枕头 ………………………………(180)
28. 孩子害怕独自睡怎么办 ……………………………(181)
29. 孩子的睡姿与容貌有关吗 …………………………(182)
30. 孩子睡觉哪种姿势最好 ……………………………(182)
31. 孩子晚上不睡觉怎么办 ……………………………(183)
32. 孩子为何睡不踏实 …………………………………(184)
33. 为什么迟睡的孩子长不高 …………………………(185)
34. 为什么儿童睡眠障碍不容忽视 ……………………(186)
35. 为什么婴幼儿含糖睡觉危害大 ……………………(188)

六、女性睡眠与养生

1. 女性为什么失眠的次数多 …………………………… (189)
2. 黄褐斑患者为什么多数伴有失眠 ………………… (190)
3. 睡觉也能美容吗 …………………………………… (191)
4. 女性对付失眠有何方法 …………………………… (192)
5. 孕妇睡眠时间以多少为宜 ………………………… (193)
6. 孕期应采取什么样的睡眠姿势 …………………… (194)
7. 引起孕妇失眠的原因有哪些 ……………………… (195)
8. 哺乳期妇女在睡卧时应注意什么 ………………… (197)
9. 经行失眠怎样辨证治疗 …………………………… (197)
10. 经行嗜睡怎样治疗 ………………………………… (199)
11. 经行遗尿怎样辨证治疗 …………………………… (200)
12. 更年期综合征患者如何保证睡眠 ………………… (201)

七、老年人睡眠与养生

1. 老年人失眠的原因和后果是什么 ………………… (203)
2. 为什么要"先睡心,后睡眼" ……………………… (204)
3. 老年人如何对付失眠 ……………………………… (206)
4. 睡前练太极拳有益吗 ……………………………… (208)
5. 睡眠中呼吸暂停的老年人睡前为何不能喝酒 …… (208)
6. 看完电视能立即睡觉吗 …………………………… (209)
7. 为什么早晨醒后要懒床5分钟 …………………… (210)
8. 晨练后能再睡"回笼觉"吗 ………………………… (210)
9. 起床时轻轻拍击前胸有何益处 …………………… (211)
10. 早晨醒来后应注意什么 …………………………… (212)

11. 老年人睡眠越多越好吗 …………………………………(213)
12. 老年人睡前应做哪些准备 ………………………………(214)
13. 老年人睡眠有哪些禁忌 …………………………………(215)
14. 老年人爱打呵欠说明了什么 ……………………………(217)
15. 低体温老人为何要慎用安眠药 …………………………(217)
16. 为什么早睡早起能延年益寿 ……………………………(218)
17. 老年人自我按摩哪些穴位可改善睡眠 …………………(219)
18. 熬夜者应如何进行自我保健 ……………………………(220)
19. 老年人如何选择枕头 ……………………………………(221)

八、失眠中西医调治

1. 什么是失眠 ………………………………………………(222)
2. 失眠有何危害性 …………………………………………(223)
3. 失眠如何分类 ……………………………………………(224)
4. 失眠的症状有哪些 ………………………………………(225)
5. 如何诊断失眠 ……………………………………………(225)
6. 失眠患者一般要做哪些检查 ……………………………(226)
7. 失眠患者要做哪些特殊检查 ……………………………(227)
8. 什么是抑郁性失眠症 ……………………………………(227)
9. 什么是焦虑性失眠症 ……………………………………(228)
10. 治疗失眠症应掌握哪些原则 ……………………………(229)
11. 失眠患者如何选用非处方药 ……………………………(230)
12. 为什么不能盲目服用安眠药 ……………………………(231)
13. 失眠症患者可以使用兴奋药吗 …………………………(232)
14. 怎样治疗安眠药成瘾的失眠症 …………………………(232)
15. 催眠药物为什么宜间断使用 ……………………………(235)
16. 何谓地西泮戒断综合征 …………………………………(235)

17. 为什么治失眠要对症用药 …………………………… (236)
18. 为什么久服安眠药要当心蓄积中毒 …………………… (238)
19. 如何避免安眠药的不良反应 …………………………… (239)
20. 哪些人不宜服用安眠药 ………………………………… (240)
21. 哪些人慎用安眠药 ……………………………………… (241)
22. 中医学对失眠有何认识 ………………………………… (242)
23. 失眠患者可用哪些中药调治 …………………………… (243)
24. 失眠患者如何选用中成药 ……………………………… (246)
25. 怎样根据失眠的发病情况进行辨证论治 ……………… (247)
26. 如何根据失眠患者的兼证进行辨证治疗 ……………… (248)
27. 如何用单方治疗失眠 …………………………………… (249)
28. 如何用中药外敷调治失眠 ……………………………… (250)
29. 如何按摩调治失眠 ……………………………………… (252)
30. 睡前如何按摩催眠 ……………………………………… (253)
31. 如何用指压法调治失眠 ………………………………… (254)
32. 如何用针刺法调治失眠 ………………………………… (256)
33. 如何用耳针法调治失眠 ………………………………… (258)
34. 如何用艾灸法调治失眠 ………………………………… (259)
35. 如何用刮痧法调治失眠 ………………………………… (262)
36. 如何用拔罐法调治失眠 ………………………………… (263)
37. 如何用足部按摩法治失眠 ……………………………… (265)
38. 如何选用足部反射区及穴位按摩调治失眠 …………… (265)
39. 如何用足部药浴调治失眠 ……………………………… (266)
40. 如何用药枕治疗失眠症 ………………………………… (267)
41. 精神松弛训练法为什么有催眠作用 …………………… (268)
42. 情绪变化引起的失眠如何进行精神调养 ……………… (270)
43. 惊恐引起的失眠如何进行精神调养 …………………… (272)
44. 焦虑引起的失眠如何进行精神调养 …………………… (273)

一、睡眠是养生的重要环节

一、睡眠是养生的重要环节

1. 什么是睡眠

睡眠是高等脊椎动物周期性出现的一种自发的和可逆的静息状态,表现为机体对外界刺激的反应性降低和意识的暂时中断。人的一生大约有1/3的时间是在睡眠中度过的。当人们处于睡眠状态中时,可以使大脑和身体得到休息、休整和恢复,适量的睡眠有助于人们日常的工作和学习。科学提高睡眠质量,是人们正常工作、学习和健康生活的保障。

睡眠是由于身体内部的需要,使感觉活动和运动性活动暂时停止,给予适当刺激就能使其立即觉醒的状态。人们认识了脑电活动后,认为睡眠是由于脑的功能活动而引起的动物生理性活动低下,给予适当刺激可使之达到完全清醒的状态。

睡眠是一种主动过程,睡眠是恢复精力所必需的休息,有专门的中枢管理睡眠与觉醒,睡时人脑只是换了一个工作方式,使能量得到贮存,有利于精神和体力的恢复。而适当的睡眠是最好的休息,既是维护健康和体力的基础,也是取得高度生产能力的保证。接受处理内外刺激并做出反应的兴奋度较高的神经细胞因防止没有经过深加工的刺激联结相互干扰,这就表现为缓解疲劳。而睡眠质量不高是指屏蔽度不够或睡眠时间不足以充分消化刺激联结的现象。嗜睡则是病态的过多过久屏蔽。这些都是神经控制不足

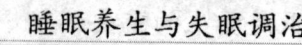

的表现。在睡眠中由于主动性活动减弱,身体的状态也得到恢复。

睡眠最主要的功能体现在大脑,睡眠状态通过做梦将大脑中分散的记忆碎片连贯起来并整理在一起。

评价睡眠质量好坏的标准,不是睡眠时间的长短,而在于看第二天的精神状态,只要感觉精力充沛,没有觉得不舒服,这就表明睡眠质量高,是健康的睡眠。一般情况下,人体对睡眠的要求是青壮年一夜睡7~8个小时,少儿增加1~3个小时,老年人减少1~3个小时,这是不同年龄段对睡眠量(时间)的要求。

上床30分钟内即能入睡,整夜不醒或醒一次,不是间断多醒或早醒;无梦少梦,不是多梦或噩梦;睡眠深沉,不是似睡非睡,或易受环境干扰、惊醒,这是对睡眠质量的要求。另外,人类最佳睡眠时间应是每天22:00~6:00,老年人稍提前为21:00~5:00,儿童为20:00~6:00。这只是一个大致的平均数,每个人每天所需的睡眠时间差异很大,这与人的性格、健康状况、工作环境、劳动强度等许多因素有关,与每个人的睡眠习惯也有一定关系。现实生活中,有许多人的睡眠时间远远少于上述时间,但他们同样工作、生活得很好。所以,睡眠的好坏,并不是完全取决于睡眠的时间,而要看睡眠的质量,也就是整个睡眠中深睡时间的长短。例如,有些老年人每天睡眠的时间加起来常常超过七八个小时,但仍然时时犯困,主要是真正能达到深睡和中睡的时间并不多,而大部分时间是在浅睡和轻睡中度过,所以质量不高。相反,有些人睡眠的总时间并不长,但能保证一定的深睡时间,也能取得很好的休息效果,不会常打呵欠,感到"缺觉"。所以,睡眠的好与坏,不应简单地以睡眠时间的长短来衡量,而应以是否消除了疲劳,精力是否充沛来评判。

一、睡眠是养生的重要环节

2. 人的睡眠方式有哪些

现代科学对睡眠的研究已很深入,认为睡眠有两种类型,从脑电图观察:一种叫正相睡眠(又叫慢波睡眠),一种叫异相睡眠。

(1)正相睡眠:可分为四期。

①一期。人在清醒平静状态时,脑电图上出现的曲线频率为8~13次/秒的快周波,称之为α波;一旦进入初睡阶段,脑电波的曲线频率便明显减慢为4~7次/秒(称为θ波),这时人会感到昏昏欲睡,处于朦胧状态,这个阶段称为慢波睡眠的第一期。

②二期。如果慢波比率越来越多,人就慢慢睡着了,称为慢波睡眠的第二期,又称浅睡期。此时,从脑电图上可以看到,在θ波的背景上,出现两种特殊的脑电波形:一种叫δ波,另一种叫"k复合体"波。这种θ慢波群中出现δ波和"k复合体"波的曲线,是浅睡期的标志。此时倘若稍有响动,便会惊醒。

③三期和四期。再接下去,如果脑电波的慢波背景上出现振幅较大而频率很低(0.5~3次/秒)的δ波,则标志着人已进入深睡期。为了评定睡眠质量,又把深睡期分为深睡和沉睡两个期。前者θ波中的δ波占20%~50%,称为慢波睡眠的第三期;后者的δ波超过50%,即多于θ波,称为慢波睡眠的第四期。

(2)异相睡眠:异相睡眠是指当睡眠时眼皮下方的两颗眼球呈现出规则性的左右摆动。整夜有规律地交错进行着,睡眠医学上称为睡眠循环。一个晚上可有4~5次的睡眠循环,非速动眼睡眠在前半夜维持较多,后半夜几乎没有;但速眼动睡眠到后半夜则是愈来愈多。它是在睡眠过程中周期出现的一种激动状态。脑电图呈现快频低压电波,类似清醒时脑波。自主神经系统活动增强,如心率、呼吸加速,血压升高,脑血流及耗氧量均增加,在男性则有阴茎勃起。此外,睡者时时翻身,面和指(趾)端肌肉不时抽动。在实验动物还记录到单个神经细胞的放电活动非但高于正相睡眠,有时还超过清醒状态下的活动水平。人的异相睡眠,和动物的一样,表现出3个特征:低电压,快频脑波;颈部肌肉张力松弛及脊髓反射被抑制,此时运动系统受到很强抑制;频繁出现快速的眼球运动,同时在一些和视觉有关的脑结构,包括大脑皮质视区,出现高大锐波,统称脑桥-膝状体-枕区皮质波。由于快速眼动只存在于异相睡眠中,故后者常被称为快速眼动睡眠。

(3)深度睡眠:一般是以身体活动减少和感觉灵敏度降低作为衡量的指标。此外,一些生理指标,特别是唤醒阈,也指示正相睡眠的第三、四期是深睡时期。至于异相睡眠的深度则很难判定,因为它即表现肌张力松弛,又常出现全身翻转和面、指肌抽动;在感觉方面,外界无关的刺激较难唤醒睡者,可是当刺激具有特殊含义或者和他做梦的内容有关时,第一次则他会认为是梦里发生的事情,如果刺激多次,则极易唤醒。这些矛盾提示,在异相睡眠中脑内发生一种主动过程,能切断它和外界无关刺激的联系。如果依自主神经系统活动强弱来判别,则异相睡眠更接近觉醒状态,如在此时相唤醒睡者,他会说自己正在熟睡。反之,在正相睡眠时唤醒他,则说睡得不熟。推测这种主观的睡眠意识可能与他的梦境有关联。综上所述,对睡眠深度的精确测定是困难的,趋向是将异相和正相睡眠看作两个独立的状态。

有些自主神经活动随睡眠过程的发展而变化,似和两个时相关系不大。例如,体温从睡眠开始便逐渐下降,5~6小时达最低点,然后又逐渐回升。有人提出,睡眠时仍能学习口述材料,可是脑电图的分析证明,睡者实际上是处在朦胧状态。梦呓多发生在慢波睡眠的第二期,而梦游则无例外地发生在慢波第四期中,并且两者一般都和梦的内容无关。

一、睡眠是养生的重要环节

3. 人在睡眠时有什么生理变化

睡眠往往是一种无意识的愉快状态,通常发生在躺在床上和夜里我们允许自己休息的时候。与觉醒状态相比较,睡眠的时候人与周围的接触停止,自觉意识消失,不再能控制自己说什么或做什么。处在睡眠状态的人肌肉放松,神经反射减弱,体温下降,心跳减慢,血压轻度下降,新陈代谢的速度减慢,胃肠道的蠕动也明显减弱。研究发现,人在睡眠时脑细胞发放的电脉冲并不比觉醒时减弱,这证明大脑并未休息。正如一座夜间的蜂房,外表看上去蜜蜂都已归巢休息,但实际上所有的蜜蜂都在为酿造蜂蜜而通宵达旦地忙碌。

正常成年人入睡后,首先进入正相睡眠,历时 70～120 分钟不等,即转入异相睡眠,5～15 分钟,这样便结束第一个时相转换,接着又开始正相睡眠,并转入下一个异相睡眠,如此周而复始地进行下去。整个睡眠过程,一般有 4～6 次转换,正相睡眠时程逐次缩短,并以第二期为主,而异相时程则逐步延长。以睡眠全时为 100%,则正相睡眠约占 80%,而异相睡眠占 20%。将睡眠不同时相和觉醒态按出现先后的时间序列排列,可绘制成睡眠图,它能直观地反映睡眠各时相的动态变化。

4. 人需要多少时间的睡眠

睡眠对每个人都是必不可少的,但每个人对睡眠需要时间的长短是有个体差异的。除个体差异外,同一个体在不同的年龄阶段、不同的健康状况、不同脑力体力消耗程度和不同的气候条件下,对睡眠要求的时间长短也有不同。年龄越小,要求的睡眠时间越长。新生儿平均每天睡 16 个小时,婴儿睡眠时间逐渐缩短,至

睡眠养生与失眠调治

2岁时睡9~12个小时。成年人每天的睡眠时间因人而异,通常为6~9个小时,一般认为7.5个小时是合适的。可是老年人的睡眠经常少到6个小时。根据脑电图的分析,新生儿的异相睡眠约占睡眠总时间的50%,并且入睡后很快就进入异相时期,成年人约占20%,而老年人则不到20%。在成年人,凡异相睡眠时间<15%或>25%的则被认为不正常。同样,正相睡眠第四期也随年龄增长而逐渐减少。至于睡眠与觉醒的周期更替,新生儿每天睡5~6次,婴儿逐渐减少,学龄儿童每天睡1~2次。有些老年人又恢复每天睡几次的习惯。

调查发现,成年人每天睡眠时间在7~9个小时范围内者占绝大多数,约为80%。另一项800人的调查结果,平均睡眠时间为8.5个小时。实际当中还有一些长睡眠者,他们每天的睡眠时间要在10~11个小时,但这种情况仅占总人数的1%~2%。世上也有个别短睡眠者,他们每天只睡3~5个小时,即能保持旺盛的精力。睡眠时间是因人而异的,并无法制定一个绝对时间,通常所说的每天每个人要睡足8个小时才能保证健康,只是平均值罢了。但还是平常人所占的比例数大,平常人每天的睡眠时间可以参考8个小时左右这个基本睡眠时间值。

睡眠时间的变化与人们的职业有着一定的关系。一般来说,长期从事农业生产劳动,或上正常班的职工,其作息方式是"百灵鸟式";而脑力劳动者及长期上夜班的职工,其作息方式以"猫头鹰式"为多。所谓"百灵鸟式"的作息方式是:每当黎明就马上起床,绝不睡早觉,可以精神百倍地投入紧张的日常生活中去;而当夜幕降临,便呵欠连连,精力不支,于是万事皆休,匆匆上床就寝,到第二天东方发白,又可一骨碌起床,即刻活跃起来。所谓"猫头鹰式"的作息方式,总是迟眠晚起。每当夜幕降临,他反而精神抖擞,工作效率提高,思维能力倍增,直至夜深人静,还思潮翻腾、浮想联翩、毫无倦意,似乎有用不完的劲,迫于次日的工作任务,才不得不

一、睡眠是养生的重要环节

勉强就寝。到第二天已日出三竿,仍睡意盎然,恋床难舍,勉强挣扎起床,整个上午也是无精打采,工作效率极低,甚至时常犯困,直到午睡之后,才逐渐振作起来。研究发现,这种觉醒-睡眠节律的差异,跟人体日常体温的周期性变化有关。"百灵鸟式"的节律,每当傍晚体温处于波动的低值,即在正常体温幅度的下限,次日早晨逐渐升高,中午达到上限峰值,下午开始下降。"猫头鹰式"的节律,则傍晚体温升高,逐渐达到峰值,深夜时始见下降,翌晨仍在下限,直到午后才逐渐上升。当然这种节律的差异,归根结底还是由于神经-体液调节的差异造成的,往往与长期的工作和生活方式及习惯有关。

尽管人们的年龄、职业相同,但若体质差异较大,那么对睡眠时间的要求也不尽相同。关于这一点,《黄帝内经》里早就指出:"黄帝问于岐伯曰:人之多卧者,何气使然。岐伯曰:此人肠胃大而皮肤涩,而分肉不解焉。肠胃大则卫气留久,皮肤涩则分肉不解,其行迟,留于阴也久,其气不精则欲瞑,故多卧矣;其肠胃小,皮肤滑以缓,分肉解利,卫气之留于阳也久,故少瞑焉。"这里的多卧与少瞑的原因,是因为"肠胃大""肠胃小"的不同,所谓肠胃大,指体胖,肠胃小、指体瘦。生活实践正是这样,胖人一般入睡快,睡的时间也长,瘦人一般入睡慢,睡的时间也少。著名的"发明之王"爱迪生每天只睡4～5个小时就够了,仍然精力饱满,一生做了2 000多种发明。而科学大师爱因斯坦每天要睡10个小时以上,其原因和每个人的不同体质有密切关系。

日常生活中,睡眠时间一般应维持7～8个小时,视个体差异而定。如果的确入睡快而睡眠深、一般无梦或少梦者,睡上6个小时可完全恢复精力,当然未有不可。而入睡慢而浅,睡眠多、常多梦者,即使睡上10个小时,精神仍难清爽,应通过各种治疗,以获得有效睡眠,单纯延长睡眠时间也对身体无益。

5. 中医学对睡眠有何认识

中医学认为,人的寤寐变化以人体营卫气的运行为基础,其中与卫气正常运行最为相关。一般认为,卫气与人体的卫外功能有关,现代不少人认为与免疫功能有关。深入研究卫气的运行规律,发现其与睡眠-觉醒节律有密切关系。《内经灵枢·卫气行》曰:"阳主昼,阴主夜。故卫气之行,一日一夜五十周于身,昼日行于阳二十五周,夜行于阴二十五周,周于五脏。是故平旦阴尽,阳气出于目,目张则气上行于头,循项下足太阳……是故人之所以卧起之时有早晏者,奇分不尽故也。"这里的"目张"是指觉醒,"卧起"是指睡觉和起床,完全指的是人的睡眠-觉醒节律。《灵枢·营卫生会篇》也有类似记载:"卫气行于阴二十五度,行于阳二十五度,分为昼夜。故气至阳而起,至阴而止"。这里的"起"是指觉醒,"止"是指睡眠。《灵枢·大惑论》则更进一步指出了睡眠-觉醒异常与卫气的关系,曰:"病而不得卧者,何气使然?"岐伯曰:"卫气不得入于阴,常留于阳。留于阳则阳气满,阳气满则阳蹻盛,不得入于阴则阴气虚,故目不瞑矣。"说明人的失眠是卫气不能入于阴造成的。

中医学认为,睡眠是阴阳交错的结果。《灵枢·口问篇》里说:"阳气尽而阴气盛则目瞑,阴气尽而阳气盛则寤矣。"意思是,人们经过一天紧张的工作和学习后,阳气由盛转衰,阳入于阴,黑夜到来,阳衰阴盛,人们需要休息,从而进入睡眠阶段。待到黎明时,阴气尽,阳气开始旺盛,睁眼可见,于是觉醒。这就说明了人体阴阳之气也随昼夜而消长变化,于是就有了寤和寐的交替。寤属阳,为阳气所主;寐属阴,为阴气所主。可以说,自从有了人类,就有了人类活动的规律,即"日出而作,日入而息"。这种比较严格的节律,像有规律的潮水涨落一样,呈现周期性变化。

中医学认为,"阳气尽而阴气盛则瞑,阴气尽而阳气盛则寤"。

一、睡眠是养生的重要环节

人白天活动,在活动中阳气渐消,阴气渐盛,到夜间阴盛达到一定程度时,就要睡眠。在睡眠过程中阴气渐消而阳气渐盛,到清晨阳盛达到一定程度时就会苏醒而进入活动状态。"寐"与"寤"是人体阴阳相互转化的过程,睡眠结束了"阳消阴长"的过程,阻断了阳气的衰竭。在睡眠过程中通过"阴消阳长"使阳气得到恢复。从现代生理科学分析,则是大脑皮质兴奋与抑制的转化过程,是全身功能活动活跃与抑制的转化过程。大脑皮质和全身功能活动的抑制,防止了兴奋和活跃过度而导致的衰竭。睡眠与食物一样重要,长期得不到睡眠会导致死亡,甚至比得不到食物死得还快。

中医养生名著《养生三要》中说:"安寝乃人生最乐。古人有言:不觅仙方觅睡方……睡足而起,神清气爽,真不啻无际真人"。可见,睡眠对于人来说,是多么重要。中医学历来重视睡眠科学,认为"眠食二者为养生之要务"。"能眠者,能食,能长生"。研究表明,人可以七天不进食,只要饮水,尚可维持生命,但如果真正七天七夜不睡觉便有生命危险。

长期睡眠不足对健康也有很大的损害。因为在所有的休息方式中,睡眠是最理想、最完整的休息。有人说,睡眠是大自然的了不起的恢复剂,这是合乎事实的,经过一夜酣睡,多数人醒来时感到精神饱满,体力充沛。在日常生活中,人们常有这样的体会:当你睡眠不足时,第二天就显得疲惫不堪,无精打采,感到头昏脑涨,工作效率低;但若经过一次良好的睡眠之后,这些情况随之消失。曾有人形象地说:睡眠好比给电池充电,是"储备能量"。确实,经过睡眠可以重新积聚起能量,把一天活动所消耗的能量补偿回来,为次日活动储备新的能量。科学研究证明,良好的睡眠能消除全身疲劳,使脑神经、内分泌、体内物质代谢、心血管活动、消化功能、呼吸功能等得到休整,促使身体各组织器官生长发育和自我修补,增强免疫功能,提高对疾病的抵抗力,所以有"睡眠是天然的补药"的谚语。

睡眠养生与失眠调治

6. 什么是睡眠养生

养生是指运用一定的方法保养生命,睡眠养生具体是指通过充足、高效睡眠达到保养性命,补气养精调神,防止衰老的目的。因此,若通过一些睡眠养生的方法,能达到养神、促进气化、生精的目的,这对于人类提高生存质量、抗病防衰、延年益寿具有重要意义。睡眠养生的一个重要环节,就是睡眠环境的改善。

改善睡眠环境首先应选用绿色环保的用品。房屋、装潢、家具、电器及各种生活物品的选取、使用、维护都应符合环保要求,尤其是在购买时,一定要严格按照环境质量标准,认真挑选,尽可能做到无毒、无害,选择环保的装饰材料和家居用品。

选择有窗子并朝阳的房间作为卧室。窗子不宜太大,而且床头不要摆在窗下。白天,阳光直射在床上,利用紫外线的威力去除被子上的细菌。天气条件允许的情况下,卧室尽量开窗通风,保持室内空气的清新。另外,可以选用一些空气净化产品,像竹炭包、竹炭抱枕等,都有利于净化室内的空气。

卧室适宜的室温是18℃~20℃,空气湿度在60%~70%。这样的温度和湿度也有利于床垫本身的卫生状况。

安静的环境是良好睡眠的基础。因此,在卧室中尽量不要摆放复杂的电器设备。卧室远离厨房和卫生间的户型比较适宜。如果家人经常入睡困难,还要在选择闹钟、空调等时注意静音功能。

要讲究室内环境卫生,并且养成良好的卫生习惯,勤洗勤晒被褥、衣物,合理使用清洁剂、消毒剂。同时,要增强室内环保意识,提高对居室污染的警觉,发觉室内有异味,或者感觉精神不振、经常感冒、免疫力下降等现象,尤其是出现清晨起床时恶心憋闷、头晕目眩及不吸烟却经常感到嗓子不适、呼吸不畅时,应尽快对室内环境进行技术检测,并及时采取措施。

一、睡眠是养生的重要环节

在室内养花种草不仅能够绿化、美化居室环境,还可抵御室内有害物质的污染。例如,仙人掌、仙人球能吸收空气中的二氧化碳和有害气体,释放出氧气及负氧离子;吊兰可对二氧化碳、二氧化硫等挥发性气体进行有效吸收;芦荟能吸收大量的甲醛;常春藤、菊花能分解存在于地毯、绝缘材料、胶合板中的甲醛和壁纸中的二甲苯;薄荷不仅能抵抗臭氧,还有杀菌作用。

7. 睡个好觉有什么好处

睡眠对生命是必不可缺少的,人不能没有睡眠。据研究,促使人体生长发育的"生长素",只有在睡眠时才大量分泌。所以,儿童的生长速度在睡时要比醒时快3倍。俗话说:"能睡的孩子长得快",就是这个道理。故要使儿童身高增长,就应当保证睡眠时间和质量。过去认为,老年人瞌睡少,这是误解,能睡的老年人才有希望登上寿山。因为老年人的生理功能减退,易疲劳,更应多睡。

疲劳是机体生理功能将接近最高限度的信号,这时非常需要适当休息,而最好的休息方式是睡眠。因为睡眠时,人体一方面把体内蓄积的代谢废物和二氧化碳、尿素等继续分解排泄出去,另一方面又使自身获得充分的休息。在睡眠时,人体各种生理功能普遍减低。表现为:几乎所有的骨骼肌都舒张,肌肉的紧张度普遍降低,甚至消失,身体不能维持自主的姿势;运动神经的反射,随同肌肉紧张度的降低一起减弱;心跳每分钟减慢10~30次,血压降低10~20毫米汞柱,随着睡眠加深,血压还可以降低更多些;呼吸次数减少,吸气明显延长。在睡眠浅时,呼吸运动是有节律的,而睡眠深沉时,常可显示无规律及周期性变化。肺的通气量可减少25%。唾液分泌明显减少,胃液分泌轻度增加或无变化;胃的运动持续进行,还可能增加;胃排空及消化时间一般与清醒时相同。尿分泌减少,但尿的浓度却增加;泪液分泌减少,汗液分泌增加。深睡时,基础代谢率可降低10%～20%。体温略有降低,通常于2:00～4:00最低。脑组织葡萄糖需要量减少,体内糖原含量增加。这表明,睡眠时人体的合成代谢占优势。

睡眠对人的神经系统来说,是一种不可缺少的保护性措施。睡眠和清醒交替进行,是正常生理过程的必要转换,没有这种交替转换人就会发生疾病。

在身体状态不佳时,或在剧烈活动后感到疲惫不堪时,如果能美美地睡上一觉,则体力和精力就会很快得到恢复。这是因为人体内各组织器官,都处于不断的生理活动过程中,一方面消耗大量的营养物质,另一方面也积累起来大量的代谢废物,当这些废物(如乳酸等)积累到一定程度,人就会感到疲劳,这是人体神经系统对体内代谢废物积累所作出的保护性反应,此时如果不停下来休息,就会使人体生理功能受到伤害,神经系统调节失灵,人体的抵抗力也会有所下降。

有规律的生活起居,对于一个人的健康有着许多的积极作用。充足而适宜的睡眠既可预防疾病的发生,也能在已患疾病时促使病情减轻与好转。充足的睡眠与休息对于预防疾病的发生有着十分重要的意义。用两组猴子做实验:一组是疲劳状态下的猴子,一组是不疲劳的猴子,同时都注射等量的致病菌。结果疲劳组的猴子被感染患了病,而不疲劳的猴子却安然无恙。

对于处在生长发育时期的少年儿童来讲,身体发育状况的好坏,与睡眠质量的好坏有着颇为密切的关系。少年儿童的生长发育是由生长激素控制的,生长激素分泌充足则孩子发育得就好一些,如果生长激素分泌减少,则孩子的生长发育就会迟缓。这种有促进生长发育作用的生长激素,多数是在睡眠过程中分泌出来的,醒来以后则分泌减少或停止。所以,要想使少年儿童很好地生长发育,就必须有足够的睡眠。

一个人工作效率的高低,对事物接受与反应的敏捷度,以及记

一、睡眠是养生的重要环节

忆能力、思维能力等,均与他的睡眠好坏有十分密切的关系。尤其是年龄尚小的学生,智商的高低,学习成绩的优劣,与睡眠充足与否的关系更为密切。

在一个人的一生当中,大约有 1/3 的时间用于睡眠,这对于一个珍惜时间的人来讲好似是一个时间的浪费,其实不然。一个人如果没有充足的睡眠,则可使他的寿命明显缩短。现代科学研究证实,人在睡眠中身体内一切生理活动均会减慢,处于恢复和重新积累能量的过程。如果长时间不睡觉或失眠,轻者可造成神经系统功能紊乱,使机体免疫功能下降,重者可导致衰亡。

睡眠不足者,表现为烦躁、激动或精神萎靡,注意力涣散,记忆力减退等;长期缺少睡眠则会导致幻觉。而睡眠充足者,精力充沛,思维敏捷,办事效率高。这是由于大脑在睡眠状态下耗氧量大大减少,有利于脑细胞能量贮存。因此,睡眠有利于保护大脑,提高脑力。

人体在正常情况下,能对侵入的各种抗原物质产生抗体,并通过免疫反应将其清除,保护人体健康。睡眠能增强机体产生抗体的能力,从而增强机体的抵抗力;同时,睡眠还可以使各组织器官自我康复加快。现代医学中常把睡眠作为一种治疗手段,用来帮助患者度过最痛苦的时期,以利于疾病的康复。

睡眠对于保护人的心理健康与维护人的正常心理活动是很重要的,因为短时间的睡眠不佳,就会出现注意力涣散,而长时间者则可造成不合理的思考等异常情况。

在睡眠过程中皮肤毛细血管循环增多,分泌和清除过程加强,加快了皮肤的再生,所以睡眠也有益于皮肤美容。

8. 睡眠不足对身体有哪些伤害

(1)皮肤老化:一项研究发现,长期熬夜可使人的皮肤年龄比正常人缩短 3~5 年时间,这对于女性来说无疑是致命的。人体皮肤之所以柔润而有光泽,主要是依靠皮下组织的毛细血管来提供充足的营养,皮肤得到营养的滋润才会富有弹性。而长期睡眠不足则会导致皮肤毛细血管瘀滞,从而导致循环受阻,这样,皮肤的细胞得不到营养,就会影响皮肤的新陈代谢并加速皮肤的老化。

(2)影响生长发育:人体处于非睡眠的状态,生长素的分泌会减少,因此要想让青少年更好地生长发育,首先就要保证他们的睡眠质量,只有这样才能让其更加健康地成长,同时还有利于大脑功能的发育。

(3)影响大脑思维:现代人经常由于繁忙的工作及丰富的夜生活而晚睡,但由于第二天要准点上班,因此很多人都存在睡眠不足的情况。长期如此,对大脑的创造性思维带来严重的损害,在一项实验中发现,睡眠不足的学生成绩要大大地低于正常睡眠组学生的成绩。

(4)导致疾病发生:如果人体长期处于睡眠不足的状态,就会导致心情忧虑焦急,同时还会降低人体抵抗力,这种情况下就会因此而患有各种疾病。比较常见的有神经衰弱、感冒、胃肠疾病等,因此要想预防这些疾病,首先要注意保证充足的睡眠时间。

9. 什么时间睡眠有利于养生

每天 21:00~3:00 是有效睡眠时间,也是最佳睡眠时间,这时少睡 0.5 个小时,白天多睡 3 个小时都补不回来。因此,建议大家把握有效的睡眠时间,最好 21:00 睡觉,最晚不要超过 22:30。

(1)每天的 21:00~23:00 为亥时,三焦经最旺,属手少阳三焦经,"三焦通百脉";23:00~1:00 为子时,胆经最旺,属足少阳胆经。一个是手少阳,一个是足少阳。少阳是什么?少阳是初升的太阳!人只有在 23:00 前进入实际的睡眠状态,少阳气才足,人体

一、睡眠是养生的重要环节

的太阳才能升起来,才会有良好的身体和精神状态。大多数百岁老人都在21:00前就寝。

(2)凌晨1:00~3:00为丑时,肝经最旺。《黄帝内经》讲"人卧则血归于肝",而且肝养血、生血的最佳时间是21:00~3:00。人如果天天熬夜到1:00,肝回不了血,有毒的血排不掉,新鲜的血生不成,人体脏腑得不到气血的补养,极易失衡而致病。

10. 如何保证良好的睡眠

(1)不过饱:中医讲"胃不和则寝不安"。因为晚上人要休息,脾胃也需要休息,晚餐吃得过饱会加重脾胃的负担,扰动脾胃的阳气,从而影响睡眠。因此,晚餐宜吃七八分饱,并且尽量清淡,以顾护脾胃清阳之气。

(2)不过劲:睡前不宜剧烈运动而扰动阳气,包括睡前看电视、说话聊天等扰动心阳的活动。而且电视、音响等电器本身的辐射会干扰人体的自主神经。因此,睡前30分钟不宜做剧烈运动、看电视、聊天等。

(3)不过思:脾主思,多思伤脾,且多思易扰动心神。思、动为阳,静、眠为阴。因此,睡前宜静养心神,做到"先睡心后睡眠",助阳入阴以利于睡眠。

(4)不过点:23:00后胆经开阳气动,人容易精神而睡不着,且极易耗散肝胆之气,引动外邪侵入体内。因此,最好在21:00,最晚不要超过22:30睡觉。

11. 如何改善睡眠

睡眠的好坏,与睡眠环境关系密切。在15℃~24℃的温度中,可获得安睡。冬季关门闭窗后吸烟留下的烟雾,以及逸漏的燃

睡眠养生与失眠调治

烧不全的煤气,也会使人不能安睡。最新研究表明,富含负氧离子的空气环境对睡眠有非常好的帮助,负氧离子可以有效调节大脑自主神经系统,改善大脑皮质功能,对治疗失眠有很好的效果。

临睡时体温会有所下降。某些人大量摄入咖啡、巧克力、可乐和茶后,主观上没有睡眠不良的感觉,但试验证实他们的深度睡眠均受到影响。酒精虽能助眠,但代谢处理过程中会释放一种天然的兴奋剂,破坏下半夜睡眠。还应尽量避免噪声的干扰,因为人若置身于某种噪声中,时间一长便习惯了这种环境,但深度睡眠的时间也因此减少。

对睡眠量的要求是因人而异的,而且不同年龄的人也不一样,年龄愈小,睡眠量需要愈多,随着年龄的增长,睡眠会逐渐减少。要坚持有规律的作息时间,即使在周末也不要睡得太晚。美国心理学发现,一个人晚上睡眠6~7个小时是不够的,只有8个小时睡眠才能够使人体功能达到高峰。所谓"适量",主要是以精神和体力的恢复作为标准。

12. 四季睡眠方法有什么不同

春天是万物开始生长之季,天地之气此季开始萌发,故睡眠应该是"夜卧早起"。具体睡眠时间,一般保持在晚上22:30左右入睡即可;早晨要早起,6:00点左右为宜,这样有利于机体内阳气的生长。

夏季万物处于盛极状态,人体也是如此。随着活力渐入高峰,人清醒的时间也会大大增加,一般人夏季睡眠只要5~6个小时就可以了,因而夏季作息更需要"夜卧早起"。与春季不同的是,因为夏季的白天是一年中最长的,所以睡眠时间应该更晚些,可在23:00左右上床,但早起时间不变。

如果春季的"生"和夏季的"长"做得比较好,那么到了秋季人

一、睡眠是养生的重要环节

体就会达到四季中最平衡的状态。此时的人体状态从夏季时的亢奋转变为秋季时的内敛,因此如果有条件的最好早些入睡,每天保持至少8小时的睡眠时间,以利于阴精的"收"。秋季虽开始收敛,但还无须"藏",因此在早睡的时候,要注意早起,以顺应阳气的舒张。

冬季主"藏",动植物多进入冬眠状态,以养精蓄锐,为来年生长做准备。人体也应该顺应自然界的特点而适当减少活动,以免扰动阳气,损耗阴精。这个季节的睡眠要"早卧晚起",最好做到天明才起。但也不应起得太晚,否则阳气无法舒展升腾,不利于身体的阴阳平衡。

13. 如何适应自然界的气候变化

气候突变不但对患有多种疾病的人产生不利影响,而且一些平素很健康的人也会出现某些不适。现代医疗气象学把气候变化诱发的人体一系列不适,称之为"气候变化过敏"。这是一种相当常见却未受到人们注意的过敏。

气候过敏症除有失眠易醒外,还常伴有情绪抑郁、乏力身困、头昏、易激动、焦虑等症状,这些症状主要是神经系统功能失调引起的。当气候变化时,如果出现失眠等症状,又查不出其他原因时,就应想到"气候过敏"。若每当天气变化时,都出现上述类似的症状,那么"气候变化过敏"即可确诊。据估算,约有1/3的人对天气变化敏感,而且这种敏感性随着年龄的增长而增加。一般来说,对于天气变化的敏感性,女性更胜于男性。

当天气变化时,气压会出现波动,从而影响大气中的重力波。重力波的变化作用于人体后,可使人出现失眠易醒等功能性症状。而天气变化时,两个气团的摩擦会产生大量的正离子,人体也可因正离子的作用而产生失眠等不适症状。

睡眠养生与失眠调治

寝室温度过冷、过热都可能妨碍人们的入眠。如冬天手足露于被外,而室内温度又过低,手足温度达不到29℃,人就很难入眠,还会因手足冷而被冻醒。人们在自然的生活实践中总结出一句口头禅:"头寒足热利于眠",就是说手足暖和,头冷点反而有利于睡眠。头冷可使脑血流减少,因而有利于睡眠。在夏季,我国南方常常天气炎热,使人汗流浃背,烦躁不安,热扰心神,因此也很难入眠。湿度对睡眠亦有影响,最理想的湿度是55%~60%,过于干燥或潮湿均不利于睡眠。夏季阴雨连绵,汗出不透,衣被潮湿,而入眠困难,即使睡着了也不很安定。

14. 为什么说春困不等于睡眠不足

"春眠不觉晓,处处闻啼鸟。夜来风雨声,花落知多少。"这是唐代孟浩然的一首诗,描写了春天自然界的一派生机。春季昼渐长,夜渐短,晚上不能很好睡眠,或睡眠不足,在春暖花开的季节,人们在白天就会感到困乏无力,提不起精神,懒洋洋,软绵绵的,昏昏沉沉,什么都不想干,只想睡,可又不能睡,这便是"春困"的表现。但春困的根本原因是由于人体一时不能适应季节的变化,不等于睡眠不足,并不是人体生理上需要更多的睡眠时间。一般情况下,成人每天睡眠8个小时就足够了,过多的睡眠反而会降低大脑皮质的兴奋性,使之处于抑制状态,因此过多地增加睡眠时间就会使人昏昏沉沉,无精打采。

人为什么一到春天就会感到困倦而不觉晓呢?这是由于冬春交替之时,人的大脑血流量发生改变造成的。冬天,气温较低,人体为了适应寒冷的环境,保护体内的温度而防止热量散失,皮肤和微血管处于紧张收缩的状态,体温调节中枢在不断发布一系列调节热量的指令,维持机体的生理恒温和中枢神经系统的兴奋性信息增高,人的大脑也比较清醒。所以,在寒冷的刺激下,人是不会

一、睡眠是养生的重要环节

感到懒洋洋的。人的大脑仅占人体总重量的2%左右,但所需要的血液量却占心脏血流量的20%,耗氧量是全身需要量的30%。冬天的天气寒冷,人体在中枢神经系统调节下,整个皮肤的毛细血管收缩,血流量相对减少,汗腺和毛孔也随之闭合,以防热量散失过多,使得大脑的血流量充足。春暖花开时,气温适中,机体产生的热量正好与体内外的环境相协调而保持恒温,人体的体温调节中枢不需要像冬天那样紧张地积聚调动热量,也不像夏天那样不断地下达指令出汗以排泄过剩热量。人的皮肤血管和毛孔渐渐扩张,而人体的血液总量没有改变,供应皮肤的血量增加,皮肤和肌肉、微血管处于弛缓舒张的状态中,血流缓慢,体表血液供应量增加;大脑的血液供应量就相对减少,中枢神经系统的兴奋性刺激信息减弱,抑制性功能相对增强。大脑是指挥人体活动的司令部,脑血流量的减少使得依靠血液输送给大脑的能量相对减少,这就影响了大脑的兴奋。所以,在暖和的春天,人们反而会感到疲倦乏力。此外,春光明媚、气温暖和的良性刺激及日长夜短的变化,使人们的睡眠时间相对减少,白天人们就会感到乏力困倦,甚至昏昏欲睡了。

克服春困最有效的办法是进行感觉刺激:一是,视觉刺激,经常转移视线,看看新鲜事物,或树木花草,或使阴暗的房间明亮起来;二是,听觉刺激,听听曲调变化较大的且富有韵味的音乐,也可以伴随音乐的主旋律唱唱歌、跳跳舞;三是,嗅觉刺激,可以闻一闻风油精、清凉油、花香,或洒一些花露水,点一支卫生香,以驱除困意而振作精神;四是,皮肤感觉刺激,有意识地掐掐手、脚,或用冷水洗手脚,或用冷毛巾擦擦面部,并注意随着气温的升高而逐渐减少衣服,以控制末梢神经的舒张;五是,肌肉感觉刺激,可以经常活动身体,以提高心脏的收缩功能,改善身体的血液循环,使大脑得到更多的血液供应,这类活动可以是做做操、跑跑步、伸伸腿、弯弯腰,或到户外去踏青郊游,以呼吸到较多的负氧离子,促进体内的

睡眠养生与失眠调治

新陈代谢,消除疲劳,并可饱览春天的秀丽景色。

在饮食方面,可多吃一些酸、甜、苦、辣味的食物,平时可多吃点蔬菜、豆芽、豆制品、肉类等,以弥补人体因新陈代谢旺盛而消耗掉的能量。要合理安排好一日三餐,早餐进食量应为全天所需能量的 30% 左右,早餐不仅要吃含淀粉的主食,还应多吃一些富含蛋白质的食物(如鸡蛋、牛奶、豆浆等),以保证全天旺盛的精力和较高的工作效率;午餐既要补充上午活动的消耗,又要准备下午活动的需要,故应增加含蛋白质多的食物,如鱼、肉、蛋、豆制品等;晚上一般活动较少,应少吃一些,最好在就寝前 2 小时进食,以免影响睡眠。此外,饮食宜清淡,宜多样化,过于油腻的菜肴容易使人产生饱腹感,妨碍其他营养物质的吸收,使人饭后产生疲软现象,工作效率下降。注意饮食多样化,可以从各种食物中获得较为完备的营养素,这有助于克服春困。

只要从思想上克服消极懒惰的情绪,养成定时作息的习惯,并积极采用以上的多种刺激办法,就能有效地消除春困,更好地完成学习和工作任务。

15. 失眠有什么危害

有生理学试验表明,缺乏睡眠的人,不但免疫能力大幅度降低,而且每天的衰老进程是正常人的 4~5 倍。缺乏睡眠对细胞氧化更新的后果,其主要导致组织的损坏,这一过程是通过酶的作用来修复的,对于分子间的不断修复和细胞的总体最高寿命是分不开的。就衰老而言,最重要的是检测出 DNA 的损伤并修复他们。细胞的完整性是其分裂增殖寿命的基础,这种修复机制是在生命体进行高深度睡眠下完成的。机体平均花费在修复 DNA 损伤的最大力度,是发生在高强度的睡眠时间中的。在细胞分子学上来说,DNA 损伤与 DNA 修复间的这种平衡是细胞衰老的最重要

一、睡眠是养生的重要环节

指标。

无论是缺乏睡眠,还是缺乏完整的睡眠,对于人体的免疫系统都是崩溃性的打击,人体的胸腺会急剧性萎缩。胸腺是人体最重要的免疫器官,在通常情况下,只有在中老年时期胸腺才会缩小成一个樱桃大小,而 T 细胞的增殖会大幅度下降,不仅白细胞和淋巴细胞大量减少,也抑制了巨噬细胞的作用。在人体缺乏免疫系统的保护下,各种致癌疾病对人体的威胁可以说是致命的。即使是在短期内缺乏睡眠,人体也会感到恶心,昏头昏脑,精神萎靡,四肢乏力,这不仅是免疫力直接下降的生理趋势,还是疾病的前兆。

神经系统是机体主要的功能调节系统,直接地调节着机体内各器官、系统的功能,而睡眠与中枢神经的生理作用这一关系是紧密不可分的。作为一种调节机制,睡眠是通过下丘脑用于调节内脏的活动及激素内分泌,而神经-内分泌不仅取决于中枢神经的指令,更是生命体本有的"生物钟"的活动周期。从生理学来说,生物钟本就是 DNA 起遗传作用的记忆编码,如下丘脑组织,在人体深度睡眠下,平均夜晚 22:00 左右会分泌还原性谷胱甘肽、超氧化物歧化酶等,这些都是不可合成的人体必需激素,主要用来修复细胞的损伤,促进细胞的增殖与分化,确保各组织、各器官的正常生长、发育。

试验已经表明,即使是短期性的缺乏睡眠,人体也会急剧衰老,免疫力大幅度低下。夜晚的深度睡眠,通过下丘脑的神经中枢作用,实则是调节各种组织细胞的代谢活动来影响人体的生理活动,主要用来修复细胞的损伤及还原组织功能的完整性。生物钟是受大脑的下丘脑"视交叉上核"(简称 SCN)控制的,通过内分泌激素的分泌周期向中枢神经系统发放"时间信号",从而影响机体时间生物效应,这说明机体的修复机制必须是在夜晚进行的。

睡眠是一种生物本能,人在睡眠时,全身肌肉松弛,对外界刺激反应减低,心跳、呼吸、排泄等活动减少,有利于各种器官恢复功能。人体内的生物钟支配着内分泌系统,释放各种激素。其中有一种生长激素,作用是促进肌肉新陈代谢,恢复体力,促使骨骼成长。儿童时期,此激素分泌呈现夜多昼少的规律,凌晨 1:00～5:00释放的生长激素差不多是白天的 3 倍。显然,如果婴幼儿长期晚睡,必将影响生长激素的正常生理分泌,对生长发育颇为不利,尤其是对身高影响较大。经常熬夜的成人容易衰老,小儿则表现为情绪不稳定,常说腰腿脚酸痛,不爱走路,双眼易疲倦,有的孩子还易患气管炎和鼻炎等疾病。经常熬夜还可能出现便秘,这一点对身体的影响是非常大的。因此,为了婴幼儿健康生长发育,父母应给他们安排有规律的作息时间,养成晚上定时睡觉的习惯,保证充足的睡眠时间。刚出生不久的新生儿可以说昼夜不分,醒了就吃,吃饱了就睡,一直到 4～5 个月才逐渐形成规律。到 7～8 个月时,80%的婴儿白天醒(偶睡一下),晚上睡觉,到 1 岁时接近成人的生活规律。

人的大脑要思维清晰、反应灵敏,必须要有充足的睡眠。如果长期睡眠不足,大脑得不到充分的休息,就会影响大脑的创造性思维和处理事物的能力。

青少年的生长发育除了遗传、营养、锻炼等因素外,还与生长激素的分泌有一定关系。生长激素是下丘脑分泌的一种激素,能促进骨骼、肌肉、脏器的发育。由于生长激素的分泌与睡眠密切相关,即在人熟睡后有一个大的分泌高峰,随后又有几个小的分泌高峰,而在非睡眠状态,生长激素分泌减少。所以,青少年要发育好,长得高,睡眠必须充足。

人的皮肤之所以柔润而有光泽,是依靠皮下组织的毛细血管来提供充足的营养。睡眠不足会引起皮肤毛细血管瘀滞,循环受阻,使得皮肤的细胞得不到充足的营养,因而影响皮肤的新陈代谢,加速皮肤的老化,使皮肤颜色显得晦暗而苍白。尤其眼圈发黑,且易生皱纹。

一、睡眠是养生的重要环节

经常睡眠不足,会使人心情忧虑焦急,免疫力降低,由此会导致种种疾病发生,如神经衰弱、感冒、胃肠道疾病等。睡眠不足还会引起血中胆固醇含量增高,使得发生心脏病的机会增加。人体的细胞分裂多在睡眠中进行,睡眠不足或睡眠紊乱,会影响细胞的正常分裂,由此有可能产生癌细胞的突变而导致癌症的发生。一般来说,不同年龄的人每天所需的睡眠时间不同,学生每天应睡8~9个小时,成年人每天需睡7~8个小时。

有关研究表明,睡眠不足可以导致人体内消脂蛋白浓度的下降。消脂蛋白是在血液系统中活动的一种物质,具有抑制食欲的功能,能够影响大脑做出是否需要进食的决定。睡眠不足同时能引起人体内食欲激素浓度的上升。食欲激素是由胃分泌的一种物质,能够引起人的进食欲望。当人体内这些掌控"食欲大权"的部门互相冲突时,大脑的决策系统就有可能做出错误的决定。

如果人们能保持正常的睡眠时间,就可能不使自己体内的食欲监管部门发生混乱,从而将体重保持在比较正常的范围内。

16. 对睡眠不利的事有哪些

(1)不去掉化妆睡觉:残留的化妆品堵塞毛孔,衰老速度加快。
(2)戴胸罩入睡:诱发乳腺肿瘤。
(3)戴饰物入睡:局部皮肤容易老化。
(4)微醉入睡:容易患心脏病和高血压等疾病。
(5)睡前生气:睡前生气发怒,会使人心跳加快,呼吸急促,思绪万千,以致难以入睡。
(6)睡前饱餐:睡前吃得过饱,胃肠要加紧消化,装满食物的胃会不断刺激大脑。大脑有兴奋点,人便不会安然入睡,正如中医所说"胃不和,则卧不安"。
(7)睡前饮茶:茶叶中含有咖啡因等物质,能刺激中枢神经使人兴奋,若睡前喝茶,特别是浓茶,中枢神经会更加兴奋,使人不易入睡。

(8)睡前剧烈运动:睡前剧烈活动,会使大脑控制肌肉活动的神经细胞呈现极强烈的兴奋状态,这种兴奋在短时间里不会平静下来,人便不能很快入睡。所以,睡前应当尽量保持身体平静,但也不妨做些轻微活动,如散步等。

(9)枕头过高:从生理角度上讲,枕头以8～12厘米为宜。太低,容易造成"落枕",或因流入头脑的血液过多,造成次日头脑发胀、眼皮水肿;过高,会影响呼吸道畅通,易打呼噜,而且长期高枕,易导致颈部不适或驼背。

(10)枕着手睡:睡时两手枕于头下,除影响血液循环、引起上肢麻木酸痛外,还易使腹内压力升高,久而久之还会产生"反流性食管炎"。所以,睡时不宜以两手为枕。

(11)蒙头睡觉:以被蒙面易引起呼吸困难;同时,吸入自己呼出的二氧化碳,对身体健康极为不利。婴幼儿更不宜如此,否则有窒息的危险。

(12)张口呼吸:闭口夜卧是保养元气的最好办法,而张口呼吸不但会吸进灰尘,而且极易使气管、肺及肋部受到冷空气的刺激。最好用鼻子呼吸,鼻毛能阻挡部分灰尘,鼻腔能对吸入的冷空气进行加温,有益健康。

(13)对着风睡:人体睡眠时对环境变化的适应能力降低,易受凉生病。睡觉的地方应避开风口,床离窗、门有一定距离为宜。

(14)饭后立即睡觉:吃完饭后,大量食物在胃里,为了更好地消化吸收,人体就会增加胃、肠的血流量。而身体里的血量却是相对固定的,所以大脑的血容量就会减少,血压也随之下降,如在这时睡觉,很容易因脑供血不足而发生中风。所以,吃完饭后应先活动活动再睡觉,以免中风的发生。

(15)坐着睡:有些人吃饱饭往沙发上一坐,打开电视沏壶茶,

一、睡眠是养生的重要环节

够舒服的。可能工作太累了,看着电视就睡着了,这就使第二大隐患出现了!因为坐着睡可以使心率减慢,血管扩张,流到各脏器的血液也就少了。再加上胃部消化需要血液供应,从而加重了脑缺氧,导致头晕、耳鸣的出现。有人说中午就歇一会儿,谁还带个被子去单位呀,找个地方一趴就得了。事儿是省了,可身体却会提出抗议,尤其是中老年人,心肌功能较差,就更应注意不要坐着睡觉。

(16)相对而睡:一方吸入的气体大多是对方呼出的废气,大脑缺少新鲜的氧气或是氧气供应不足。

(17)露肩而睡:易患风湿性关节炎,关节酸胀疼痛。

(18)不关电热毯睡觉:抗御病菌的能力下降,易导致感冒。

(19)睡眠不足:加速脑细胞的衰退。

(20)醒后马上起床:刚刚睡醒觉时心跳比较慢,全身的供血量也比较少,心脑血管就会相对收缩。如果马上起床,使得心脑血管迅速扩张,大脑兴奋性也加强,这样很容易出现脑出血。所以,醒后应在床上养神3～5分钟再起床。中老年人及有心脑血管疾病的人更应注意这点。

(21)储存睡眠:人体只需要一定质量的睡眠,多睡不但睡不着,对健康也是无益的。

17. 人为什么会失眠

(1)心理因素:生活和工作中的各种不愉快事件造成的急慢性焦虑、忧愁,过度的兴奋、愤怒,或失眠症患者对健康的过高要求、过分关注等均可引起失眠,甚至加重失眠。另外,由于心理、躯体方面的原因对睡眠怀有恐惧心理,如怕尿床、怕不能按时醒来、怕夜间再次失眠,从而一到晚饭后心情就开始紧张不安,反而加重了失眠,甚至是原有失眠原因已经解决而又出现失眠的主要原因。心理因素对失眠有着重要的影响,约占慢性失眠患者的50%。

(2)环境因素:居住环境嘈杂、住房拥挤、空气污染或突然改变睡眠环境,以及噪声、强光的刺激,气温的过冷过热,蚊子、老鼠、跳蚤等侵扰都会影响睡眠。

(3)睡眠节律改变:最主要的原因是经常日夜倒班工作或长期夜间作业,流动性工作(如出差)等。此外,生活无规律,入睡无定时,过度娱乐,以及跨时区的时差反应等,均可引起体内生物钟节奏的变化而出现失眠。

(4)生理因素:如过饥、过饱、疲劳、兴奋等亦可引起失眠。

(5)年龄因素:失眠与年龄密切相关,年龄越大越容易失眠。老年人入睡时间往往延长,再加上夜尿多,睡眠浅,易醒等原因,因此老年人失眠症的发病率比年轻人高得多。

(6)药物和酒:对镇静安眠药物发生依赖现象的人常有顽固性睡眠障碍,长期服用兴奋药的人也会出现失眠。另外,长期饮用酒、咖啡、浓茶,都可能干扰睡眠质量。

(7)药物因素:药物引起的失眠,也是很常见的原因。

(8)各种躯体疾病:多见于器质性疾病引起的失眠,有两种含义。

①脑器质性疾病引发的失眠。指由于与调控睡眠各期有关的脑部结构,如下丘脑前部、丘脑、脑桥和中缝核等处的病变,影响了慢动眼睡眠和快动眼睡眠的发生而引起的失眠。见于脑血管病、脑外伤、脑炎特别是脑退行性病变等脑部疾患,约占失眠的5%。约95%脑血管病患者发病后可发生失眠,不同部位的病灶其失眠的表现也不尽相同;失眠的严重程度也与病灶大小和病情严重程度呈正相关。

②躯体器质性疾病引发的失眠。为脑部以外各种躯体疾病引起的失眠,约占15%,如甲状腺功能亢进,糖尿病,低血糖,月经期、更年期等内分泌、代谢障碍性疾病及各种感染、中毒性疾病,均可直接影响睡眠而致失眠。但更多见的是躯体疾病引起的各种症

一、睡眠是养生的重要环节

状对睡眠的干扰,如疼痛、瘙痒、耳鸣、咳嗽、心悸、气短、胃肠胀满、尿频、翻身困难、肢体抽动等。

(9)其他:失眠与患者本身的易感素质,如患者的个性、睡眠的生物节律特点及性别、年龄等因素,也有一定关系,引起患者失眠的原因常常可能不止一个。

18. 睡眠太少会引发多种疾病吗

睡眠太少就会造成"睡眠债务",就跟在银行里透支一样,最终,身体将要求这个"债务"一定要偿还。我们似乎不能适应睡眠时间比需要的时间要少,即使我们可能习惯了减少睡眠的日常工作安排,但我们的判断力、反应能力及其他功能仍会被削弱。

人们变老后,尽管他们所需的睡眠时间与青壮年时所需的睡眠时间一样多,但他们的睡眠会更"浅",而且时间跨度也更小。也就是说,每一觉的时间少了。差不多有50%的65岁以上的老年人经常面临睡眠问题,如失眠等。而许多年纪大的人的慢波睡眠阶段经常变得非常短,或者完全没有,这种变化对老年人来说是正常的,这是因为老年人普遍存在着的健康问题及其治疗引起的不良反应。

睡眠和健康关系密切,睡眠不好,身体功能就会发生紊乱,如中风和哮喘这样的问题就经常发生在夜晚或凌晨,这可能是激素、心跳速度及与睡眠有关的其他特性变化所致。

几乎所有精神失调的人都有睡眠方面的问题,如心情沮丧的人经常在凌晨时醒来,而且无法再入眠。缺乏睡眠还会引发癫痫症发作。健康的人如果极度缺乏睡眠,可能会导致进入精神疾病的偏执狂和幻觉阶段,而中断睡眠则会引发狂躁抑郁症患者的癫狂(兴奋和极度活跃)。

有其他身体功能紊乱的人,包括阿尔海默症、中风、癌症和头部受伤等,也经常发生睡眠问题。这些睡眠问题发生在脑区和控制睡眠的神经传递素发生变化时,或者由于服用控制其他紊乱症状的药物时发生。一旦发生睡眠问题,就有可能损害人的健康,或者引发混乱、挫折、沮丧等情绪。不能睡眠的患者会更注意身上的疼痛,也许会增加镇痛药的服用量。

如果在白天感到昏昏欲睡,这说明没有得到足够的睡眠。如果躺下5分钟后就睡着了,说明也许严重缺乏睡眠。醒着时有时会出现短暂的昏睡(尤指失去正常睡眠者的阵发性昏睡,通常仅持续1~10秒钟)或很短的睡眠现象,这也是睡眠缺乏的另一个标志。在许多情况下,人们不知道自己经历过短暂的昏睡现象。现在的人们普遍有一种"滥耗精力"的习惯,这会让人们极度缺乏睡眠。

缺乏睡眠是危险的。用驾驶模拟器或者进行手眼协调工作进行试验,结果发现,缺乏睡眠的人与喝醉了酒的人表现一样差,甚至是更差。缺乏睡眠还会增加酒精对身体的伤害作用,所以一个疲劳的人喝酒的话会比休息好的人喝酒更有害。

19. 睡眠渐少会使人衰老吗

现代人工作繁忙,加上夜生活多姿多彩,平均睡眠时间比100年前的人少了1.5小时,而睡眠不足的结果,会使人提早衰老和百病丛生。美国芝加哥大学研究小组对11名年龄在18~27岁的健康男子进行研究:他们在前3天获准每天睡8个小时,往后6晚睡4个小时,其后7天则睡12个小时,各人的饮食则完全一样。他们睡醒后,研究人员逐一为他们测量新陈代谢率、激素水平及葡萄糖耐量。研究人员发现,受访者睡眠不足时,需要较一般长40%的时间,方可将进食高糖类(碳水化合物)膳食后的血糖水平调节至正常,而他们分泌及分解胰岛素的速度也会减慢30%,就如早

一、睡眠是养生的重要环节

期糖尿病的症状。此外,缺乏睡眠还会影响其他激素的生长及运作,阻碍由甲状腺刺激的激素分泌,以及增加血液中紧张激素皮质醇的含量,尤其在下午及傍晚时分。皮质醇作用包括调节血糖和肌肉及骨骼中蛋白质及控制体内脂肪分布等,老年人通常会出现皮质醇增加,结果引起记忆力衰退。

研究表明,当受访人士睡足12个小时后,所有异常情况全部消失。即使是年轻力壮的男士,若每晚只睡4个小时,也不可避免会遇到一些新陈代谢的问题。20世纪初,发达国家的人们每天平均睡觉9个小时,但现代人平均每天只睡7.5个小时。

20. 失眠会引发哪些疾病

失眠除了诱发精神错乱之外,还与感冒、抑郁症、糖尿病、肥胖、中风、心脏病和癌症的发生有关。

研究发现,人体长期睡眠不足或处于紧张状态,会激活神经-内分泌的应激调控系统,并使之逐渐衰竭而发生调节紊乱。病理解剖发现,长期睡眠不良者的血管硬化明显,口径变窄,严重影响供血而使一些器官的功能发生障碍,机体的各类代谢产物不能及时排出体外,白细胞数量减少,免疫功能明显降低,从而对健康产生严重不良影响。

研究表明,一个人如果连续两个晚上不睡觉,血压会升高;如果每晚只睡4个小时,胰岛素的分泌量会减少;连续如此一周就足以使健康人出现糖尿病前驱症状。睡眠时间不足还可导致胰岛素抵抗,从而造成肥胖。英国科学家发现,彻夜不眠会大大增加发生胃肠道溃疡的可能性,这是由于在睡眠过程中,某种具有帮助调节胃肠道功能的蛋白质最为活跃。他们的另一项研究证实,有过一次心脏病发作的人和没有心脏病病史的人相比,有更高比例的人长时间工作,每晚睡眠时间也少于5个小时。其结论是:每周工作

睡眠养生与失眠调治

超过60个小时的人患心脏病的机会比每周工作40个小时以下的人要高出2倍,一周内就算只有2夜平均睡眠不足5个小时的人,患心脏病的风险也会比正常人高2~3倍。

21. 失眠与压力激素增长有关吗

所谓压力激素实际上是当人们紧张的时候,身体的肾上腺释放出的去甲肾上腺素、肾上腺素等化学物质。这些物质能促使人们的血管收缩、血压升高,使人们警醒,从而应对紧张的事件与活动。情绪失控时,压力激素便会过多地产生,从而破坏人体内的生态平衡,引起心血管长时间收缩,血液黏稠度增加,血脂增加,其代谢的废物就会黏附在血管上,久而久之便引起动脉粥样硬化。

失眠也与压力激素的增长有关,这种激素的升高日夜存在。美国国家卫生研究院的科学家们征得了11个失眠患者和13个无睡眠障碍的男性和女性,在睡眠实验室内度过了4个连续的夜晚。在这4天的白天和夜里,研究人员每30分钟测量所有试验人员血液内的糖皮质激素和肾上腺素,发现这两种激素都和焦虑紧张有关。无论白天黑夜,失眠者的激素分泌一直比其他志愿者高得多。研究表明,被迫不能入眠的正常睡眠的人其分泌的激素浓度并不会增加。通常解决失眠的办法是服1粒安眠药,但这仅在晚上才起效。因此,最好考虑24小时激素变化的治疗方案来解决失眠问题。

22. 心脏神经官能症会引起失眠吗

提起神经官能症,人们并不陌生,通常是医生给那些有头晕、头痛、失眠等症状,却又查不出任何原因者下的诊断。其实,心脏也可患神经官能症,在引起心慌、憋闷等症状的同时,伴有明显的

一、睡眠是养生的重要环节

多汗、疲倦、失眠和多梦等。

现代医学认为,心脏与脑之间通过自主神经存在着千丝万缕的联系,如急性脑血管病可以引起心电图的异常;同样,某些急性发作的心脏病也可出现暂时一过性的脑部症状。心脏神经官能症的发生是由于过度用脑,或精神思想压力与负担过重,使患者的精神长期处于高度紧张状态,超越了人体生理的调节范围,导致高级神经功能失调,继而发生自主神经功能紊乱,导致心脏神经官能症。

心脏神经官能症多见于女性和青壮年,临床表现多种多样。常见的症状有周身乏力,稍有活动就自觉心慌、吸入的空气不够用,心尖区及左乳房下区刺痛或持续性疼痛,与体力活动无关,多在静息时发生。其次为神经衰弱的表现,如头晕、头痛、情绪激动、失眠、多梦、多汗等。总之,本症患者自觉症状特多,但查体(客观检查)无阳性发现,或难以用客观检查解释全部症状。因此,在诊断本病之前,先要排除器质性心脏病。

神经官能症的治疗,需要患者与医生密切配合。首先,患者应在医生的帮助下,正确地认识和对待疾病,相信其完全可以治愈。其次,多参加文体活动,既增强体质,又培育自己乐观、开朗豁达的性格,有利于恢复精神神经机能。此外,要保证充足的睡眠。可在医生的指导下应用苯二氮䓬类药物。

23. 脑力劳动者为什么容易失眠

脑力劳动者因为所从事职业(如科技工作者、教师等)的关系,容易患失眠症,在我国约占失眠人群的60%以上。

脑力劳动者长期过度用脑,使神经处于紧张状态,释放的兴奋物质过多,久而久之,必然对整个机体造成损害。脑细胞长期处于兴奋状态,从而失去了与抑制的协调,这样神经系统一直处于超负荷状态,使大脑神经得不到修复和抑制,所以脑力劳动者易患失眠症。

许多科技工作者,为了某项工作而争分夺秒,刚吃过饭立即投入工作,这样不符合用脑卫生。我们知道,饭后胃肠道的血液增加,脑部的血液便相对减少,而大脑对血液供应及氧气供应十分敏感,所以经常饭后用脑就容易引起失眠症。再者,有的人有不吃早饭的习惯,这样临近中午时往往感到四肢无力,注意力分散。久之,还会因脑糖原及氧供应不足而导致失眠。

在临床上,脑力劳动者为了完成一项急需完成的工作,或参加一次重要的考试,用脑过度而导致失眠者常有发生。

24. 恐惧为什么可导致失眠

恐惧是人的基本情绪之一,是人遇到危险或回想、想象危险时所产生的情绪。由于缺乏应付或摆脱可怕情景的力量或能力,往往造成恐惧。恐惧者容易出现失眠,表现为精神高度紧张,入眠困难,或伴心悸、倦怠、易惊、胆怯等症状。因恐惧引起的失眠,不宜单纯依赖药物解决,应该采用心理治疗和药物治疗相结合的综合措施。需注意以下几点。

(1)患者要多从事体力劳动及体育锻炼,多参加娱乐活动,力争使心情舒畅,精神放松,解除恐惧心理。

(2)因恐惧而致严重失眠者,使用镇静安眠药时要注意掌握剂量,一旦睡眠好转,应立即停药。绝不能把改善睡眠的希望寄托在药物上,而是要充分调动自身内部的积极因素,尽早排除恐惧心理。

(3)如果因长期恐惧而出现心悸、气短、小便消长、遗精滑精者,应及时找医生治疗。最好是找中医给予辨证论治,也可以自服安神定志丸或柏子养心丸等中成药试治。

一、睡眠是养生的重要环节

25. 为什么说睡眠的质量更重要

睡眠研究发现,非快动眼睡眠是脑睡眠状态,尤其Ⅲ、Ⅳ期睡眠是最重要的,脑可以得到充分休息,消除疲劳的效果最好。如果人从这一状态中醒来,一时会不辨东西,处于"睡迷糊"状态,而REM期主要是躯体,尤其是肌肉的休息,脑的活动与清醒时差别不大,常做梦。如果Ⅰ、Ⅱ期睡眠占总睡眠时间的比例太高,睡眠质量就不高。相反,Ⅲ、Ⅳ期睡眠时间很长,睡眠质量就好。可见我们考虑睡眠的时候,不仅要注意睡眠的总时间,更要考虑各睡眠期所占的比例,即睡眠的质量。有的人只睡4~5个小时就精力旺盛,而有的人睡十几个小时仍昏昏沉沉,差别就在于睡眠的质量不同。100万人的调查发现,成年人睡7~9个小时的占80%,习惯上将每天睡3~5个小时的称为短睡眠,将每天睡9~11个小时的称为长睡眠。一般来说,长睡眠者深睡成分减少,而短睡眠者深睡期的绝对值并不减少,其占总睡眠期比例明显增加,快动眼睡眠的绝对值虽有减少,但比例仍占20%左右,与正常无异,只是较浅的Ⅰ、Ⅱ期睡眠减少,可见短睡眠者的睡眠质量并不低。因而现在主张这种短熟睡眠,而且这种睡眠习惯经过训练是可以养成的。有趣的研究发现,午睡的特点也是深度慢波睡眠Ⅲ、Ⅳ较丰富,所以短暂的午睡可以使人头脑更加清醒,工作效率提高。目前,欧美的学者也倾向于提倡午睡。而嗜睡的睡眠呼吸暂停综合征患者,睡眠时间则长矣,但由于其深睡期几乎消失,效率极差,因而总有睡不醒、睡觉不解乏的感觉。

26. 有些人睡眠时间并不短为什么仍感疲乏

从事脑力劳动的人,有为数不少的人早上刚上班就坐在办公桌前打呵欠,表现出一副没有睡好觉的样子,其实他们的睡眠时间并不算少,差不多也能睡到7~8个小时。这是为什么呢?

疲劳分为两种类型。一种为单纯性躯体疲劳,如重体力劳动者和运动员等;另一种是由于脑过度疲劳而导致的躯体疲劳,现代人多是后一种疲劳,原因主要是多种应激因素:饮酒、咖啡、夜生活(包括长时间看电视、看书)等使得睡眠质量明显劣化,所以尽管睡得不算少,却仍有睡眠不足之感。现代人,特别是西方社会,纯体力劳动者不足10%,绝大多数人从事的是紧张的脑力劳动,对于他们来说,主要的不是体力疲劳的问题,而是精神疲劳和应激。所以,现代人最需要的是慢波睡眠的深睡眠,以充分恢复脑疲劳,而不是能使躯体和肌肉得到休息的快动眼睡眠。

慢波睡眠的深睡眠主要存在于前3个睡眠周期。东京医科齿科大学的井上昌次郎教授认为:"要消除身体和精神的疲劳,只需要前3个睡眠周期就够了(4~5个小时),此外便是些多余的睡眠"。应激引起的睡眠质量下降,主要是减少了慢波睡眠(即非快动眼睡眠),特别是深睡眠,而相应增加了快动眼睡眠。在快动眼睡眠时,脑子处于做梦状态。这种"质量不够数量凑"的结果,就形成了睡眠并不少,但仍感困倦的原因。

28. 如何让好习惯帮助解决失眠问题

(1)睡前喝牛奶有助于入睡,对于牛奶过敏的人,可以吃个苹果或吃片面包,效果是一样的。平日多食用一些可以提高睡眠质

一、睡眠是养生的重要环节

量的食物,如大枣、百合、小米粥、核桃、蜂蜜、葵花子等。

(2)坚持有规律的作息时间,周末不要睡得太晚。如果周六睡得晚,周日早晨起得晚,周日晚上可能就会失眠。

(3)睡前约2个小时吃少量的晚餐,但不要喝太多水,因为不断上厕所会影响睡眠质量。晚上不要吃辛辣的富含油脂的食物,这些食物也会影响睡眠。

(4)睡前远离咖啡和尼古丁,不要吸烟,建议睡前8小时不要喝咖啡。

(5)下午锻炼是帮助睡眠的最佳时间,有规律的身体锻炼还能提高夜间睡眠的质量。

(6)保持室温稍凉,卧室温度稍低有助于睡眠。

(7)大睡要放在晚间,白天打盹可能会导致夜晚睡眠时间被"剥夺"。白天睡眠时间严格控制在1个小时以内,且不能在下午3时后还睡觉。

(8)保持安静,关掉电视和收音机。

(9)要有舒适的床,以提供良好的睡眠空间。

(10)睡前洗澡,有助于放松肌肉,可睡得更好。

(11)不要依赖安眠药,服用安眠药一定要咨询医生,建议服用时间不要超过4周。

(12)失眠的时候不要给自己压力,有压力会易失眠。

二、卧室环境与养生

1. 季节能影响睡眠吗

《黄帝内经素问·四气调神大论篇》中说:"春三月,此为发陈,天地俱生,万物以荣,夜卧早起,广步于庭;夏三月……夜卧早起,无厌于日……;秋三月……早卧早起,与鸡俱兴……;冬三月……早卧晚起,必待日光……"。由此可以看出,古人即懂得顺应四季变化调整睡眠时间以利养生。

一般来说,春夏宜晚睡早起,每天需睡5～7个小时。秋季宜早睡早起,每天需睡7～8个小时。冬季宜早睡晚起,每天需睡8～9个小时。如此以合四时生长收藏的规律。

中医学关于"春生,夏长,秋收,冬藏"的四时阴阳理论,体现了自然界里的周期变化,人体的生理功能也随季节而发生变化,即要求人体不断调整自己的生物钟,使之与外界同步。中医学精辟的论述"人与天地相参也,日月相应也(《灵枢·岁露论》),……与天地同纪"(《灵枢·营卫生会篇》),真实地反映了人与自然的关系,天人合一。这种生物节律不仅是种族发生过程中人体适应外界环境的结果,是生物对周期性变化着的环境的一种应答反应,而且现代研究证实,人体内的生物钟,不是被动的对人体进行调节,它是以内生性的主动过程去改变人体内在环境。

中医学认为,天地是个"大宇宙",人体是个"小宇宙",天人相

二、卧室环境与养生

应。自然界的变化作用于人体,人体必然发生与之相应的反应。这些情况日常生活中很容易体会到。春天生机蓬勃,人多亢奋,人们习惯于春天与夏天晚睡早起,夏天加睡午觉;冬天早睡晚起,这是顺应季节安排的作息。夏季炎热,多汗易倦乏,昼长夜短,易早醒;秋凉之时,睡意渐浓,补回夏日少眠;冬令蛰伏,夜长昼短,一般睡眠也较多。当然,现代化的城市生活使这种季节性的作息变化变得不明显了。但季节对于人体的影响仍旧存在,气象的大环境更可左右人所生存的微小环境,这在灾害气候变化较大的年份更为明显。

季节变化也能影响睡眠。春季白天的时间逐渐延长,黑夜时间缩短,人的睡眠时间也会较冬季有所缩短;夏季来临,天气炎热,汗流浃背,睡觉时间通常较晚,有时入睡困难,夜间还常有蚊虫叮咬,睡眠不实,易醒,睡眠质量自然不好,一般每晚能睡5~7个小时就不错了,但中午常有较长的午睡时间来弥补夜间睡眠的相对不足。秋冬季节,尤其是冬季,夜长昼短,夜间睡眠时间延长,通常每晚可以睡8~9个小时。

阳光充足,天气炎热的日子,睡眠时间较短;气候恶劣的天气,如下雨或阴天,气温较低的冬季,睡眠时间相对较长。另外,还有人做过研究,认为随着地区海拔的增高,睡眠的时间稍有减少。也就是说,高原居住的人较平原居住者睡眠时间稍短;随着纬度的增加,睡眠时间稍有延长,即靠近两极的人睡眠时间略有增加。

2. 影响睡眠的环境因素有哪些

环境一般包括社会环境和自然环境。如出差、旅游、探亲、出国等环境不适应,或是温、湿度差距特大都会引起失眠。乘飞机到异地而造成的时差性失眠;长途乘车、乘船,尤其是处境拥挤、嘈杂、空气污浊、闷热、缺水少食,大小便都不方便当然可造成失眠。

睡眠养生与失眠调治

由于环境的变化尤其是长途乘车、船引起旅游性精神病的报道并不罕见。居室内外环境有机器声、喇叭声、车辆声等,均可造成失眠;照明灯的强光、电弧光的光刺激也可造成失眠;房间色彩不协调,如以红色为主也可引起失眠;室内温度过高或过低、床垫太硬或过软、枕头的高低软硬不合适等也是失眠的因素之一。

(1)睡眠所需色彩选择:原则上是深色调有助于睡眠,以深蓝色和深紫色最好。选择适当的颜色可以起到调节心情的作用:如寝饰(窗帘、床上用品)的颜色过于深沉,时间长了,会使人心情抑郁;颜色太鲜亮也不好,时间一长,会造成视觉疲劳,使人心情烦躁。选择浅绿、淡蓝等自然、清新的颜色,能使人心情愉悦;容易失眠的人,可以尝试选用红、紫、蓝、或黑色的窗帘,有助于尽快入眠。

(2)舒适睡眠的花形感觉:营造一种温馨、柔软的感觉,可以选择一些柔和、流动的花形。给人舒适、平和感,不会有太大的心理负担。简约大方的花形更容易放松,现代人的生活压力是非常大的,他们需要的是回到家以后简单的空间和环境,而不需要那些复杂和色彩多的花形给他们所带来的负担和压力。干净的花纹环境可以更平和更舒适,心情也更容易放松,可以安心入睡没有压力。

(3)光亮度:一般人还是在黑灯的环境里较容易进入睡眠状态。

(4)湿度:适宜的相对湿度为60%~70%,使用空调或暖气时应注意湿度的维持,可以通过加湿器等散发蒸气,但要注意室温防止流汗。另外,穿着吸汗性佳的睡衣,也有助于身体周围适宜湿度的维持。被子的透气性相当重要。

(5)温度:有助于睡眠适宜的温度是在28℃,所以被子的厚度和舒适保温也相当重要。

(6)床上用品:床上用品的适合度功能性是很重要的,需要精挑细选适合自己的床上用品和卧具。

二、卧室环境与养生

3. 引发失眠的污染因素有哪些

(1)地磁减弱:现代都市高楼林立,长期生活在高楼上的人越来越多,这些人难以享受地磁场的充分保护,从而出现了顽固性的头痛与失眠,有时还伴有头晕、腹泻等症状。据报道,这种因缺磁引起的头痛和失眠,采用磁枕、磁椅、磁力床等人造磁场补充调节后,疗效令人满意。

(2)强节奏音响:现代舞厅的音响节奏越来越强,家庭的音响设备也毫不示弱,迫使许多人的神经始终处于紧张、兴奋状态。震耳欲聋的音乐响声,不仅严重损伤人们的听力,还影响到自主神经和内分泌系统的功能。人们受到这种类似噪声的强节奏音响刺激后,就会出现程度不同的头痛、头晕、耳鸣,并难以入眠。

(3)耀目光源:白天城市高层建筑的玻璃墙令人头晕目眩;夜晚闪烁的五彩灯、照明灯、信号灯、霓虹灯,令人眼花缭乱,不仅危害人的视觉,而且干扰大脑中枢神经功能。人们长时间地受这种耀目光源的刺激,便会引起头痛、心烦、失眠,有的还会出现注意力难以集中、记忆力迅速减退,食欲缺乏等症状。

(4)微波污染:随着现代化建设的发展,无线电发射台、电视转播台、雷达等星罗棋布;高压线网、电气化铁路纵横交错,加之微波炊具的出现,使微波污染防不胜防。据研究,长期接触微波辐射,对人的中枢神经系统和心血管系统的功能造成有害的影响。许多国家的调查发现,不仅长期从事各类微波作业的人员中患头痛、失眠的比例很高,而且住在上述设备附近的不少人也出现头痛、疲乏、失眠或嗜睡及性功能减退等症状。

睡眠养生与失眠调治

4. 睡眠需要什么样的环境

睡眠环境包括两个方面:一个是指内环境,即人体自身的环境;另一个是指外环境,即人睡眠所在的寝室环境。寝室环境包括位置,颜色(墙壁和窗帘),声音(包括室内声音和室外声音),光线(室内照明、室外光线),温度,湿度,通风及其他(蚊子、跳蚤、苍蝇等妨碍睡眠的虫类)。对于那些睡眠不足而极其渴望睡眠的人来说,环境是无所谓的,可以不择场合,倒地即睡。而对于一般人来说,却并不是这样,如有的人从清静的地方转到热闹之处,或由喧嚷的地方换为清幽的环境,甚至只是换了一下床位,都会因改变了习惯而产生失眠的现象。至于强光、噪声、震动等各种刺激,更是干扰睡眠的因素,而幽静、清洁、舒适的环境,将使人的心情愉快,有助于睡眠。

(1)减少噪声:噪声不但可以引起许多疾病,如高血压,心动过速,神经衰弱,亦能产生睡眠障碍,为此,怕吵的人睡觉时应关上门窗。设置窗帘,不但能控制日照、通风和调节光线,也能阻挡和吸收噪声。夏天炎热,必须开窗,可挂上一张竹帘,既可隔热,又能阻挡一部分噪声。室内最好选用木质家具,因木材纤维具有多孔特性,能吸收噪声。家具安放不宜过少或过多,过少声音可在室内共鸣回旋,产生很大的回响;过多显得拥挤不便,东碰西撞,增加响声。

(2)开窗睡觉:因为开窗可以使室外的新鲜空气与室内的污浊空气进行充分的交换,以创造良好的空气环境。夜深人静,人们的生活活动大都停止,炉灶的烟尘,工厂生产过程的有毒有害气体大量减少,室外空气受大气层中气流的稀释就变得格外洁净。新鲜空气是自然的滋补剂,可以提供充分的氧气,因而刺激机体消化功能,促进营养物质的吸收,改善新陈代谢功能;又可加强神经系统

二、卧室环境与养生

的作用,增强对疾病的抵抗力,睡眠中的大脑正需要大量氧气去进行它的生理活动,这时提供更多的新鲜空气,能充分迎合它的需要,而发挥睡眠的最大效能。但在冬天,应开气窗或侧窗,并盖好被褥,不让冷风直接吹到身上。

(3)室温适宜:温度适宜是入睡的重要条件。过冷、过热或潮湿,都会引起大脑皮质的兴奋,妨碍大脑皮质抑制的扩散而影响睡眠。一般认为,卧室温度以保持18℃~20℃为宜,无条件者差几度也无妨。摆设床铺时,不要把床紧靠暖气片,尤其是不要头朝暖气装置。

(4)室内光线幽暗:睡觉时,切不要明灯高烛,因为光线太强,易使人兴奋,影响入睡。《老老恒言·安寝》说:"就寝即灭灯,目不外眩,则神守其舍。"《云笈七签》曰:"夜寝燃灯,令人心神不安。"这些都说明了寝卧时应以熄灯静睡为宜。开灯睡觉不仅是一种浪费,而且对身体健康有害。这是因为人和大多数动物一样,都以一种意想不到的方式利用着自然光线,而灯光却会扰乱生物体内的自然平衡。人如果长期生活在灯光下,身体内控制新陈代谢的"生物钟"就会被扰乱,从而使人体产生一种"光压力",使人体生物化学系统发生改变,使本来循环有序的体温升降无序,化学成分发生变化,以及心跳、脉搏、血压等变得不协调,导致疾病发生。

5. 如何创造一个良好的睡眠环境

睡前应避免从事刺激性的工作和娱乐,也不要从事过分紧张的脑力活动。做些能松弛身心的活动,如洗个热水澡,听听柔和抒情的轻音乐,对人尽快入睡无疑会大有好处。

(1)保持室温稍凉,卧室温度稍低有助于睡眠。

(2)保持安静,关掉电视和收音机,因为安静对提高睡眠质量是非常有益的。

睡眠养生与失眠调治

(3)不要让床成为学习、工作的场所,躺在床上看书、看报,或谈些兴奋性的话题,会削弱床与睡眠的直接联系。

(4)舒适睡眠的第一要素是要选择一个适合自己的好床垫,因为好的床垫不仅可以有效支撑身体的压力,还可以缓冲在睡眠中因为翻身造成的震动。

(5)环境对睡眠的影响是显而易见的,睡眠区光线要暗,卧室应用厚的窗帘或百叶窗来隔绝室外的光线;如果室外的噪声大,睡觉时要注意关上门窗。此外,舒适、合理的床上用具,对提高睡眠的质量也大有好处。选用高度符合人体科学的枕头,软硬合适的床垫及床单、被等舒适的床上用品,就不会因种种不适影响到睡眠。

(6)适当的睡眠环境,至少应具备安静、遮光、舒适等基本条件。噪声的敏感度因人而异,任何声响超过60分贝,就会刺激人的神经系统,信息还可以传递全身,让人无法安稳入睡。关灯睡觉是因为黑暗的环境能让眼睛快点进入休息的状态,如果害怕黑暗,则不妨开一盏小壁灯,尽量调控较微弱的光线,这样便放心入眠。

6. 什么颜色的窗帘可帮助睡眠

窗帘在房间中处于抢眼的位置,所以在某种意义上决定着一个房间的表情,也反映了主人的生活品味和情趣。其实,除了装饰功能外,窗帘的材质、功能、舒适程度也与我们的健康息息相关。

从材质上分,窗帘有棉质、麻质、纱质、绸缎、植绒、竹质、人造纤维等。其中,棉、麻是窗帘常用的材料,易于洗涤和更换,适用于卧室;纱质窗帘装饰性较强,能增强室内的纵深感,透光性好,适合在客厅、阳台使用;绸缎、植绒窗帘质地细腻,豪华艳丽,遮光隔音效果都不错,但价格相对较高;竹帘纹理清晰,采光效果好,而且耐磨、防潮、防霉、不掉色,适用于客厅和阳台;人造纤维窗帘较硬,易

二、卧室环境与养生

洗涤且耐用,遮阳性好。另外,有些木制窗帘会使用黏合剂,容易造成室内污染,家里有小儿、老人或孕妇要谨慎选用。

在选择窗帘的颜色时,如果窗帘颜色过于深沉,时间久了,会使人心情抑郁;颜色太鲜亮也不好,一些新婚夫妇喜欢选择颜色鲜艳的窗帘,但时间一长,会造成视觉疲劳,使人心情烦躁。其实,不妨去繁就简,选择浅绿、淡蓝等自然、清新的颜色,能使人心情愉悦;容易失眠的人,可以尝试选用红、黑配合的窗帘,有助于尽快入眠。

7. 布置卧室如何营造安静的环境

安静的环境是促进睡眠的基本条件之一,周围环境的安静对入睡和睡眠的深度都是有好处的。嘈杂的环境,使人心情无法宁静而难以入眠。因此,卧室窗口应增加隔音设施。

对于临街的卧室来说,窗外的汽车声音、人流的声音很容易传播到房间内,所以做好卧室的隔音是关键。那么,如何增强临街的卧室的安静程度呢?选择一个好的隔音窗户是关键。

现在随着科技的不断发展,隔音玻璃的发展和隔音效果都得到了很大的提高。市场上,隔音玻璃的款式、品牌也都是多种多样的。一定要选择有品牌的隔音玻璃,这样的隔音玻璃受到了市场的检验和消费者的认可,使用起来效果更好,而且质量也有保障。尽量选择双层隔音玻璃,隔音效果更好,能够有效阻止室外的声音传播到室内。

人们一般在光线较暗的环境里更容易入睡。在灯光下睡觉,会使睡眠不安稳,浅睡期增多。因此,床铺宜设在室中幽暗的角落,或以屏风或隔窗与活动场所隔开,窗帘以冷色调为佳。如果因家人或同宿者的作息时间不同而无法在入睡时降低光照强度,可以用眼罩帮助隔光。但并不是在极暗的空间里所有人都容易入

睡眠养生与失眠调治

睡,如对黑暗具有不安全感的人,则可以在卧房点一盏小红灯,有助于入眠。相对于夜晚的黑暗助眠,清晨的光照则有助于醒来及清醒度的快速恢复。所以,在夏天,窗户朝向东的卧房最好加挂遮光窗帘,以免过早的强光及其导致的升温造成睡眠者过早醒来。

8. 布置卧室如何选择适宜的温度和湿度

卧室保持合适的温度和湿度,有利于入眠。冬季,卧室的温度大体应保持在19℃,其他季节22℃。如果使用空调,则温度的设定最好是能主动变换,在入睡时低一点(如26℃),等入睡1～2个小时后升至28℃。这是因为刚入睡时身体会自动调降体温,散热降低体温会有助于入睡。因此,入睡时可以适当地降低室温。入睡后体温虽较清醒时低,但大致会维持恒定。在进入快速眼动睡眠时,体温则随室温的变化而变。如果室温调得过低,在快速眼动睡眠时体温会急速下降,而过低的体温会使睡眠者醒来,这也是许多人在后半夜或清晨易早醒并且觉得冷的原因。因体质、皮肤和脂肪的情况及所穿衣服的不同,不同的人对冷热的舒适感觉也不一致。即使是同一个人,在不同的季节,对冷热的舒适感觉也不同。所以,要以感到舒适、适合自己的温度为标准。

睡眠时适宜的相对湿度应为60%～70%。使用空调、暖器时要注意湿度的维持,必要时可在暖器上放块湿毛巾或安装一台加湿器,同时室温需调节适宜以防止过度流汗。此外,穿吸汗性佳的睡衣,有助于身体周围适宜湿度的维持。

9. 怎样保持卧室内的空气新鲜

氧气充足,有利于大脑细胞消除疲劳,对皮肤的呼吸功能也有益。因此,卧室白天应保证阳光充足,空气流通顺畅,以免潮湿之

二、卧室环境与养生

气及秽浊之气的滞留,确保夜晚睡眠时空气中有足够的氧气,必要时可使用空气清洁机保持室内空气的质量。卧室必须有窗户,在睡前、醒后要开窗换气。睡觉时不宜全部关闭门窗,应保留门上透气,或将窗户开个缝隙。但如果有引起自己过敏的物质和影响睡觉的噪声通过开着的窗户进入卧室的话,睡觉时就应关上窗户。

(1)清除室内空气污染:清除室内空气污染有以下几个简单有效且实用经济的方法,可以让人们在房子里无所顾忌地畅吸清洁空气。

①植物消除法。吊兰、芦荟、虎尾兰能大量吸收室内甲醛等污染物质,消除并防止室内空气污染;茉莉、丁香、金银花、牵牛花等花卉分泌出来的杀菌素能够杀死空气中的某些细菌,抑制结核、痢疾病原体和伤寒病菌的生长,使室内空气清洁卫生。

②竹炭吸附法。竹炭是一种以5年以上高山毛竹为原料,经上千度高温煅烧,持久隔氧而成的一种新型的环保产品。竹炭具有超强的吸附能力,能防霉、防真菌、防虫蚁、调节湿度、去除异味、释放负氧离子、净化空气及消除甲醛、苯等有害气体,屏蔽电磁波和抗辐射等功效。

③加强通风法。一般家庭在春、夏、秋季,都应留通风口或经常开窗户;冬季每天至少早、午、晚各开窗10分钟左右。平时如使用化学剂后,不可马上关窗,至少通风换气30分钟。讲究厨房里的空气卫生,每次烹饪完毕必开窗换气;在煎、炸食物时,更应加强通风。

(2)清除室内异味的常用方法

①厨房异味。在厨房中做饭做菜,饭菜的各种味道很浓,在锅中放少许食醋加热挥发,厨房异味即可消除。倘若炒菜锅里有鱼腥味,可将锅烧热,放一些用过的温茶叶水,鱼腥味就会消失。

②油漆味。新油漆的墙壁或家具有一股浓烈的油漆味,要去除漆味,只需在室内放两盆冷盐水,1~2天漆味便除;也可将洋葱

睡眠养生与失眠调治

浸泡盆中,同样有效。

③花肥臭味。在室内养花,若用发酵的溶液为肥料,会散发出一种臭味,这时可将新鲜橘皮切碎掺入液肥中一起浇灌,臭味即可消除。

④居室异味。居室空气污浊,可在灯泡上滴几滴香水或风油精,遇热后会散发出阵阵清香,沁人心脾。

10. 经常失眠的人如何创造一个良好的居住环境

优雅宁静、光线柔和、温度适中的环境,对于息梦安眠是非常重要的。安静的环境是睡眠的基本条件之一。嘈杂的环境,使人心情无法宁静而难以入眠,故卧室窗口应避免朝向街道闹市或加隔音设施。在灯光下入眠,使睡眠不安稳,浅睡期增多。因此,床铺宜设在室中幽暗的角落,或以屏风或隔窗与活动场所隔开,窗帘以冷色为佳。卧室要保证温、湿度相对稳定,室温一般以20℃为佳,湿度以60%左右为宜。卧室内还要清洁优雅而利于入眠。室内的空气要新鲜,卧室白天应保证阳光充足,空气流通,以免潮湿之气及秽浊之气的滞留。卧室必须有窗户,在睡前、醒后宜开窗换气,睡觉时亦不宜全部关闭门窗,应保留门上透气窗,或将窗开个缝隙。氧气充足,有利于大脑消除疲劳,并利于皮肤的呼吸功能。

一个良好的自然环境应该是树木成荫、绿草如茵。这样的环境,能够使人心旷神怡、精神振奋,有利于提高效率和脑的保健。因为绿色植物细胞中的叶绿素通过光合作用吸收空气中的二氧化碳,放出氧气。而脑组织对氧的需要量约占全身的20%。环境绿化得好,就等于增加了空气中的氧含量。空气中有充足的氧气,使人头脑清醒,心情舒畅,工作效率提高,对大脑有保护作用。绿色植物能防尘、清除噪声,可以净化空气,保持环境安静,还可调节空

二、卧室环境与养生

气的温湿度,使温度宜人,空气湿润。绿化较好的环境中,除氧含量较高外,还有大量负氧离子,有助于降低血压、改善肺功能,对大脑皮质的兴奋和抑制有调节作用,从而可消除神经紧张和视觉疲劳,使人心情舒畅,精力充沛,工作效率提高,并可促进体内新陈代谢,加速组织氧化过程,提高机体免疫能力。

噪声不仅损伤听觉器官,对神经系统、心血管系统等其他系统也有不良影响。研究表明,较强的噪声长时间作用后,除导致耳聋外,还可引起头晕、头痛、耳鸣、失眠、乏力、记忆力减退、血压波动及心律失常等症状。在脑力劳动时,嘈杂扰人的噪声会分散注意力、降低工作效率。强烈的噪声可引起鼓膜出血、神经错乱、休克甚至死亡。因此防止噪声污染,保护环境安静,对保护大脑,预防疾病有很重要的意义。

光是机体生存不可缺少的条件,是重要的外界环境因素。光线刺激视网膜产生神经冲动,经视神经等通路达到大脑皮质。通过它的功能活动,影响机体的生理过程、物质代谢、全身的紧张状态及睡眠的节律等。日光还可以改善人的一般感觉,提高情绪和工作效率。因此,合理的采光照明,既能保证视觉功能的需要,有助于工作效率的提高,还对整个机体生理功能及精神状态有良好的影响。相反,光线太暗或太强不仅影响视觉功能,而且对大脑皮质及全身健康也会产生不良后果,因此改善光照条件,也是保护脑的一个重要方面。

三、睡眠用具与养生

1. 如何选好睡眠用具

选好床、枕头、被褥等睡眠用具,对睡眠养生也有很大关系。人在睡觉时,或多或少都会有移动身体的情况,因此成人床的最理想宽度应是肩的2~3倍,而长度在1.9~2.1米,床宽大,翻身自如,睡得舒展,使身心松弛,气血舒畅,有利于消除疲劳。床的高低要适宜,稍为偏低一点较好,以稍高于使用人从足到膝的高度为宜。床铺要软硬适中,偏硬一点为好,不可太软。床过软,易使人产生畸形,不利于健康也不利于美观,且使软陷身体的肌肤通风不良,不利散热,尤其在夏季,对人体更为有害。床过硬不符合人体生理曲线需要,不舒服,也不利于健康。不妨挑选一些自己喜欢的床单、被褥及睡衣,最理想的是色泽柔和、舒服体贴、透气佳、不易磨损等。枕头是不可少的睡眠用具。枕头选用适宜,能有助于入眠,使人睡得甜美。枕头有高低、软硬、弹性等基本区分。枕头作为一个睡眠工具,基本作用是承托头部,这一点纤维棉枕头很多都做不到。枕头要长一些,使翻身后不致偏离枕头。枕头高度以使头与躯干轴保持同一水平为宜,一般约10厘米左右。枕头过高会影响脑的血液供应和颈部肌肉的平衡,影响睡眠,醒后会出现头昏脑涨、颈部酸痛等不适,甚至增加颈椎病和脑血管病的发病率。枕头以柔软而富有弹性为好,弹性不宜过大。弹性过大则易使头部

三、睡眠用具与养生

受压面积增大,使头皮血液循环不良。过硬的枕头着枕面积小,局部压力过大,使人不适,易产生头皮麻木、疼痛等症状。过软则不易保持一定高度,且易使头面部通风不良。

2. 睡觉选什么床铺好

床是供人睡卧的家具,一般摆于卧室。经过千百年的演化,现在的床不仅是睡觉的工具,也是家庭的装饰品之一。想得到良好的睡眠,床当然就很重要。从床的进化过程来看,远古时代的人随便躺在地上入睡,根本没有床的概念。以后人们在地上把树叶堆起来,躺在树叶上这才初步形成了床的概念。等到会打猎以后,把兽皮放在地上,人躺在毛皮上又进了一步。再后,用木板、木条围成一个框架,在木板上放上羽毛、树叶、兽皮等物,人躺在木框内,这才是真正意义上的床,而且床的位置开始固定了。从木板床、棕床、藤床、弹簧床、气垫床到水床,人类的床越来越高级,越来越精细,也越来越舒适,其目的就是为了睡得舒服,睡得安稳。

从健康保健角度出发,床铺的设计和制作不能单纯追求其华丽别致,而应重点考虑其实用价值,考虑是否符合人体生理特点,有益于睡眠。

目前有一种很流行的看法,认为硬床比软床可以睡得更香,对身体健康,尤其是对脊椎也更有好处。但实际情况并非如此,德国整形科专家托马斯·拉泽尔教授认为,硬床无论是对睡眠还是对人体健康都是不利的,因为坚硬的床面不能适应人体曲线的需要,结果便对肌肉和脊椎造成沉重负担和各种各样的损害。

过去,人们不能解释人在睡眠期间为什么不断地翻身,而只是笼统地把它归结为"自然生理现象"。拉泽尔说,睡眠时身体的最佳位置应该是最能使脊椎下部得到放松的位置,这样可以使不断处于紧张状态的骨盆和尾骨得到休息。反之,如果身体不能处于这样的位置,就会对脊椎产生某种压迫性反射运动。这些压迫性运动会导致睡眠者在床上辗转反侧,以便使身体表面受压过大部位得到休息。这样,由于不断翻身,睡眠质量自然也就受到影响。

睡硬床不好,是否睡软床就一定很好呢?习俗上以为钢丝弹簧床最高级、最舒适。其实不然,因为不管采取哪种姿势,身体中段总要下陷。躯干构成弧形,使脊柱周围韧带和椎间关系负荷过重,增加腰椎生理弯度,长期下去会引起腰痛;特别是原有腰椎间盘突出、增生性脊柱炎等骨关节病的患者,久睡软床会使症状加重。此外,睡软床也常使陷入床垫的肌肉不得放松,胸腹腔内脏也易受压迫,得不到充分的休息。

可见,床铺太硬、太软皆不宜。理想的床铺应该是软硬适中为宜,以在木板床上铺垫约10厘米厚的棉垫的软硬度为最佳。这样厚的棉垫能适应人体表面曲线的需要,保持脊椎的正直和正常的生理弧度,对睡眠和健康都有益处。南方用的棕绷床既柔软又有一定弹性和硬度,可使全身肌肉放松,比钢丝床或硬板床都好些。现代的弹簧钢丝床、沙发床、席梦思有弹性过大、过软的缺点,对此可采取软床铺硬垫的办法纠正。

目前水床不仅在国外流行,在我国南方地区也正在兴起。水,在人类的生活中是举足轻重的,然而在水床上睡觉,还是近年来的事。现在越来越多的人每天晚上愿意在水床上过夜,能睡得安稳舒适。水床的水垫可容纳大约800升水,人要睡在水床上,必须把水加热,使其保持在28℃~32℃,否则人体的温度就会被水吸走。睡在水床上的滋味使人乐不胜举,如翻身次数比睡普通床少得多,原因是身体陷在水垫子里,人体任何一个部位的血液流通都不会受到阻碍。水床不但使人睡得安稳、舒适,而且能使某些患者得到良好的医疗效果,因为水垫里的水是加热的,所以很受腰腿痛患者及老年人喜爱。此外,水能使肌肉放松,水垫本身能把压力分散在整个脊椎骨上,而普通的床垫仅支撑着腰椎的某些部位。对于婴

三、睡眠用具与养生

儿睡眠,会产生一种奇妙的效果,就像睡在母腹中,睡得时间更长。

床铺除软硬度要适合外,还要注意其高度。床铺的高度一般40~50厘米为好,即略高过就寝者膝盖为好。这样上床不用费力,下床时伸腿可着鞋履。若床铺太高,睡眠时会有一种紧张感,担心睡着时摔下来,从而睡不踏实。尤其是对老年人就更不方便了,因为他们夜里要取痰盂、便壶等。若床铺太低,床位通风不良,易于受潮湿。可见,床铺高低应适度。

床铺宜稍宽大。一般地说,其长度比就寝者长20~30厘米,宽度比就寝者宽30~40厘米,这样睡觉时可自由伸缩活动,筋骨舒展,有利气血流通,消除疲劳。即使是夫妻,也提倡一人一床为好,免得互相干扰。

当然,在床铺的选择上,最好还要因人而异,如小儿和青少年就不宜睡太软的床;患有腰椎间盘脱出、脊柱损伤、脊柱结核者,更不宜睡软床,否则会加重病情。

3. 用什么样的床垫好

(1)弹簧承托好:一直以来,医护界都致力研究身体感受到的压迫与睡眠后身体感到酸痛之间的关系。假如睡眠时骨骼、关节长时间地承受压迫,睡醒后便会有酸痛之感,日积月累,便会导致关节疼痛,这些压迫通常是来自床垫。假如床垫的弹簧能够均匀地承托身体的压力,就不会在睡眠时因身体不适而过多地移动,自然睡得舒适、酣畅,醒后身体不会有酸痛之感。

(2)填充料越厚、韧性越好:什么样的床垫才是一张舒适的床垫?这在很大程度上取决于床垫内的填充料。所谓填充料就是指包围着弹簧及整张床垫的一层层物料。一般来说,填充料包括椰垫、棉垫、胶网喷胶棉等。相对来说,填充料越厚、韧性越好,人躺在上面感觉就越舒适。有的填充料价格虽然略贵,但可换来整夜的安睡,还是物有所值的。

(3)床垫软硬度要适中:一张好的床垫不但要提供均匀的承托,更要软硬适中。床垫太硬,会使躺在上面的人的脊骨部分悬空,未能全面支撑腰部以下的部分;太软的床垫则不能给予脊骨有力的承托,有损健康。床垫软硬适中才能提供均匀的承托,令脊骨处于最佳的位置,才是最理想的床垫。

根据国家质量技术监督局的提醒,劣质床垫最主要的问题是采用劣质弹簧和伪劣填充物,因此在选购床垫时要学会"看、压、听"。看床垫外观是否厚薄均匀、表面平整,线痕是否匀称美观,同时还要看床垫有没有注册商标、厂名、厂址、出厂日期、规格、型号、品名及合格证(经合法注册登记的品牌床垫应该都有合格证)。用手试压床垫,最好能躺上去亲身感受一下。首先试压床垫对角线上的压力(质量合格的床垫讲究对角承压力平衡对称),再均匀试压床垫表面,看填充物是否分布均匀,反弹力是否平衡。内部结构质量低劣的床垫(如弹簧材料热处理不合格,弹簧个数不足,填充料不标准等)有下列明显不足:床垫四周边沿钢架硬实,弹性很差;正面用手按感觉较软,不饱满,有的可触到弹簧;厚度不均匀,四周不平整,竖放易翻倒,不笔挺;正面起伏不平;缝线凹陷深度很浅(表明海绵薄);总重量比优质名牌床垫轻得多。听,这是检测床垫弹簧质量的措施,合格的弹簧在拍动下弹性好,且略有均匀的弹簧鸣声;生锈、劣质弹簧不仅弹性差,在挤压下还往往发出"嘎吱、嘎吱"的噪声。

4. 什么样的席梦思睡得比较舒服

从床的进化来看,目前以睡席梦思最为普遍,也最为人们所接受。很多人一直以为,席梦思就是床垫,其实席梦思是一个人的姓,是一个品牌,只是因为太出名,以至于我们把床垫都称为"席梦

三、睡眠用具与养生

思"了。据了解,美国一位卖家具的商人扎尔蒙·席梦思是世界上第一张软弹簧床垫的发明者。100多年前,全世界的人们都还睡在硬木板床上,很多顾客向席梦思抱怨床板太硬,于是他开始苦苦思索如何让大家睡得更好。1900年,世界上第一个用布包着的弹簧床垫推上市场,从此改变了人们的睡眠习惯,大家用发明人的姓为它命名,席梦思也用自己的名字成立了弹簧床品牌。在挑选席梦思时要注意,最好能看到内在的结构,弹簧应当每一根都很结实地连接起来,保持直立的位置,不会因体重而把旁边的弹簧拉得躺下来。弹簧下面要附着在木条上,上面的衬垫要足够厚,使人躺在上面觉察不到有一个个弹簧圈。衬垫一般用泡沫塑料做成,至少有10厘米厚。在衬垫外面的罩布要平整光滑,不能带毛刺。最后,席梦思的边缘要加固,使人坐在床沿上不至于掉下来。

好的席梦思有两条标准:一是适合多种睡眠姿势,能使人的脊椎骨平直不弯曲;二是用压强传感器测定压强均等。在选购时要围绕"舒适"的主题,掌握"看、竖、揿、睡"4个字。看牌子,看工艺,时下市场上的席梦思有机制和手工制或局部手工制3种。一般采用现代化设备生产的产品质量更有保证,可选购名牌产品。除看牌子外,还要看其质量,由表及里,先看床垫表面工艺,再看加工的绗缝是否细巧无跳针,四周平直不毛糙,20厘米的厚度是否十分均匀,宽度从90厘米(单人床)到150厘米(双人床)的各档规格,是否准确。竖看骨子、看结构,将平放的席梦思床垫竖起来看,看是否走样。凡弹簧紧密、泡沫海绵等填料厚实、结构科学的席梦思,竖起来后依然平整、挺括、有棱有角。而弹簧不紧密,填料不均匀不充实的席梦思,一旦竖放起来,马上走样,或直不起腰弯下来,或在中间出现凹凸现象。四面揿一下,查感填料是否有厚实感和均等感;用力揿一下,凡揿下去无多大弹簧摩擦声的为机制弹簧,排列紧密而合理。相反,揿下去有较大弹簧摩擦声的,则多为手工编制弹簧,质量不稳定。用在席梦思床垫上睡一下的方法,来感知

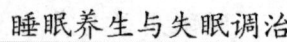

一下软硬舒适度。过硬的席梦思床垫只是头、背、臀、脚跟四点承受压强;过软的则让人凹陷下去,均有悖于人体健康。只有软硬相宜的席梦思,才能保持人体接触部位最小压强,使腰部得到承托,消除疲劳,提高睡眠质量。如果席梦思太软,脊梁骨会因骨盆下陷变形弯曲;如果太硬,肩膀和骨盆不会下陷,结果胸椎下陷,这样都会引起脊柱疼痛和不适。

5. 用什么样的床架好

购买床架最需要考虑的是结构,主要是床头板、床边板及床尾板之间的接合处是否牢固。市场上的进口床架,大多以木结构和金属结构为主,一般都非常牢固。平日维护时应定期检查其组合是否松动,如实木床架应定期用家具蜡保养,布套式的床套头应定期干洗,以防变形。选择怎样材质的床架比较合适呢?这要根据每个人的喜好来决定。这里介绍3种常见的床架材质以供参考。

(1)木质:这是市场上最多见的床架。这种材质的床架给人一种自然美,让人感觉很温馨,仿佛回到大自然的怀抱,可以说是一种老少皆宜的选择。如果和卧室中的其他家具搭配适宜,还会在整体上产生协调美。木质床架又可依据木材的选择分为软木和硬木。硬木密度大、质地重、色泽较深,是适合长期使用的优良材料。软木(如松木等)则由于色泽淡雅舒适,符合现代人的审美观,因而成为时代的新宠。

(2)铜质:这种床架由于其金碧辉煌的感觉,在市场上曾经一度走红。近年来,随着简洁和自然风格的流行,大有江河日下之感。但铜质床架也有它自身的优点:弯曲性强,可以有多样的造型变化。铜床架一般会在表面做一层保护膜,以免氧化变黑。

(3)锻铁:这种床架散发出一种古典美,在复古风潮中越来越受到一些时尚人士的喜爱。它是一种手工艺品,由于具有冷峻粗

三、睡眠用具与养生

糙的质感,搭配上浪漫的寝饰,更能衬托出惬意的浪漫情怀。锻铁床架的材质富于延展性,经过焊接处理之后,呈现紧密牢固的姿态,具有一体成型的美感。

6. 选用什么样的卧具有利于养生

一般的卧具,被子比褥子散热量大,为了增加卧具的保温效果,褥子应当比被子厚,盖上较薄的被子对身体无压迫。在睡眠时,肩颈部分为空气的通路,在特别寒冷环境中睡觉时应注意肩颈部分的覆盖。

在大多数情况下,被褥中装的是棉花或合成纤维棉絮。合成纤维棉絮比棉花轻且富有弹性,但吸湿性差,可使寝床内感到发热。另外,合成纤维棉絮比棉花弹性大,如果用弹性过大的合成纤维棉絮做褥子,人睡在上面头部和腰部易下沉而影响睡眠。褥子的柔软度与睡眠的好坏有密切关系,但是柔软度多少为宜,应根据每个人的爱好和习惯而定,不好强求一律。总之,睡在过于柔软和富有弹性的褥子上,对人的睡眠并无好处。

被褥可因人的皮肤出汗和无汗性蒸发,每周可吸收 1 000 毫升的水分,因此被褥应经常在日光下晒干,使其保持干燥。经过日光晒干的被褥可使含气量增加,提高保温力;合成纤维类棉絮在日光下易变质,应避免在直接日光下暴晒,最好晾在通风的地方使其干燥。

床单宜清洁平坦,不要有皱褶;被里或被套宜轻柔,尽量减少和避免对皮肤的刺激,有助于入眠。如果不习惯赤身睡觉,最好准备柔软宽大的睡衣,不要穿紧身的内衣,以使皮肤血流通畅,减少刺激。

对于婴儿的卧具要注意其特殊性,因为婴儿处在寝床的时间长,出汗功能旺盛,水分丧失量比成年人多。由于吐奶、大小便污染寝床的机会多,月龄较小的婴儿自身活动力弱,一般不会自己翻身,因此婴儿的卧具卫生尤其显得重要,寝床内必须保持适当的温度和干燥状态。每个婴儿需要铺盖多少被褥量,这要根据室温和婴儿的月龄大小来决定,不能强求一律。一般地说,寝床如果舒适,小儿情绪就好,不哭不闹,安眠入睡;当婴儿在寝床内哭闹不安时,父母或保育人员应检查寝床内各个方面是否适当;当婴儿的背上发现有汗斑时,要考虑是否因寝床内温度过高所致。婴儿的被子不要太重,太重不但会影响其睡眠,还会因失误造成婴儿窒息死亡。褥子也不要太厚,因为婴儿水分丧失量多,褥子应经常晾晒,保持干燥。婴儿可不必使用枕头,可用毛巾折成两折或四折放于头下代替枕头。

7. 枕头与睡眠养生有什么关系

一般认为,枕头就是人们为睡眠的舒适而采用的填充物。而从现代医学研究上认识,人体的脊柱从正面看是一条直线,但侧面看是具有4个生理弯曲的曲线,为了保护颈部的正常生理弯曲,维持人们睡眠时正常的生理活动,人们睡眠时必须采用枕头。枕头一般由枕芯和枕套两部分构成。

原始时代,人们用石头或草捆等将头部垫高睡觉,大概是"因丘陵掘穴而处"时比较原始的枕头。到战国时,枕头就已经相当讲究。1957年,在河南信阳长台关一个战国楚墓里出土了一张保存完好的漆木床,床上就有竹枕。我国前人对枕头颇有研究。北宋著名史学家司马光用一个小圆木为枕头,睡觉时只要稍动一下,头从枕上滑落,便立即惊醒,醒之后发奋继续读书,他把这个枕头取名为"警枕"。为了强身健体,在睡眠时达到治病的目的,古人还在枕内放药以治病,称为"药枕"。李时珍《本草纲目》说:"苦荞皮、黑豆皮、绿豆皮、决明子……作枕头,至老明目。"民间有多种多样的

三、睡眠用具与养生

枕头,大都以清火去热为目的。现代,枕头越来越广泛地用于医疗保健,如"磁疗枕"对神经衰弱、失眠、头痛及耳鸣有一定的疗效。美国和香港流行一种"颈椎枕",睡这种枕头能使颈、肩和颅底的肌肉完全放松,消除一天的疲劳。目前,日本还研制出一种"健身枕",像振荡器那样不断释放能量,可促进人体血液循环、新陈代谢,又可以催眠,更好地发挥它作为睡眠工具的作用。

枕头的分类也五花八门,古人曾将枕头区分为冬枕、夏枕或软枕、硬枕。这一分类是非常符合养生之道的,夏天喜欢用凉爽的枕头,冬天追求温暖一些的枕头,有人喜欢较硬的枕头,而有人喜欢较软一些的枕头。现代人按照枕头功能的不同分为首枕、腰枕、靠枕、耳枕等。而从枕芯材料上分类就更多了:如玉、磁石等石类枕;檀木、柏木等木类枕;决明子、蚕沙、菊花等中药枕;棉花、羽绒及各类化学纤维枕等软枕类,还有水枕、气枕、茶叶枕等。

为防治某些慢性病,可用特制药枕,如高血压患者用绿豆、晚蚕沙充枕芯,有清热、明目、治头痛的功效,夏天散热性能也较好。其他如菊花、决明子、油甘子叶为枕芯,对高血压患者也颇适宜,这都是所谓"药枕"。用药枕作为防病健身的手段,在中国已有悠久的历史,并有广泛的社会影响。《延年秘录》方里记载了"菊花枕",《遵生八笺》记载了"磁石枕"等,用其清脑明目、安神定志。长期的生活实践已证明,药枕有良好的防病保健作用,所以民间早就有"睡眠伴药枕、闻香能治病"的说法。

药枕的保健作用在于枕内的中药不断挥发,中药微粒子借头温和头皮上毛窍孔吸收作用透入人体内,通过经络疏通气血,调整阴阳;另一途径为通过鼻腔吸入,经过肺的气血交换进入体内,此所谓"闻香治病"的道理。药枕一般适用于慢性疾病恢复期及部分外感疾病急性期,不适于创伤、急症、传染病等。

从有利于睡眠的角度来说,枕头应以软硬适中、稍有弹性为好。天然羽毛填充的枕头其软硬度较适合并且耐用,只是价钱可

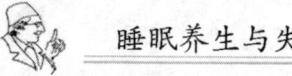

能较合成纤维填充的枕头高。如同床垫一样,枕头长期使用后,弹性会逐渐变差,因此应注意更新弹性不佳的枕头。如果醒来常有落枕的现象,也许应考虑更换较适合的枕头。落枕是常见的一种颈项软组织扭伤性疾病,发生原因主要是睡觉姿势不当,枕头过高过硬,或受凉等。此外,长时间的仰视、低头、运动员的前后滚翻动作、扛抬重物时,由于颈部肌肉发生反射性收缩,紧张度增高,使局部血液循环减少,加上机械性的压迫和扭伤,也会发生落枕现象。预防落枕,重要的是要有正确的睡觉姿势,一般以右侧卧位为好,枕头要柔软,高低适度。工作中经常需要仰视、低头、颈部旋转的人,在工作前可做些准备,如做颈部旋转活动,局部按摩等,扛抬重物尽量不要超过人体负荷。发生落枕后,睡觉时头要偏向患侧,局部按摩、热敷以促进血循环。重者可配合服用舒筋活络片、解痉止痛药,局部可敷伤湿止痛膏等。此外,针刺治疗也有效。

8. 选择什么样的枕头有利于养生

俗话道"高枕无忧",是否真的如此呢?事实上,枕头过高,既不利于睡眠也不利于健康。枕头过高,会使颈部肌肉韧带长时间处于紧张状态,容易引起疲劳,诱发落枕。长期枕高枕,易造成颈椎的损害;加重颈椎骨质增生和颈椎病,引起颈肩部麻木酸胀,甚至影响脑部血供,出现头晕、眩晕等症状,故有颈椎病的人尤其不应使用高枕。而枕头过低不利于脑静脉血液回流到心脏,使脑部静脉血淤积,从而引起脑缺氧,使人头昏脑涨甚至头痛,不利于睡眠,次日晨起睡醒后还可出现眼睑和颜面水肿。由于人的高矮不一,不能用一成不变的尺度来确定枕头的高度,枕头多以自己的一拳头竖高为宜,成年人的枕高通常在6~10厘米。不同疾病使用枕头的高度也不一致,高血压、颈椎病和脊柱不正的患者不宜用高枕,肺病、心脏病、哮喘患者不宜用低枕。

三、睡眠用具与养生

关于枕头的硬度,应以适中为宜。《老老恒言·枕》说:"凡枕坚实不用。"因为过硬的枕头,与头的接触面积减少,压强增大,头皮不舒服;枕头太软,难以保持一定的高度,或颈肌易疲劳,或影响呼吸通畅,反不利于睡眠,并且头陷其间,使半边头皮均匀受力,影响血循环,产生头皮麻痹。唯有稍柔软些,又不失一定硬度,才能既减少枕头与头皮之间的压强,又保持不均匀的压力,使血液循环可从压力较小的地方通过,并且保持一定的高度。枕头太硬使头颈部与枕接触的相对压力增大,引起头部不适;枕头太软,则难以维持正常高度,使头颈部得不到一定的支持而疲劳;枕头弹性过大,则头部不断受到外加弹力的作用,易产生肌肉疲劳和损伤。自古迄今,用作枕头的原料无奇不有,品种繁多,石头、竹子、木板、布料等都有,而其内容物则包括棉花、木棉、绿豆皮、荞麦皮、羽毛、化纤制品等。枕头的选择因人而异,并无严格规定。目前,多数人愿意用羽绒枕头,因为睡在上面柔软、舒适,耐用又便于洗涤,不过对羽毛过敏的人不能用,否则会引起过敏性反应。化纤制品的枕头也不错,柔软、舒适,可惜透气性差,头部易出汗的人不适合,而且久用后会变得硬实,不易膨胀。枕套用棉织品或化纤制品都可,但枕巾以棉织品为佳。

枕头需要有一定的长度,古人主张枕头稍长为宜。《老老恒言·枕》说:"老年独寝,亦需长枕,则反侧不滞于一处。"枕头稍长可使人睡觉时自由辗转反侧而保持睡眠姿势舒展,气血通畅。枕头的长度应够头部在睡眠时翻一个身的位置。枕头不宜过宽,以15~20厘米为宜,过宽易使头颈部关节、肌肉紧张。

枕芯是枕头的重要组成部分,既关系到睡眠,又关系到脑的健康。我国古代对枕芯的充填也是很讲究的,稻草、蒲绒、木棉为枕芯软硬适宜,可根据条件选用。用香草、野菊花,或用泡过的茶叶晒干后做枕芯,清香扑鼻,有助于舒适入眠。荞麦皮的枕芯软硬适中,弹性适度,冬暖夏凉,也是比较合适的枕芯。木棉枕不易散热,冬天很暖和,但在夏季,高血压肝火旺或发热患者就不适宜。夏天如果用散热较好的绿豆做枕芯,不但可以散热,还能治头痛,且有明目作用。

枕头的透气性和弹性主要对于软体枕芯材料的枕头而言,因为其他填充材料(如决明子、蚕沙、谷物等)大都可以保证枕头的透气性良好,没有弹性也不会塌陷。但是软体材料(如真空棉、棉花、海绵等)一般就可能存在透气性差、弹性差的问题。据调查,俯卧姿势在睡眠过程中都占有一定的比例,透气性能不好的枕头会使睡眠中的人们呼吸不畅,从而严重影响到人的身体健康,甚至可能会造成安全问题。目前,市场上多采用多孔纤维来解决这一问题。弹性好主要是指软体枕芯材料可以避免枕头的塌陷,保证枕头长时间的舒适使用,增加对颈部弯曲的承托力,但是弹性好的枕头也存在睡眠姿势不稳定的缺点。

睡觉时头部在枕头上的合理位置是非常重要的。一般地讲,头部最好放在枕头的中央靠上位置,这样一是可以稳定睡眠的姿势,避免夜间频繁转换姿势造成落枕等;二是可以让颈部有一定的承托力,保持身体正常的生理曲线。如果采用的是没有弹性的枕芯材料,可把枕头中间压扁,颈部着枕处垫高,使颈椎既不前屈,也不侧弯,保持适当的后伸位,这样早晨起来才不会引起颈椎酸痛。

9. 选用什么样的床单有利于养生

床单的长度和宽度是按照床的尺寸定的,有中式和西式之区分。中式床单一般长度为2.1~2.3米,宽度为1~2米。织物通常采用重组织、变化组织或联合组织,质地较厚。西式床单一般长度为108英寸左右,宽度有72、80、90英寸等多种,一般采用平纹或斜纹组织,织物质地较薄,花形大多是满地散花。有的产品经过拉绒,具有良好的手感和保暖性。

三、睡眠用具与养生

床单的花色品种有全白、素色、条格、印花、提花、拉绒等。全白床单外观洁白,一般采用本色棉纱织造,再经练漂和加白整理。素色床单是白坯经染色而成。条格床单用色纱(线)织成,同一色调而深浅不同的称素色条格,不同色调的为彩色条格,由缎纹与其他织纹间隔的称缎条缎格。印花床单的花形有边花、中花、长条花、对角花、散花、四角中花等。提花床单的花纹图案根据设计要求用多臂机或提花机织造。床单经过丝光处理后具有光泽好、缩水率小和色彩浓艳的优点。

人在睡眠中能否得到充分的休息,很大程度上决定了身体的健康程度。要想睡个好觉,应选择能适当保暖、透气好、重量轻、易清洗、不易磨损等材质特性的床单。亚麻床单也许可以说是最合适的,但并非每个人都适用。不同季节,对床单特性的要求也不同。在冬天,棉质、天然丝、羽毛材质的床单会令人感到颇为舒适;夏天时,亚麻布质床单兼具凉爽和舒适性,草席、竹垫等也适用。

如果只从对身体健康有益的角度来考虑的话,床单最好是选用棉布的,因为棉布的吸水性好。比较实用的是化纤和棉纱混纺织成的床单,这样的床单吸水性好,且不需熨烫。

10. 选用什么样的被子有利于养生

(1)羽绒被:主要填充物是鹅绒和鸭绒两种。两者相比较,鹅绒被要比鸭绒被好一些。但不管哪种羽绒被,主要质量指标为含绒量。一般来说,含绒50%以上的为优质羽绒被。羽绒被的被芯有白鹅绒、灰鹅绒、白鸭绒、灰鸭绒、鹅鸭混合绒和粉碎绒等多种,其中质量最好的是鹅绒,具有绒朵大、羽梗小、品质佳、弹性足、保暖性强等特点。其次是鸭绒,虽绒朵、羽梗都比鹅绒略差,但品质、弹性和保暖性都很高。鹅鸭混合绒的弹性较差,但保暖性尚可。而粉碎绒由于是毛片加工粉碎,弹力和保暖性差,有粉末,品质较次。羽绒是一种动物性蛋白质纤维,比棉花保温性高,且羽绒球状纤维上密布千万个三角形的细小气孔,能随气温变化而收缩膨胀,产生调温功能,可吸收人体散发流动的热气,隔绝外界冷空气的入侵,所以盖羽绒被睡眠就会倍感温暖舒适,又无压迫感,使血压正常,中枢神经得以安定,很快进入甜美梦乡,适宜患高血压、心脏病、血液循环不良的人及老年人、孕妇、儿童等。羽绒被的缺点在于会有细小绒毛脱落断裂,弥漫在房间中,进入人的喉咙、肺部,引起咳嗽,肺部不适。为防止钻绒现象,一般使用的是涂层高密织物做被面,这类织物多为化纤织物,在冬季使用时会有静电现象,对皮肤和毛孔产生刺激,舒适性差;羽绒吸热速度比较快,放热速度也比较快,后半夜易感到全身发凉,而且耐虫蛀性能差,在存放时需要使用防虫剂。

(2)棉花被:棉花作为传统的保暖材料,由于棉纤维细度较细有天然卷曲,截面有中腔,所以保暖性较好,是使用最多的被子。棉花被的优点是静电少、压身。缺点是分量较重,患高血压、心脏病、血液循环不良的人及老年人、孕妇等不宜使用。

(3)羊毛被:羊毛被是最贴身的被子。羊毛纤维具有良好的卷曲特点,因此羊毛的保温性是不容置疑的。而羊毛又具有很好的悬垂性,因此贴身性好。只要选择好的羊毛被,也会让我们有个更好的睡眠环境。多少年来,羊毛以其舒适、温暖充满了我们的生活。羊毛是一种纯天然纤维,能提供给人们更加舒适的睡眠,能维持与体温相同的温度,并使睡眠时的脉搏值更低。羊毛被具有天然抗菌性,长久的弹性,绝佳的保暖性和超强的吸、放湿功能;羊毛纤维的主要成分角朊蛋白质与人体皮肤外表起保护作用的蛋白质相同,使它具有天然的亲肤性,可保持贴近皮肤的最佳睡眠温度32.7℃,增加深度睡眠时间;羊毛的天然抗菌性可以有效抑制真菌、螨虫的生长。选购时可从开口处取下一点羊毛,用眼观察羊毛的颜色,不是越雪白越好,正宗的澳洲9个月小羊的毛是米白色

三、睡眠用具与养生

的,如果太过雪白,说明羊毛原本品质不是很好,去污去杂的程序比较多,有可能对表层蛋白质有损害;要看纤维的粗细长短,一般长5~7.5厘米、细度在28~32微米的羊毛最适合做羊毛被,具有良好的色泽和回弹性,太细太粗都不好;看包裹布料,外层布一定不能是有涂层的,这样就很有可能内里羊毛油脂率、杂质去除都不过关,用外层布来防止外渗。还可以用鼻闻一下羊毛被的味道,经过碳化、清洗、梳理的羊毛不会有任何异味,包括羊膻味儿。最后是用手摸一下包布的柔软度,如果发硬或者发脆,则可能是面料有海绵或涂层,这样的被子舒适性差而且可能甲醛超标。

(4)**纤维被**:纤维被可分四孔、七孔、九孔被子等。理论上讲,纤维孔数越多保暖性、弹性、透气性也就越好。纤维被的优点是价格便宜,保暖性透气性较好,轻巧。缺点是化学纤维摩擦容易产生静电,所以时间长了被芯内部会吸附很多灰尘和皮屑。还有就是,孔数越多纤维越粗糙,其贴身性就越差。选购时并不是一定要选择孔数多的纤维被,若冬季室内温度较高,选择四孔被就可以了;若对保暖性有较高的要求,则选择孔多的纤维被。

(5)**蚕丝被**:最好的**蚕丝被**应该是用桑蚕丝做填充物。因蚕在生长过程中不接触农药等化学物品,因此蚕丝被应该是绿色环保的。研究表明,纯天然蚕丝化学构造为18种天然氨基酸。这些氨基酸中含有一种微妙的成分,具有安定人类神经的作用。它可以有效地让我们睡得更加香甜,不仅能预防失眠,更能彻底消除白天累积的疲劳,有益健康。蚕丝本身含有的纯天然蛋白质,对人体皮肤有滋养和促进新陈代谢的作用,有助于人体将多余的热量排出体外。蚕丝的分量很轻、手感柔滑,对人的心血管系统所带来的负担小。蚕丝被没有毛、绒等材料所常见的浮游纤维,有益于人的呼吸健康。此外,由于棉是纯天然植物,具有很强的保暖性和蓬松度,是制作御寒产品最优质的材料。所以,丝绵和棉花合二为一制成的丝绵被是御寒之上等佳品。优质的**丝绵被**具有轻盈松软、柔韧顺滑、保暖度强、透气性好、不变形结块、经久耐用等优点,能促进人体血液循环,消除疲劳,提高睡眠质量,是现代绿色环保产品。人在睡眠时,如果被子不够保暖或由于闷热而踢开被子,往往会导致人体体温急速下降,抵抗力减弱,体内各种病毒、细菌便会大量繁殖,使人患病。而丝绵被具有冬暖夏凉的特性。在寒流来袭时,能发挥强大的御寒力和保暖性;天气较暖时,则犹如凉被般清爽舒适,使人不易踢被,从而大大降低着凉感冒的概率。作为寝室精品,丝绵被越来越受到时尚一族的青睐。

(6)驼绒被:驼绒具有防风、防寒、保暖的功能。真正的驼绒是取自于骆驼腹部的绒毛,因产量有限,珍贵程度仅次于山羊绒。驼绒被有着极佳的保暖性和透气性,加上驼绒的长度优于羊绒,也使驼绒的整体稳固性更高,从而更加持久耐用。由于驼绒纤维为中空竹节状结构,有利于空气的储存,因此驼绒被有着极佳的保暖性和透气性,加上它的长度占优,也使整体稳固性更高,从而更加持久耐用。总之,驼绒被具有轻盈、蓬松、柔软舒适、保暖性强、弹性好、无异味、防虫蛀等优点,并对腰腿痛及风湿病痛具有良好辅助治疗作用。

11. 穿什么样的睡衣好

睡衣一般可分为睡袍和睡衣两大类:睡袍是从领子一直罩到腿上的,睡衣则分上衣和裤子。穿睡袍或睡衣完全根据个人爱好而定,并无严格的规定。但无论睡袍和睡衣均以松软宽大为好,虽贴身而不紧箍,这样在床上翻身、起卧都很方便。睡衣上的纽扣越少越好,免得睡着后压在皮肤上很不舒服。睡衣的颜色以浅色为佳,天蓝、浅蓝、湖绿、粉红、淡黄、白色等色泽有利于睡眠的环境,大红、大绿、大紫、黑色等刺激性强,对睡眠并不有利。

既然是贴身穿的衣服,每夜又要穿6~8个小时,质地当然要

三、睡眠用具与养生

挑选一下。棉织品的吸水性最强,穿着最舒服,夜间睡眠时如果出汗很容易吸收,身体也会感到舒适,但洗后发皱,要熨烫,不太方便。麻织品较挺括,也有一定的吸水性,夏季穿着较好,南方地区常用以做睡衣。丝织品很柔软,又美观,但吸水性差,夏季穿易粘在身上,冬季穿又太凉,所以适合有空调的房间里穿着。此外,真丝睡衣在洗后要熨也较麻烦。毛织品一般不用作睡衣的原料。

现在常用棉和化纤的混纺料子做睡衣,棉占50%~60%,这样既有吸水性,也容易保持样式,不易皱缩,洗后也不一定要熨,而且又便于染色,因此作为首选原料。

穿睡衣会让人身心放松,有利于睡眠。睡衣质地柔和,穿着舒适,既利于入眠,又利于熟睡。人在睡眠时,毛孔开放,易受风寒,如伤风感冒就与睡后受凉有关;中老年常见的肩周炎也与睡眠时肩部受寒有关;冠心病患者受冷刺激后易发生心绞痛等症状。而穿睡衣可有效地抵御睡后的风寒。

人们在工作、生活、学习的交往中,必然带有病菌,而穿睡衣睡觉就可以解决交叉感染问题。体弱多病的老年人卧床久了,难免会长出疹子,如不抓紧治疗,还会进一步发展成为压疮。压疮瘙痒难耐,抓破后不易愈合,会引起皮肤软组织溃烂和坏死,使很多老年人痛苦不堪。老年人常穿真丝睡衣,可以在一定程度上防治压疮。用真丝制成的睡衣不仅质感顺滑,柔软舒适,而且还具有易干、吸湿、散热性能好的特点,可增进身体表皮细胞的活力,促进细胞新陈代谢,对皮肤产生一种微妙的按摩作用,从而减少微生物在皮肤上滋生的机会,对人体有特殊的保健作用。卧床老年人长期穿真丝睡衣,对减轻因生疹子而出现的皮肤瘙痒有明显的抑制作用,是其他任何一种衣料都不能比的。

睡眠养生与失眠调治

12. 选购什么样的睡衣有利于养生

从健康角度考虑,棉料的睡衣是最理想的,因为有很强的吸湿性,能够较好地吸收皮肤上的汗液,而且透气性很强。在睡衣款式的选择上,睡衣的背幅和前幅应有充足的阔度,因为紧束着胸部、腹部和背部等部位睡觉时,会做噩梦。另外,睡衣还应易穿、易脱和易洗。

腰部有松紧带的睡衣容易将腰部勒出一条条红印子,影响身体的血液循环,令腿部水肿,甚至发麻。在选购睡衣时,可以选择腰部为系带式的,尤其是腰腹部比较肥胖的人,更要保证裤腰宽松。睡觉时,将腰带系得稍微松些,使腰部能自由转动。

鲜艳的红色、橙色及黄色的睡衣能使人产生紧张、兴奋的感觉,不利于入睡。建议选择淡雅、能放松身心的颜色,如粉色、绿色、米色等。

睡袍会影响睡觉时翻身的动作,如衣角被压到身下,或衣服上移全部堆在胸部等,不仅影响呼吸、伤害骨骼健康,还有可能让人着凉感冒。最好选择分体式睡衣,穿着舒适、活动方便。睡衣的衣领要足够宽松,尽量选择平整的圆领或"U"型领。

粗线针织睡衣的质地较厚,接缝处有较硬的棱,会刺激皮肤,导致睡眠变浅。最好选择摸起来平滑、柔软、舒适,针脚细密的棉质或丝质睡衣。

紧身睡衣紧贴身体,不利于皮肤排汗及体温调节,还会影响血液循环,让人做噩梦等。因此,要选择易穿脱、足够宽松的睡衣。

有些睡衣厚厚的、毛茸茸的,看上去很保暖,但会增加与床、被子的摩擦力,不利身体的自由翻动,妨碍肌肉放松及调整睡姿,让人越睡越累,因此只适合做家居服穿着。睡衣不需要很厚,轻、薄、软的才是好睡衣。

四、睡眠养生方法多

1. 如何才能睡个好觉

过度的脑力劳动,精神过于紧张,又无适当的休息来调节,易患失眠。在紧张的工作一段时间后,休息一下是必要的。白天紧张劳动以后,晚上可以酣然入眠,醒后又能精力充沛地进行新的工作。但是,睡眠时间的长短与休息的质量不完全成正比。如果睡眠时间不能保证,就会直接影响大脑功能。睡眠时间与人的年龄、健康、气候等条件有关。一般认为,年龄越小,睡眠时间应越长;身体有病,可适当多睡些;气候炎热,可增加午睡时间,对大脑有益。

睡眠良好与否,不能单纯用时间长短来衡量,还应看睡眠的质量如何,也就是要看睡眠的深度如何。充分的熟睡,才会使人消除疲劳,使体力得到恢复,保持精力充沛。按时睡眠,意味着和睡眠周期同步化。随着昼夜交替,有规律地进行工作和睡眠,养成习惯,到了睡眠时就会自然进入睡眠,到了起床时,又会自然醒来,就如同日落日出一样有节律。

睡眠不规则,就意味着在拨乱体内生物钟,时间一长必然会影响觉醒和睡眠的节律性。例如,有些人为了完成某些任务,或是面临考试,进行突击,连续开夜车,如果只是短期行为,对身体影响不大,如果经常开夜车,就会影响身体健康。

有些失眠患者,为了补足睡眠的时间,很早就上床睡了,但这是枉费心机的,因为大部分时间仍在清醒之中,反而更不易入眠。美国纽约州立大学睡眠研究中心的心理学家史比曼主任发明了一种睡眠限制法。一个人如果只能睡5个小时,那么只能躺在床上5个小时,因而他必须延迟上床,而且早晨仍须在同一时间起床,不论他是否还觉得困倦,而且要禁止在白天打瞌睡。这样,以后睡眠若有改善,可逐渐延长睡眠时间,直至能睡足为止。这是值得一试的好办法,可以限制无效睡眠的时间,达到正常入眠及睡眠的效率。

入眠通常要讲究3个条件,即声音、亮度和温度。卧室的亮度对睡眠有很大的影响,理想的卧室亮度因个人的习惯而异,如果是习惯睡在黑暗卧室里的人,即使有一点光线透入,尤其是失眠患者,便睡不着了。为获得安眠,卧室的窗户可以装上百叶窗,或是装厚一点的窗帘,使它不透光。

高分贝的噪声不利于入眠,而单调的声音和慢拍的音乐则有助于入眠。虽然在嘈杂、震动的火车里,也经常可以看到打瞌睡的人,这是由于单调而重复的声音,大脑有不予反应的抑制本能,从而具有诱人入眠的效果。慢节奏的音乐(如催眠曲),容易和睡眠的节奏相吻合,诱人入眠。

有冷暖气设备的寝室,当然可以保持一定的温度,但没有冷暖设备的卧室,也应尽量做到冬暖夏凉,有助于入眠。室内温度,冬季以21℃~24℃为好,夏季则以22℃~25℃为理想。因为,睡眠时人体的体温调节功能较差,冷暖气不宜吹得过多。

2. 如何养成好的睡眠习惯

(1)刹住"开夜车":"开夜车"是当前社会上一种极为普遍的现象,但是这是一种不科学的生活方式。如果连续"开夜车",而白天又没有充分的休息,以后几个夜晚的睡眠模式就起了变化:首先

四、睡眠养生方法多

是快波睡眠的次数增加和每次的时间延长,使快波睡眠时间占睡眠总时间的比例显著增加,由原来的18.9%～22%增加到40%以上;又由于快波睡眠与做梦有关,因此经常熬夜的人会觉得整夜做梦,结果招致全身疲劳,注意力涣散,情绪不稳定,焦虑不安,尤以清晨最为突出。长期熬夜会影响青少年的发育,甚至引起神经衰弱,学习成绩必定下降。对于夜间能够保证7～8个小时睡眠的人来说,早晨至中午是大脑工作效率最高的时间,下午至晚上这段时间,大脑则渐渐迟钝起来;等到临近第二次睡眠时,大脑最迟钝。有研究表明,夜班工作人员比日班工作人员易于患神经官能症,而且心脏病和其他疾病也要多些。从各种测验可以看出,夜班工作人员在劳动时,精神和身体实际上都处于休眠状态。好在人们对环境总是有一定适应能力的,这种能力在反复锻炼中还能有所提高。因此,只要按照自己的特定环境条件,把作息时间调整得符合特定的觉醒-睡眠节律,而且认真安排足够的睡眠时间,慢慢地就会适应这种尽管不断有改变但有一定规律的作息周期,到时仍然可以安寝如常,不必顾虑。

(2)睡前应刷牙:1克牙垢中就有100亿个细菌,而当夜间人们睡着时,细菌繁殖得最多,原因是睡眠时口腔保持静止,最适合细菌的繁殖。如果睡前不刷牙,白天的食物残屑附着于牙齿表面,特别是堆积在牙缝里,容易发生龋齿或牙周炎。古医书《金丹全书》上曾明确指出:"晚上刷牙比早上更重要"。

(3)睡前要洗脚:上床前用温水洗脚,古称"浴足",不仅可去足垢,冬天使足部温暖,而且能引血气下行,心宁神安而入睡。苏轼诗句"主人劝我洗足眠,倒床不复闻钟鼓",就是很好的例证。数百年来,民间流传着这样一首《洗脚歌》:"春天洗脚,升阳固脱;夏天洗脚,暑湿可除;秋天洗脚,肺润肠濡;冬天洗脚,丹田温灼。"可见,睡前洗脚好处极多。此外,温水濯足,还有助于冻疮、脱疽等足部冷疾的预防和治疗。

（4）睡前饮食要科学：《彭祖摄生养性论》说："饱食偃卧，则气伤。"说明饱食之后不可立即寝卧，原因是睡眠时消化功能减弱，吃多了加重消化系统负担，使睡眠不深。民间流传的"少吃一口，舒坦一宵，多吃一口，半夜不宁"是很有道理的。若晚上饮水过多，夜尿过频，也会影响睡眠。不过，饿着肚子，或口干、口渴去睡觉，也不能使人安然入睡。由此看来，晚饭的时间适当与否对睡眠影响很大。《陶真人卫生歌》说："晚食常宜申酉前，何夜徒劳滞胸膈。"一般认为，晚饭应在入睡前4个小时，也就是17:00～18:00为宜。

（5）睡前忌饮酒：酒精是一种麻醉剂，有抑制中枢神经系统的作用，所以能促进睡眠。可酒也有不少害处：其一，喝酒有耐受性，起初喝几口酒就能呼呼而睡，稍久几口酒就无济于事了，要增加饮酒量才行，这样势必愈喝愈多；其二，喝酒有成瘾性，喝惯了酒的人若没有喝酒，总觉得有桩心事似的，因而焦虑不宁，迫切找酒喝；其三，酒喝多了，尤其是烈性酒，对神经系统、消化系统、心血管系统有毒害性；其四，喝酒有"反跳性"，这是因为喝酒后引起的睡眠与生理睡眠不一致，脑电图检查发现，酒后睡眠的脑电活动颇与觉醒时相似，并且上半夜睡得很深，而后半夜的睡眠深度反较平时要浅，在清晨醒来时往往会使人过于兴奋。但也有人则与此相反，酒后醒来仍有昏昏沉沉的宿醉感。因此利用饮酒来帮助睡眠不是明智之举。

（6）睡前不要大量喝茶或咖啡：因为茶叶和咖啡中都含有兴奋中枢神经作用的咖啡因，茶叶中含1%～5%，咖啡中含1%～2%，它能溶解在沸水里。而咖啡因又极易透入脑内，增强大脑皮质的兴奋过程，一次只要喝下0.25克，就可引起失眠。另外，咖啡因还有利尿作用，睡前喝咖啡或茶，半夜里能引起膀胱膨胀或导致噩梦而干扰睡眠。

（7）睡前情绪应平稳：睡眠之前必须保持思想安静、情绪平和，切忌忧虑、恼怒，因为怒则气血上涌，情绪激动，烦躁不安，神不

四、睡眠养生方法多

守舍,难于成寐。不只恼怒,任何情绪的过极变化,都会引起气机失调,导致失眠。睡前高度用脑的娱乐应有所节制,如下象棋、围棋、打麻将、打扑克之类的娱乐,有时需要用脑来"斗智",玩1～2小时或许有益,但时间太久或通宵达旦,就会使人头昏眼花,难以入睡。尤其是有高血压、动脉硬化的中老年人,长时间集中精力在牌桌和棋盘上争斗,可能因此而诱发心绞痛、血压升高,甚至发生中风。为了夜间能安稳入睡,过分刺激和激动人心的娱乐活动不宜安排在临睡之前。有些人还习惯上床之后先看一会儿书、报,直到昏昏欲睡时便入眠,如果确已成为习惯,不看便不能入睡,又不影响睡眠时间,就不必改掉,顺其自然。但一般地说,躺在床上看书的习惯,既容易引起和加重近视,又可导致失眠,因为书、报,特别是文艺类的作品,容易使人浮想联翩,情绪随之波动,往往干扰了正常睡眠。

(8)不宜蒙头睡觉:在严寒的冬夜里,有些人怕冷,常把头蒙在被窝里睡,这种习惯于健康极为不利。因为人离开氧气是无法生存的,吸气时将空气里的氧气吸入体内,呼气时将体内的二氧化碳呼出去。氧气进入人体后,由红细胞把氧带到各个组织,供人体利用,人才能有饱满的精神。如果睡觉时蒙头,呼吸受到妨碍,身体内的二氧化碳不能被顺利地呼出去,人体需要的氧气不能被大量地吸进来,人体便会出现氧气不足现象,造成头晕、胸闷等不适。另外,呼出的气体中含有不少水分,蒙头睡时会增加被窝里的湿度,易引起感冒及其他疾病。尤其切记不要把被子盖在小儿的头上。天气再冷也要把头露在外面,尤其是口、鼻部位不要盖任何东西,以保证正常呼吸。

(9)不要"和衣而卧":有些人习惯穿着外衣睡觉,以为穿着衣服再盖被子睡比只盖被子睡要暖和些,这个认识是错误的。因为穿着衣服睡时,往往压迫浅表的血管,阻碍血液流通,使人反而感到更冷。若脱去衣服只盖被子睡,血流较通畅,比穿着衣服睡暖和得多。因此,"和衣而卧"并非好习惯。年老、体弱者,好踢被子的小儿或环境条件不方便时,可以穿着比较宽大的睡衣睡。睡衣宜宽大、无领无扣,不使颈胸腰腹受束。选料应以天然织品为好。

(10)睡前宜散步:人在晚间,一天的学习、工作、生活,大事小事无不留存在大脑之中。大脑在晚间的活动十分激烈,此时安排一个短时间不用思维活动的行动是有益于身心健康的,其中最简便而有效的办法是到室外散步。龚自珍曾经说过:"春夜伤心坐画屏,不如放眼入青冥"。意即在夜间坐在室内开始种种不愉快的思维活动,不如到室外走走,看看自然景色,放眼仰望天空。晚饭后出外散步,有利于消化,还能领略自然界的夕照佳景,呼吸新鲜空气,十分有益。

(11)要按时作息:这是最重要的睡眠习惯。如果作息时间与觉醒-睡眠节律不一致的话,必然会干扰觉醒-睡眠节律。因此,一定要按时作息,定时上床,按时起床,形成固定的睡眠节奏,到时候自然就入睡,睡足就按时醒,这个生物钟往往是很准确的。

(12)睡前运动不过量:运动会令大脑兴奋,不利于提高睡眠质量。适量的体育运动,能够促进人的大脑分泌出抑制兴奋的物质,促进深度睡眠,迅速缓解疲劳,从而进入一个良性循环。特别是脑力工作者,一天下来可能都没什么活动,而晚饭后的轻微活动反而可以有助睡眠。研究发现,临睡前做一些轻微运动,可以促进体温升高,但一定要注意,运动不宜过量。

3. 什么样的睡姿有利于养生

孔子在《论语》中说:"寝不尸,睡不厌屈,觉不厌伸。"意指睡眠以侧曲为好。《千金要方·道林养性》中记载:"屈膝侧卧,益人气力,胜正偃卧",也是主张以侧卧为宜。还有"侧龙卧虎仰瘫尸"之说,即以侧位为主,多取右侧卧位,少配左侧卧位,身体自然屈曲,

四、睡眠养生方法多

适当配合仰卧位。

清代养生家李渔说:"养生之诀,当以睡眠为先。"因为人的一生,约有1/3的时间是在睡眠中度过。人们应该充分利用这1/3的时间,为生命积蓄能量。其实这个问题,早在2 000多年前,先哲们就明确提出来了。《内经》说:"人卧血归于肝,肝受血而能视,足受血而能步,掌受血而能握,指受血而能摄。""能"者,能量也。人之目视、足步、掌握、指摄等生命活动的能量,都是通过睡眠源源不断地积蓄起来,通过肝的作用不断满足生命活动的需要。

不少人睡眠醒来,觉得头昏眼花,腰酸背痛,疲惫不堪,究其原因,主要是因为睡姿不当造成的。人的睡姿分为4种,选择睡姿要因人而异。

(1)仰卧:仰卧是最常见的睡卧姿势。中医称这种睡眠姿势为"尸卧",采用这种睡姿,身体和下肢只能固定在伸直部位,不能达到全身休息的目的。在腹腔内压力增高时,仰卧又容易使人产生胸闷、憋得慌的感觉。这样仰卧着,还会自觉不自觉地把手放在胸前,使心肺受压,容易做噩梦。据了解,有60%的人选择仰卧睡姿,这也是医生推荐的最佳大众睡姿。其优点是不压迫身体脏腑器官;缺点是容易导致舌根下坠,阻塞呼吸。不适应人群包括打鼾和有呼吸道疾病的人。

(2)俯卧:俯卧时,全身大部分重量压在肋骨和腹部,使胸部和横膈膜受压,影响呼吸,加重心脏负荷。俯卧还会增加腰椎弧度,导致脊椎后方的小关节受压。俯卧时,颈部向侧面扭转才能使头歪向一边,这样又很容易造成颈肌受损。5%的人选择俯卧,趴着睡觉。其优点是睡觉时会感到安全,也有助于口腔异物的排出;同时对腰椎有毛病的人有好处。缺点是压迫心脏和肺部,影响呼吸,患有心脏病、高血压、脑血栓的人不宜选择俯卧。

(3)左侧卧:左侧卧时,双腿微屈,虽有利于身体放松,有助于消除疲劳,但心脏位于胸腔内左右两肺之间而偏左,胃通向十二指肠、小肠通向大肠的出口都在左侧,所以左侧卧时不仅使心脏受到挤压,而且胃肠受到压迫,胃排空减慢。这种睡姿容易让人在睡觉时翻来覆去,产生不稳定的睡眠。而且,由于人体心脏位于身体左侧,左侧卧会压迫心脏,所以是一种很不健康的睡姿。

(4)右侧卧:有25%的人在睡觉时会朝向右侧。其优点是不会压迫心脏,睡眠有稳定感;缺点是影响右侧肺部运动,不适合肺气肿的患者。

统计表明,在各种睡眠姿势中,侧卧占35%,仰卧占60%,余5%为俯卧。从睡眠卫生的要求来说,以双腿变屈朝右侧卧的睡姿最合适。这样,心脏处于高位,不受压迫;肝脏处于低位,供血较好,有利新陈代谢;胃内食物借重力作用,朝十二指肠推进,可促进消化吸收。同时,全身处于放松状态,呼吸匀和,心跳减慢,大脑、心、肺、胃肠、肌肉、骨骼得到充分的休息和氧气供给。当然,对于一个健康人来说,大可不必过分拘泥睡眠姿势,因为一夜之间人往往不能保持一个固定的姿势睡到天明,绝大多数的人是在不断变换着睡觉的姿势,这样更有利于解除疲劳。

从生理学观点看,右侧卧是比较科学的。右侧卧时,右肺空气吸入量占全肺的59%,右肺循环血量占全肺的68%(由于重力作用,下肺的肺血流量肯定多)。而左侧卧时,左肺的上述两项指标相应为38%和57%。空气吸入量所占百分比与血流量所占百分比相比,右侧卧时较为接近(相差9%),左侧卧时相差较大(相差19%)。而人体需要的氧经气体交换后是靠血液来运输的,由此看右侧卧优于左侧卧。另外,心脏位于胸腔内左右两肺之间而偏左,左侧卧时心脏易受挤压,易增加心脏负担,正常人侧卧时以右侧为合理。但侧卧要注意睡的枕头不宜太低,否则会使颈部感到不适。

对于患有某种疾病或有特殊情况的人而言,讲究睡眠姿势就很有必要。患有打鼾症的人,不宜仰卧入眠,因仰卧时舌根往往后坠,加重打鼾,极容易引起呼吸暂停。肺部和胸膜有病的患者,一

四、睡眠养生方法多

般宜朝患侧睡,这样既不妨碍健康的那一侧肺的呼吸,又能使患侧肺得到一定程度的休息,有利于入睡和对疾病的治疗。患有双侧肺结核的人,不宜侧卧,以仰卧为宜;如一侧肺部有病变,侧卧时要朝患侧睡,以利于病情恢复。对于经常腰背痛的人,建议采用侧卧,这样可以使肌肉完全松弛,避免肌肉牵拉紧张、刺激或压迫神经,引起或加重腰背痛。如果习惯仰睡,可将膝盖弯曲或在膝盖下放置枕头,以减缓肌肉的拉力。如果患有强直性脊椎炎,为防止脊椎侧弯,则应以平躺为宜。另外,腰背痛的患者对床铺的要求也应十分严格,太柔软的床铺易引起脊椎变形,加重腰背痛。最好是在木板床上铺上一个合适厚度的软垫(被褥也可),能使脊柱基本上保持正常的生理状态,这样才有利于腰背痛患者的睡眠。

对于孕妇,仰卧时沉重的子宫可压迫脊椎前的腹主动脉,使子宫动脉中的血流减慢,致使胎儿缺血缺氧。孕妇也不宜经常右侧卧,因为这样容易使子宫向右旋转,可压迫腹部的下腔静脉,影响血液回流和循环,不利于胎儿的发育和分娩。孕妇最合理的睡姿是左侧卧位。

对于婴幼儿,不宜长期一个姿势睡觉。如果长期右侧卧位易使头部变形,而应当仰卧、左右侧卧交替。不过,婴儿吃奶或饮水后右侧卧可预防吐奶、吐水而导致的窒息。近些年来的研究认为,小儿仰卧更益于五官的发育。

大多数人喜欢仰卧,睡姿像一个大字形,这种姿势对血液循环有利,同样符合睡眠卫生。但要注意,仰卧时不要将手放在胸部,否则容易梦魇。

俯卧的人较少,一般不提倡这种睡姿,因为俯卧时压迫胸部,影响呼吸,使心肺工作量增加,不利于健康。

总之,侧卧、仰卧都比较好,尤其是以右侧卧位则更好。在我国有多尊卧佛是右侧卧姿势,可见古人已做出了明确的选择。

4. 哪种睡眠方位有利于养生

我国古代养生家已经注意睡眠的方位了,但意见并不完全一致。因为一年四季气候有不同的变化,室内的风向、日照、温度等都有相应的改变,因此卧向亦应改变。首先,要避免寝卧北向,这是因为北方主寒主水,而头为诸阳之会、元神之府,恐北首而卧阴寒之气直伤人体之阳。《千金要方·道林养性》提出:"头勿北卧,及墙北亦勿安床。"《老老恒言·安寝》也说:"首勿北卧,谓避阴气。"这都是明确反对寝卧北向的。其次,主张按季节定寝卧方向。以上古人的看法可供参考。

我国唐代著名医家孙思邈在《千金要方·道林养性》中说:"凡人卧,春夏向东,秋冬向西"。就是说,春夏两季,睡眠的方位以头向东、脚朝西为宜;秋冬两季则以头向西、脚朝东为宜,而不宜头向北卧。该观点是符合中医"春夏养阳,秋冬养阴"的养生原则的。从季节上来看,春夏属阳,秋冬属阴。从方位上讲,东方属阳,西方属阴。春夏阳气升发旺盛,秋冬阳气收敛潜藏而阴气盛,所以春夏头向东卧可顺应阳气,秋冬头向西卧可顺应阴气。以上古人的看法可供参考。

但是,国外也有一些科学家认为,地球是一个大磁场,人类和一切生命都在这个大磁场中生存,人们睡眠的方向应该尽量与地球磁场的磁力线保持平行,这样才会感觉舒服。我国处于北半球,地球磁力线的方向是从南到北,所以从磁场理论上讲,最好的睡眠方向也应该是头朝北,脚朝南。这样人体内的细胞电流方向正好与地球磁力线方向成平行状态,人体内的生物大分子能够定向排列,气血运行便可通畅,睡眠中的慢波、快波能协调进行,从而有助于睡眠质量的改善,人也会感觉很舒服。以上磁场学说的睡眠方法与古代中医养生家的睡眠方法正相反,可供参考。

四、睡眠养生方法多

如果睡眠时总是保持东西向,生物电流通道与地球磁力线方向相互垂直,那么地球磁场的磁力就会成为人体生物电流的强大阻力,人体为正常运行就得消耗大量热能,这可能会导致体温升高,气血运行失常,通常会出现头昏、烦躁、失眠、颈椎酸痛等症状。所以,要想拥有良好睡眠,睡觉时最好还是采取头朝北、脚朝南的方向。

上述主张都有一定道理,但由于每个人所处的地理位置不一样、睡眠习惯不同,因此和自己的身体相协调的睡眠方位才是最好的。如果不知道哪种睡眠方位最适合自己,则以自己的习惯为准。

5. 睡个好觉为什么要注意饮食习惯

从养生的角度来看,饮食与睡眠有一定的关系。要想睡得好,必须注意饮食的内容、方式和习惯。丰盛油腻的晚餐会延长消化的时间,从而导致夜里睡不好。睡前食用含咖啡因的饮料或食物会刺激神经系统,振奋精神,加快心跳和呼吸,使血压升高,且咖啡因有利尿作用,晚间频上厕所亦不利于睡眠。

米饭是中国人最传统的主食,也许就因为它过于"正统",所以在夜宵时很少有人想到它。不过,也许米饭才是夜宵的最佳选择,因为它具有很好的"催眠"作用,这一结论受到许多营养学家的支持。

红薯、玉米、豌豆等食物在消化过程中会产生较多的气体,等到睡觉前消化未尽的气体会产生腹胀感,妨碍正常睡眠。

临睡前吃点奶制品或喝一杯牛奶有助于睡眠。睡前忌饮大量含酒精的饮料(包括啤酒及其他酒类),它们虽然能促使人入睡,但会影响睡眠质量。

在睡觉前大约 2 个小时吃少量的晚餐,不要喝太多的水,因为晚上不断上厕所会影响睡眠质量;晚上不要吃辛辣的、富含油脂的食物,因为这些食物也会影响睡眠。

6. 睡觉前为什么要用温水泡脚

我国民间自古就有"春天泡脚,升阳固脱;夏天泡脚,暑湿可祛;秋天泡脚、肺润肠蠕;冬天泡脚,丹田温灼"的说法。中医学认为,脚是人体阴气最盛的地方,非常容易受寒,从而导致血液瘀积,循环不畅。脚被誉为人体的"第二心脏",人体的重要脏腑、器官在足部均有各自的对应反射区,双脚的穴位及反射区多达60多个。经常用热水泡脚,可使足部的血液流速和流量增加,对预防疾病有比较好的作用。

进入夏天后,气温越来越高,湿邪也很重,热水泡脚则显得更有必要,泡脚不仅祛湿,还能提高睡眠质量,对心血管也有一定好处。但是泡脚也有讲究。俗话说:"睡前洗脚,胜吃补药",是有一定道理的。睡前用40℃左右温水浸泡双脚(水淹没踝关节处),每次浸泡15～30分钟(其间可加热水保持水温),泡后皮肤呈微红色为好,同时可用手按摩足趾和脚掌心。

值得注意的是:泡脚时间不宜过长,泡得过长容易增加心脏负担。饭后30分钟不宜泡脚。有下肢缺血症状的人不适合泡脚。

睡觉之前洗一个热水澡,同样有助于放松肌肉,可使人睡得更好。

7. 如何保证睡眠时间

睡眠时间是指人入睡到苏醒的这一时间段。它可分为间断睡眠和连续睡眠,一般生活中所指的睡眠时间是指一天内总的睡眠时间,即所有处于睡眠状态的时间总和。

新生儿的正常睡眠时间为20～22个小时,2月婴儿为18～20

四、睡眠养生方法多

个小时,1岁为15个小时,2岁为14个小时,3～4岁为13个小时,5～7岁为12个小时,8～12岁为10个小时,13～18岁为9个小时,19～59岁为7～8个小时,60～70岁为5.5～7个小时。

睡眠是一个系统工程,其实睡觉并不是倒在枕头上,盖上被子合眼一宿,再睁开眼睛醒来这么简单,它是一个复杂的渐变过程。为什么我们有时醒来后,身体会神奇般地恢复力量,而有时却感觉比睡觉之前还累呢?这便是是睡眠的深度和状态所不同而导致的。

美国芝加哥大学的研究人员,在对几千名志愿者进行过睡眠时的脑电波记录后,揭示了人体的睡眠周期:在睡眠中,人体首先进入慢波睡眠期,后是快眼动睡眠期,之后再重复开始,一夜有4～6个睡眠周期。那些夜里常常醒来,或者在还未得到充分休息以前就醒来的人,他们的睡眠节律是很混乱的,脑电波图在各阶段都显示出快速、急剧升降和受到抑制的波形,这在正常人睡眠中是见不到的。因此,只有充分进行好了4～5期的深度睡眠,人体的生理功能才能得到充分的修复,免疫系统能够得到加强,而能量也能得到充分补充。

延长睡眠时间并不一定能弥补自己的睡眠不足。正相反,如果一味地赖在床上,却没有得到高质量的睡眠,这对于人体反而是有害无益的,甚至会缩短生命。当人的身体醒来却还赖在床上时,缩短了接触阳光的时间,体温也会因为身体长期处于不活跃状态而变得过低,从而分泌出大量的褪黑素,接下来的一天会感到更累而且昏昏欲睡。而这种昏昏欲睡又会妨碍人在晚上进入深层睡眠。这种恶性循环周而复始,结果就是睡眠系统被削弱。生理休息期被打乱,身体得不到足够的能量,又让免疫力降低了。

那些睡得更多的人,并不是因为他们需要长时间睡眠,而是因为他们没有好好地关照自己的睡眠系统,从而导致这个系统被削弱,不能高效率地工作。他们感到白天缺乏活力时,往往会想:"我睡得太少了,要多睡一会儿才行。"而不是问自己:"我的睡眠质量是不是不够好?要怎样才能改善呢?"其实,对那些只睡了6~7小时就自然醒来的人来说,醒了就别硬躺够8个小时了,只要自己觉得头脑清醒,感觉良好,就放心地起床活动吧。而长期觉得睡眠不足,怎么也睡不够的人,也许应该对自己严格一点,调好闹钟,把睡眠时间和周期控制得有规律些。睡得过多和吃得过饱都是一个道理,吃得八分饱,也许才是最健康的。因此,即使到点之后还觉得困,也应该说服自己别再赖在床上了。

明亮的光线会让人体生物钟调整到最佳状态。每天在晨光中晒上一小时,会觉得神采奕奕,而晚上也更容易睡着。别躺在床上干瞪眼,如果躺着实在睡不着的话,也别在床上干熬着,干躺在床上的焦急感,往往会让自己更难睡好。起来做做放松的事,看看书报,听听音乐或看看电视,直到觉得疲倦为止,只是要避免让自己太过于兴奋。可以把室温调整到舒服的状态,太热或太冷的房间,都会让人的身体紧张,从而更难入睡。

处于发育期间的青少年至少要保证7~8个小时的睡眠时间。但由于学业负担和丰富的感受性,青少年为了学习赶夜车或为娱乐牺牲睡眠时间的情况非常普遍。这就要求青少年有良好的时间管理策略,对时间的分配进行规划,并有较强的处理事务和自制能力,才能保证在最佳睡眠时间准时入眠。

一般在晚上锻炼后,微微的身体疲劳感有助于睡眠,但须在睡前3~4个小时进行,运动强度不宜大,否则神经系统过度兴奋反易导致失眠。而有规律的身体锻炼能提高夜间睡眠的质量。

大睡要放在晚间,白天打盹可能会导致夜晚睡眠时间被"剥夺"。白天的睡眠时间严格控制在1个小时以内,且不能在15:00后还睡觉。

四、睡眠养生方法多

8. 如何预防一过性失眠

一过性失眠,又称临时性失眠,是一种持续一段时间后可自行缓解的睡眠障碍,多半是由心理上或精神上的原因引起,一旦消除了引起失眠的原因,就可以恢复至平日的睡眠状态。

失眠的表现并不一样,绝大多数是入眠困难;有的是早醒,醒后就难以再入眠;有的是入眠后容易中途惊醒,醒后要过很久才能再入眠;有的入眠后老做噩梦,常被惊醒;也有的是既难入眠,又易惊醒,即使入眠,也常做噩梦。

(1)要正确地认识和对待所遇到的问题,不要紧张焦虑,忧心忡忡,越是这样,越会加重失眠。一过性失眠的人应该持泰然处之的态度,应该知道一过性失眠没有关系,今夜没睡好,明天打个盹,睡个午觉就行了。要尽量使情绪安定下来,思想放松。正像美国心理学家博内特所说:"任何人如果不首先放松他的思想,他就不能安然入眠。放松是每一个人都必须学习的一种艺术"。

(2)一般来说,自己就能找到失眠的原因,如白天睡得太多了,或活动太少了,生活规律改变了等。有时要请医生帮助分析,寻找失眠的原因。找到了原因,对症下药,失眠问题便解决了。例如,白天睡多了造成晚上睡不着,那就改成白天少睡或不睡,这样失眠的原因就去掉了。

(3)要积极改善睡眠条件,消除影响睡眠的不利因素。在克服失眠的过程中,养成良好的睡眠习惯,针对失眠采取一些积极主动的措施。例如,睡不着时,与其躺在床上干着急,不如起身做点事,等有睡意时再上床,睡不着时默默地数数,或把思想集中到身上感到最冷的地方,或把思想集中到脚跟上,或想象你的双手突然感到沉重,以转移注意力,消除焦虑。睡不着时听听音乐,或睡前喝一杯牛奶,以增加睡意,也可每晚睡前用热水洗脚。然而,这些措施

睡眠养生与失眠调治

的效果是因人而异的,有的人数数,数着数着就很快进入梦乡;有的人却越数越兴奋,越数越紧张,越数越睡不着。这时要及时放弃那些经过自己实践证明不可行的办法,找到确能促进自己入眠的办法。另外,可在医生的指导下服用安眠药物。但不要自行滥用,以免贻害身心健康。

总之,积极的脑力和体力劳动,乐观向上的精神,轻松愉快的情绪,有节奏的良好生活习惯,持之以恒且适宜的体育锻炼,都是保证良好睡眠和克服失眠的有力措施。

9. 如何预防用脑过度引起的失眠

(1)掌握自身生物钟变化规律:有人早晨特别精神,有人晚上才能集中精力,应选择精力充沛、精神集中的最佳时刻,全力用脑,做到暂时"与世隔绝",尽可能使学习工作环境宁静,以免受噪声干扰,脑中产生多个兴奋灶相互竞争、排挤,影响效率。

(2)保证大脑活动节律:受生理条件所限,用脑须做到有张有弛,有劳有逸,忌打疲劳仗。

(3)用脑时,忌饮酒吸烟:酒能抑制大脑的高级功能活动;烟叶中的一氧化碳和血液中的血红蛋白结合,影响携氧能力。

(4)动静结合:静坐过久会使大脑血液和氧气供应不足,运动可以加快血液循环,提高用脑效率。

(5)情绪乐观稳定:人人都能学会科学、合理、快节奏、高效率地用脑,讲究用脑卫生,防止用脑过度,才能达到防治用脑过度而导致的失眠等症候群的出现。

(6)合理补充营养:由于过度用脑不仅使脑细胞能量消耗增加,还会出现脑细胞血液及氧气供应不足的现象。而脑细胞本身对氧气及氧料供应十分敏感,因大脑细胞的耗氧量占全身耗氧量的20%~25%,若氧气和血液供应不足,就会影响脑细胞的代谢

四、睡眠养生方法多

过程和能量的供应,使脑细胞出现疲劳而使工作效率降低。因此,过度用脑会比平时要消耗更多的营养,需要充分合理地补充营养,以保证机体的营养平衡,防止失眠和工作效率下降。

(7)其他:饱饭后或饥饿过度,忌学新课题,以免因脑供血不足而使效率下降。

10. 日常生活中如何预防失眠

人的睡眠的时间因年龄而异。兴奋与抑制是大脑皮质活动的基本方式,在睡眠与觉醒的相互交替之中,保持着相对的平衡,借以储存能量,防止脑细胞过度损耗,保证人们正常地从事工作和学习。失眠的原因颇为复杂,如环境的、躯体的、心理的因素。心神不宁、肝气不舒、心脾两虚、心肾不交、饮食积滞,都可造成"神不守舍";悲欢离合、七情六欲,都会引起大脑皮质的平衡失调;过度的紧张、劳累,病痛的折磨,不良的嗜好,嘈杂的环境,都是失眠的诱因。预防失眠要注意下列事项。

(1)要有一个良好的睡眠环境:居室温度适宜,被褥舒适,环境幽静,空气清新,光线柔和,能使睡眠酣畅;睡前散散步、泡泡脚,或听听悠扬悦耳的音乐,都有利于调节身心。夜班和实行三班倒的人们,要力求适应时间的变化和保证睡眠场所的安宁。

(2)保持心境平稳:有人说,超脱世俗心自宽,清心寡欲神必宁,这是经验之谈。只有保持心理平衡,才能从根本上保证睡梦的甜美。

(3)远离不良的嗜好:睡前不宜喝咖啡、浓茶,因为它们均含有咖啡因,能够刺激大脑的觉醒中枢,使人兴奋,这对睡不着觉的人来说,无疑是雪上加霜。自古以来,睡前饮酒催眠的做法广为流传。事实上,酒精对大脑的神经系统有双重作用:少量酒精对大脑起抑制作用,可以使人昏昏欲睡;过量酒精,反而使大脑兴奋。至于多少量的酒精是起安定作用的,因人而异。值得一提是,酒精具有成瘾性,上瘾后会导致没有酒精便睡不着觉的后果。所以,饮酒催眠是不可取的。饮酒、嗜茶、吸烟,易招惹大脑皮质兴奋,而狂歌滥舞,则容易破坏心境的安宁,故皆需注意戒除。

(4)按时作息:黑夜降临,大脑皮质会自然地转入抑制;旭日东升,中枢神经会随之兴奋。培养良好的生活习惯,养成有规律的作息习惯,晚饭后不饮茶和咖啡,睡前30分钟放下紧张的工作和学习,上床后排除杂念放松思想。白天少睡觉,可在日光下进行运动锻炼。不要久开夜车,昼夜颠倒,破坏人体固有的生物钟。

(5)积极休闲和运动:适度的积极休闲娱乐和运动锻炼可以增加大脑供血,调节紧张的神经,解除烦恼,保持乐观情绪,增强体质以及加强对外界的适应能力。锻炼身体可以代替许多药物,但是任何药物也代替不了运动锻炼。

(6)消除病痛:疼痛、瘙痒、咳嗽、腹泻等都会影响睡眠,而失眠往往又是疾病的信号或症状,要探因寻源。疾病治愈了,失眠也就会随之消除。

(7)睡前进食应合理:睡前进食不宜过饱或过少。因为两者都可使人感到腹部不适,或为腹胀,或为饥饿而影响睡眠,中医所说"胃不和则卧不安",也是这个意思。现代研究表明,充分摄取蛋白质、脂肪和钙质,有利于睡眠。因为脂肪进入人体后,肠内会分泌消化腺激素,使胰腺、肝脏的活动加速,促进胆汁、胰腺的分泌,提高消化吸收效果。同时,脑神经中也会分泌一种类似消化腺激素的物质,以诱人入眠。大脑中含有与吗啡作用相同的分泌物质,可以起镇静催眠作用。至于脂肪的选择,以摄取植物性脂肪为好。钙质对人的精神状态也有影响,血液中钙质偏低时人会显得焦躁不安、易怒,对小事斤斤计较,严重时还会出现抽搐、惊厥等症状。含钙高的食物比较多,如骨头、牛奶、蛋、海藻类等。有的报道表明,每晚睡前喝一杯牛奶可以诱人入眠。

四、睡眠养生方法多

11. 提高睡眠质量如何做穴位按摩

(1)人体里有四通八达的经络系统,掌管五脏六腑的功能,能够调整气血。按摩印堂穴能够使人有困乏入睡的感觉。太阳穴位于眉梢的后方,能够治疗失眠,按摩后疏通头部的经络、气血,改善脑部的血液循环。百会穴位于两耳间连线的中点,按揉百会穴能够宁神定志。

按摩上述穴位能够起到镇静安神的作用,使人很快入睡。这几个穴位可以自己在家按摩,一共分4个步骤。

①用双手抹面,双手搓热,置于鼻旁,从鼻旁向上到眉头然后到前额,然后再分开,由两耳前再回到鼻旁,反复做30次。

②用双手中指双侧的太阳穴1~2分钟。

③拇指肚置于太阳穴,双手的四指屈曲,用第二节的内侧刮眼眶,由上而下反复的轮刮眼眶,一般刮50次。

④四神聪位于百会穴的前、后、左、右各一拇指的地方,用双手手掌重叠,置于四神聪穴位,反复用掌揉的办法揉1~2分钟。

(2)对于失眠多梦、易醒的患者,主要取内关穴(内关穴在手腕横纹上2寸),神门穴(神门穴在腕横纹的内侧凹陷处),三阴交穴(三阴交在内踝上三寸)。按揉内关穴能够宁心安神,按揉神门穴能够宁心安神、宽胸理气,按揉三阴交穴能够调理病后失眠,能够调整脾胃、补益肝肾。提高睡眠质量的穴位按摩如下。

①拇指按揉内关穴,速度适中,时间1~3分钟,力度适中。

②拇指按揉神门穴,速度适中,刺激3~5次,力度由轻至重。

③中指或多指,也可拇指点揉三阴交穴,速度适中,时间1~3分钟,力度适中。

(3)彻夜难眠的患者可按摩腹部神阙穴,能够倍补元气,平和阴阳;按揉足三里穴(足三里是人体的补穴,在外膝眼下3寸),能

睡眠养生与失眠调治

够调理脾胃、通经活络;还有一个穴位在背部,首先找准脊柱,中医术语叫督脉,按摩督脉有调阴阳、理气血和通经络的作用;另外一个穴位在脚掌前1/3处,就是涌泉穴,按揉涌泉穴可以滋阴降火、宁心安神。

①用四指或掌心在肚脐按顺时针方向摩推神阙穴,速度适中,时间5～10分钟,力度适中。

②用拇指按揉足三里穴,速度适中,时间1～3分钟,力度适中。

③用手掌小指处擦督脉脊柱,方向上下,速度适中,擦至背部红润为宜,力度适中。

④拇指按摩涌泉穴,速度适中,时间1～3分钟,力度因人而异。

12. 助眠方法有哪些

(1)睡前做好准备工作:入眠前有条件时最好温水淋浴、盆浴或洗脚;睡前洗热水澡30分钟左右,水温38℃～40℃,闭上眼睛,静静躺着;用一些松香等放在布袋里泡在水中。淋浴也能达到类似效果。

(2)睡眠要规律化:起居有常,顺应四时,与日月共阴阳,顺应生命节律的高低潮。

(3)深呼吸催眠法:平躺在床上,面朝天,两手平放在身体两侧,闭上眼睛,然后开始做深呼吸,同时慢慢举起双臂过头部,紧贴双耳,反复10次,这样就能消除一天紧张工作后的疲劳,并使自己感到渐入梦境,用不了太长的时间,就能安然入眠。

(4)自我联想:要睡觉了,躺下就不要胡思乱想了,闭上眼睛,脑中只为自己想象出一个浩瀚无垠的宇宙,在这个宇宙里什么都没有,只有无数闪亮的星星,你看着这些星星感觉很美很美……慢

四、睡眠养生方法多

慢地看着……于是不知不觉就睡着了。

(5) 食物助眠：睡觉前可以喝上一杯热牛奶，不要在睡前喝咖啡、绿茶这类会让大脑兴奋的食物或饮料。晚餐可以加些有助于睡眠的食物。

(6) 抱个抱枕：还有些人是因为严重缺乏安全感导致很难入睡，睡觉的时候喜欢整个人都躲进被窝，或者用其他的方法隐藏自己，对于这样的情况，没有被子的时候可以试试抱个抱枕或者毛绒玩具之类的东西。如果怕黑，那就在床前放个小夜灯。

(7) 选择自己认为枯燥的书或电影：躺在床上实在睡不着，可以在床头准备一本自己认为不爱看，甚至是枯燥至极的图书认真地看，看几页就想睡觉；或者看些节奏特别缓慢而且情节单调乏味的电影，看着看着或许你就困到不行了。

(8) 选择自己认为最放松的睡姿：睡觉最重要的是放松，躺在床上可以不用像坐在教室、办公室那样拘谨，可以找一种自己认为最舒服、最放松的睡姿，然后美美入睡。

13. 失眠时要注意什么

(1) 建立信心：偶尔失眠，不必过分忧虑，相信自己的身体会调节适应。人的身心弹性甚大，有的连续 200 小时不睡者，仍能保持身心功能正常，一两夜失眠自不会造成任何困难。偶尔失眠之后，如不担心失眠的痛苦，到困倦时自然就会睡眠。失眠之后愈担心会再失眠的事，到夜晚就愈难入睡。

(2) 安排规律生活：避免失眠的最有效方法，是使生活起居规律化，养成定时入寝与定时起床的习惯，从而建立自己的生理时钟。有时因必要而晚睡，早晨仍然按时起床；遇有周末假期，避免多睡懒觉；睡眠不能贮存，睡多了无用。

(3) 保持适度运动：每天保持 0.5～1 小时的运动，借以保持身

睡眠养生与失眠调治

体各部位的灵活性。惟剧烈运动,睡眠前应尽量避免,有人想借睡前剧烈运动,使身体疲倦而后易睡,是错误的。

(4)睡前放松心情:睡前30分钟内避免过分劳心或劳力的工作。即使明天要参加考试,也绝不带着思考中的难题上床。临睡前听听轻音乐,有助于睡眠。

(5)设计安静卧房:尽量使卧房隔离噪声,而且养成关灯睡觉的习惯。

(6)使睡床单纯化:养成睡床只供睡眠用的习惯;不在床上看书,不在床上打电话,不在床上看电视。因为在床上进行其他活动时,常常破坏了自己定时睡眠的习惯。

(7)睡前饮食适度:睡前如有需要,可适度进食,牛奶、面包、饼干之类食物,有助于睡眠。过饱对睡眠不利,而咖啡、可乐、茶等带有刺激性的饮料,尤不利于睡眠。

(8)饮酒不利于睡眠:不少人对酒产生误解,误认饮酒有助于睡眠。固然,酒后容易入睡,但因酒所诱导的睡眠不易持久,酒气一消,容易清醒,醒后就很难入睡。而酗酒者容易导致更严重的窒息性失眠。

(9)忌服安眠药物:睡不着觉的人切忌未经医师处方,即自行购用安眠药物。即使明天要大考,一夜失眠也不一定影响成绩。而安眠药虽能使人入睡,但第二天药后的不良反应反倒对人身心不利。

(10)入眠失败后的做法:如以上建议不能生效,建议你仍保持定时上床的习惯。如实在无法入睡,即起床做一些最不令人烦心的活动。此时不宜使身心过劳。如想用伏地挺身之类活动,企图使自己由疲惫而睡眠,效果将是适得其反。

四、睡眠养生方法多

14. 失眠时为什么要注意劳逸结合

大脑是人体内最精细微妙的组织,也是最容易出现疲劳的组织。在紧张的脑力劳动的时候,神经细胞进行着旺盛的新陈代谢,保持兴奋状态,但这种兴奋状态是有一定限度的。这是由于在新陈代谢进行过程中,消耗的营养物质和堆积的代谢废物越来越多,达到一定程度,兴奋过程就要减弱,产生疲劳感,表现出注意力不集中、头昏脑涨、对外界反应迟钝等大脑工作能力降低的现象。这时必须使大脑休息,加强抑制过程,以弥补神经细胞消耗掉的能量,恢复功能,消除疲劳。疲劳是人体的一种保护性反应,抑制是大脑的一种保护性抑制,可以防止过度兴奋引起神经细胞功能的衰竭。大脑疲劳后,如果用不断刺激来迫使它工作,不注意劳逸结合,不仅工作效率大减,得不偿失,而且有可能造成脑功能的紊乱,导致失眠的发生。因此,大脑连续进行紧张的智力活动的时间不宜太长。学龄前儿童一般在15分钟左右,中学生在0.5～1小时,成年人在1.5小时左右,脑力活动之后,便应有一小段休息时间,注意劳逸结合,以便消除疲劳,恢复和提高劳动能力。

一般来说,休息有两种方法:一是,安静的休息,即睡眠和闭目养神,这种休息可以防止神经细胞因过度兴奋而造成的衰竭,并可补充所消耗的物质和能量;二是,积极的休息,即休闲娱乐活动,如听音乐、唱歌、跳舞、散步、做工间操等。这些活动不仅使紧张状态的大脑得到松弛,使原来兴奋的部位转入抑制,而且由于活动使血液循环加速,改善了大脑的供血供氧,促进脑的新陈代谢,有助于大脑功能的恢复。通常,在某些不安定的紧张工作之后,或是在持续了相当时间体力劳动之后,需要适当的安静休息。但安静休息后还须进入积极的活动休息,才能收到最大的消除疲劳效果。在从事单调的工作或紧张的脑力劳动后,进行多样性的活动休息是非常有益的。对于大部分脑力劳动者来说,则需要活动的休息与安静的休息两者互相交替进行。

适当的体力劳动和运动锻炼可以强壮身体,刺激机体的活动力,调整及增强神经系统的功能,对于防治失眠有益。

15. 为什么要注意夜间娱乐不过度

从一定意义上来说,休闲娱乐也是一种休息方式。娱乐活动对于丰富生活内容、培养乐观情绪、消除疲劳、缓解大脑的紧张状态、改善睡眠是很有用的。但是,失眠患者的休闲娱乐活动应以温和不带刺激、不很剧烈为好。否则,会增加患者的精神紧张和体力上的疲劳,这对失眠患者的康复无益,并且还会更加重病情。失眠患者可选择的休闲娱乐活动有打球、下棋、玩牌、看非惊险的娱乐片及唱歌、跳舞、写字、绘画、养花、饲养观赏动物、踏青、登山等。

都市的夜生活五彩缤纷,但娱乐活动过度则容易引起失眠症。通宵影院里的常客,麻将爱好者,长时间看紧张激烈的球赛者,或痴迷于舞场者,或沉湎于聊天室的网虫,常因大脑过度兴奋而造成失眠,还易诱发不少的疾病。还有的人习惯于睡在床上言谈欢笑,这样极易使大脑兴奋性增高而导致失眠。

16. 如何正确对待烟、酒、茶

吸烟是一种不良嗜好,对人体的危害很大。烟叶内大约含有20余种对人体有害的物质。据统计,燃完一支烟,可释放出20 000个有害微粒,除了含有苯并芘、煤焦油及氢氰酸盐等致癌物质外,其中尼古丁是一种中枢神经毒麻剂,吸入体内可使全身血管收缩,组织供氧不足,引起短暂的组织缺氧。就神经系统而言,烟草中的尼古丁可以使脑部血管收缩,从而影响脑部的血液供应;烟草燃烧

四、睡眠养生方法多

后所产生的一氧化碳,与血液中的血红蛋白结合可降低血液运送氧的能力。这些不良作用无疑都会降低大脑的功能。所以,吸烟过度或长期吸烟者,常常会出现头晕、记忆力减退、思维迟钝、注意力不易集中、失眠多梦、急躁易怒、工作效率降低等症状。由此看来,所谓吸烟能提神解乏之说是缺乏科学根据的。

酒里面的主要成分是酒精,是中枢神经系统的抑制剂,可抑制大脑皮质的内抑制过程,从而使皮质下神经相对兴奋,故饮酒者常有语言兴奋,自觉舒适愉快之感,但大脑的工作能力是降低的。过量饮酒可以造成急性酒精中毒,随着饮酒量的增加,最初表现为兴奋话多,易悲易喜,以后逐渐动作笨拙,步态不稳,语无伦次,最后转入昏睡状态。此时,如脑干的延髓呼吸中枢受到抑制,可导致死亡。

茶叶中除了含有咖啡因、鞣酸、芳香油类化合物、多种维生素、氨基酸及无机盐外,还含有一种能加强毛细血管壁韧性的茶丹宁。我国历代本草著作中,均提到茶有止渴、提神、消暑、强心、利尿、消食、解腻、明目、益思等功效。现代研究表明,茶对神经系统确有较好的营养及调节作用。但饮茶不宜过浓,时间以上午为宜,失眠患者 16:00 以后应避免饮茶,以免由于对大脑皮质的兴奋作用而影响睡眠。有些人认为,自己睡前饮茶比不饮茶睡得更好一些,这是因为这些人平时习惯于喝大量的茶,偶尔一个晚上不喝则会引起咖啡因的戒断反应,症状之一就是睡眠不好。

17. 如何科学安排旅游中的休息和睡眠

一般来说,旅游应该使人精神愉快,增进睡眠,但有些人在旅游中却会出现失眠现象。原因之一是由于初到一地,一时还不能习惯当地的环境,自己在家中多年形成的入眠环境有所改变,再加上温度、湿度的变化,噪声的影响,光感和气味的变化,造成干扰睡

睡眠养生与失眠调治

眠的不利因素,使入眠困难,这就是平常所说的"择席"。其次是过度兴奋、疲劳及慢性病引起的不适,睡前进餐过饱或饮用咖啡与茶等兴奋饮料,都可以影响睡眠。

要克服旅游失眠,首先应保持情绪愉快,尽可能保持平时的饮食起居的时间和习惯。不要过度疲劳和兴奋。一天的活动结束以后,可做一些轻微活动,如自己按摩肢体,洗个热水澡等。每到一新地方,应尽快地适应当地的气候环境,克服生疏感。如果条件允许而没有高血压和肝病,睡前可喝一杯热牛奶以帮助入眠。不要在睡前喝浓茶和咖啡。如果上述办法无效,可在睡前服用一些镇静安眠药,如地西泮、甲丙氨酯和氯氮䓬等,也可以服朱砂安神丸、柏子养心丸等中成药。

外出旅游食宿条件不方便,必须始终注意劳逸结合,不应搞连续"作战"。充足的睡眠是及时消除旅途疲劳、恢复体力和精力的重要保证。要按时入眠,不可在睡前太兴奋,神经衰弱者可在睡前服镇静药。在旅店里晚上不要大声喧哗和打闹,以免影响他人休息。为了预防睡眠中被风邪和昆虫侵袭,应注意以下几点。

(1)海滨、山谷、沙漠地带往往昼夜温差较大,到深夜时气温较低,入眠前应盖好被子,必要时关上门窗。

(2)风雨天气,应避免在门窗下迎风而卧,也不宜在开着的电风扇前入眠,这样容易感冒或受风而引起口眼㖞斜。

(3)旅途中出汗、劳累时,不要随意在道路旁、山洞里或湿地上小睡,以防风湿性疾病。

(4)不要在树下、草地上躺卧入眠,防止小昆虫叮咬或爬入耳道、鼻腔等处。

(5)在蚊子多的地方投宿,最好备有蚊帐。若无蚊帐,可采用其他防蚊措施,如点蚊香、艾条,身上擦清凉油、风油精或香水等。睡前用被单等将身体尽量盖住。

四、睡眠养生方法多

18. 为什么不要强迫入睡

人们往往因为强迫自己睡觉而导致失眠,也就是心理原因造成的失眠。太重视睡眠的结果,就是哪天晚上没睡着或睡不够8个小时就感到很焦虑。

理论上说,确实应该保障8个小时睡眠,但实际上如果能睡足6~7个小时也能维持人们白天的精神及活动。8个小时里有大部分时间睡着了就可以了,怎么能机械命令自己睡够呢?越是这样思绪万千、着急睡着越容易失眠。因为入睡需要大脑进入休眠、安静状态,而脑子里面不停地想东西,思想很兴奋,怎么可能睡着?

大脑皮质的兴奋与抑制相互协调,交替形成周而复始的睡眠节律。怕失眠,想入睡,本意是想睡,但越怕失眠,越想入睡,脑细胞就越兴奋,这种不良暗示反而加重了失眠。这种状况即失眠暗示。还有一种环境暗示,最常见的是把卧室当作工作和学习的场所,白天完不成的任务延续到卧室里,他们的初衷是希望在结束工作的第一时间入睡。这样带来的害处之一就是非常容易把工作的紧张带到睡眠里。如果把卧室仅仅当作休息的地方,一走进卧室,人就会培养睡觉的情绪。反之,则容易分心,进入卧室反而紧张、兴奋而影响睡眠。

失眠患者在失眠的过程中不断地给自己带来消极的心理暗示,造成恶性循环,越是想睡觉越是睡不着。如果失眠,首先要找到失眠的心理根源,如果上床后30分钟还睡不着的话,就不要强迫自己入睡,可以起床做点其他的事情来使自己产生倦意,顺其自然地让自己入睡。要把克服失眠的主导因素,放在自身主动调节的基础上。另外,有明显情绪困扰的失眠患者应及时进行心理调整,可向心理医生求助,帮助自己找到造成失眠的心理因素,用心理学的方法进行疏导,消除心理障碍,增进心理适应能力,重建心

睡眠养生与失眠调治

理平衡。

遵循睡眠卫生,将有助于改善睡眠状况。可以试试以下几点改善失眠状况的方法:不把失眠看得很严重,如果能对睡眠抱无所谓的态度,反而会睡得好;宁静、幽雅、舒适、温馨的睡眠环境,使人睡意更浓;睡前保持平静的心情,避免兴奋、激动、紧张、愤怒等,同时也要避免"是否会睡不着"等不良暗示;万一睡不着,要做到心平气和地躺着,放松心理和躯体,千万不可辗转反侧,唉声叹气,这只会增加紧张焦虑的心理,提高兴奋性,使入睡更困难。你可以试着对自己说:"我现在感觉舒服极了""今天我可以睡得很香""我很快就睡了"。这种积极的语言暗示可以帮助你增强睡眠信心,使身体逐渐进入放松的状态。

19. 如何做到起居有常

有的人工作与休息的时间不分,饮食与睡眠的时间不定,他们在晚上或午间休息时继续学习或工作;该进行休闲娱乐活动时,又觉得不习惯,或没有兴趣而不参加,对电视、电影也兴趣不大。而另有一些人则相反,漫无节制地过分娱乐,打麻将、下棋至深更半夜,甚至通宵达旦,妨碍正常的睡眠,第二天勉强支撑着去工作,无精打采,头昏脑涨。有的人上夜班,白天也不睡,上街或做家务,等到休息日子再补偿睡眠,甚至饿着肚子蒙头大睡一昼夜。殊不知任何事物都有其自然规律,人的生理活动当然也不例外,觉醒、睡眠、胃液的分泌、新陈代谢等都有一定的规律,即生物节律。一个人如果偶因特殊情况暂时打乱了生活规律,那还不致有多大影响;若长期生活不规律,就必然会出现头昏、乏力、失眠、多梦、记忆力减退及工作能力下降等表现。

在生物界中,有许多生命现象与自然界的昼夜季节变更似有所呼应,如公鸡拂晓啼叫,蝙蝠天黑夜行,蜘蛛后半夜结网,老鹰早

四、睡眠养生方法多

翔暮归,猫头鹰昼伏夜出,花的昼开夜闭或夜开昼闭,夜合树的叶子迎着朝阳开放等,都随着地球自转的昼夜循环交替显示出节律周期。这种生物按时间有节律调节自己活动的本领,通称为生物钟(又称为生物节律)。而生物钟是使生物在时间上与外界环境的周期性(太阳、月亮、地球的运行)相呼应,使机体内部、机体与周围环境之间保持应有的平衡。人体内亦有许多极为精密的生物钟,睡眠与苏醒节律,血糖、激素的分泌,食物的消化、代谢的过程,以及体温、血压、脉搏等,都受生物钟控制而变化。人们活动规律与生物钟同步合拍,才能功能协调。诸如按时入眠有利于睡眠,按时进餐有利于消化,按时排便减少便秘,按时工作、学习有利于提高效率,按时参加休闲娱乐活动有利于提高休息效果等。总之,生活规律与人体内的生物钟合拍协调,有利于神经系统能量代谢,有利于神经递质的贮备,从而使人们的工作、学习、休息、睡眠、饮食、运动的各个过程相互延续,这样可使大脑和体内各器官系统保持良好的功能和工作状态。

大脑皮质有140亿个神经细胞,大小、神态、功能都不一样,并排列组合成许多不相同的联合区,控制人的各项活动,需要轮换使用,交替休息。休息一般分为"安静休息"和"活动休息"。所谓"安静休息"是指使肢体或大脑放松的休息方法,如在工作或学习之余,坐下来喝茶,或躺在床上,闭目养神,主要是使肢体放松,主要为体力劳动者采用。"活动休息"则是一种活动方式的休息,如运动锻炼、跳舞、唱歌等,可使神经系统在变化多样的环境下接受丰富而适应的刺激,特别是未曾预料的良性信号(如相声笑料、足球赛中足球入网)有利于消除疲劳,恢复精力。

休息方式的选择应视个人的具体情况(爱好、身体状况、环境条件等)和疲劳的来源而决定,总的原则是以消除疲劳,精力充沛为适当。心理学家曾做过一个用两种方法使疲劳的右手得到恢复的实验:一种是让两手都静止休息,另一种是在右手静止休息时让

睡眠养生与失眠调治

左手进行适当活动,然后在疲劳测量器上对右手的握力进行测验,结果证明在左手活动的情况下右手的疲劳消除更快。这一实验表明,变换活动的内容和方法是消除疲劳的有效方法。所以,要有计划地使大脑各部分及躯体各部分轮流活动间隔使用。例如,一个人站久了,可以坐下来,这就是一种休息。而对于一个坐久的人来说,站起来也应当被视为是一种休息。学习思考问题时间久了,可以听听音乐,活动一下肢体使大脑得到休息。

20. 脑力劳动者如何利用梳头来健脑

脑力劳动者要注意劳逸结合,每天必须保证足够的睡眠,这样不仅能使大脑得到充分休息,还能调整白天接受的信息,增强记忆力。另外,紧张的工作中,每45~50分钟要安排10~15分钟的小憩,使处于紧张疲劳的脑细胞得到休整。要多说话,多与人交谈、交往,这样能使大脑兴奋活跃;工作间歇、休息时间到室外进行缓慢均匀的腹式呼吸10分钟,具有调节自主神经、安神静脑的功效;多活动手指也可以健脑,如健身球、健身环等都是理想的手指活动工具;足趾的活动同样有益于保健大脑,因此经常步行也是一种很好的健脑方法。

用梳子或手指疏理头发,可起到按摩穴位的作用,对改善大脑皮质的兴奋与抑制过程,调节中枢神经系统功能,促进血液循环大有裨益。进行梳头疗法时,首先要选择好一把梳子,最好用牛角或桃木质的,梳齿较稀疏而秃短。梳齿太尖锐,易致头皮疼痛。现代研究表明,反复梳头时梳齿和头皮不断接触和摩擦,可产生电感应,刺激头皮末梢神经和毛细血管,使神经得到舒展、松弛;同时,梳子也促进了头部的血液循环,头皮的营养及氧气供给得到改善,使其新陈代谢更加旺盛,减缓头皮憔悴、头发分叉和早衰。梳头有利于头皮细胞的呼吸,使油腻和头皮屑不断地被清除,并可达到调

四、睡眠养生方法多

节神经功能的作用,从而有利于更好地发挥大脑功能,提高思维和记忆能力。

梳头时,首先从额前开始,像耙地一样,顺着头发平梳,一直梳到枕部(后脑勺下)。梳子一定要贴紧头皮,着力适度,在2分钟时间内大约梳100次,每天早晨梳200~300次,当头皮有热胀麻感时,说明已达到要求。下午可再做一遍,但晚上临睡前不梳为宜。除了用梳子进行梳头外,还可以用自己的双手指来梳,每天晨醒、午休、劳动、工作之余均可进行。以十指自额部上发际开始,由前向后梳到枕后发际,动作宜缓慢柔和,边梳边揉擦头皮更好,次数不限,时间可在10分钟左右或更多。梳头须持之以恒,坚持的时间越长,效果越好。

21. 睡个好觉有何诀窍

(1)培养"少睡一晚无碍"的观念:睡不着觉的人要培养这种"少睡一晚无碍"的观念。许多时候,睡不着觉的人是自己吓自己,心里总是担心睡不着,形成恶性循环。要消除这样的循环,就必须建立上述观念,心情放轻松,没有压力,自然容易入眠。

(2)戴耳塞、眼罩睡觉:外在因素是干扰人们入眠的关键之一。车声、电视和谈话的音量等,使心性敏感的人难以安稳入眠。戴耳塞、眼罩可以帮助降低外在声响,让自己处在一个"伸手不见五指"的黑暗世界里。起初,或许会感到不舒服,只要多戴几次,习惯成自然就没问题了。可别小看这些小小耳塞,它让你耳根清净,洗涤纷扰的心灵,带你进入一夜的安眠。

(3)练习放松:生活压力使人精神紧张,带着这样的情绪上床,很多人只有望天花板的份儿。有人喜欢睡前做点运动,如打太极、练瑜伽等,都是放松身心的好方法。在床上做深呼吸运动,利用横膈膜收缩,挺出腹部,增加肺活量,然后缓缓将气呼出,这样肺部得到充分换气,增强副交感神经的活性,可降低紧张情绪。所以,只要在床上或上床前做几回深呼吸运动,可帮助自己快点儿入睡。

如果上述方法不能奏效,可练习肌肉放松之道。按摩是其中一个方法,入睡前想一想,从头到脚哪些肌肉可控制,并加以收缩和放松,由于肌肉可以进行等长收缩,因此躺在床上不动,就可以做到。

(4)摆脱失眠虫:每个人或多或少都有睡不着觉的经验,尤其面对明天结婚典礼,或者第一场演讲。随着明早会议一分一秒地逼近,在脑海中浮现的尽是你的提案与发言。清楚自己必须赶快入睡,免得明早挂着黑眼圈上阵,可是睡不着该怎么办呢?可以试着这么做。

①计划好睡眠。假如已经知道未来有重要的事情会影响入眠,应该在一周之前就开始调整睡眠,每天睡足 8 小时,而且在固定的时间上床、起床。

②别提早就寝。提早就寝只会扰乱平日的睡眠习惯,反而造成睡眠断断续续。

③睡 30 分钟午觉。在有重要事件之前的白天里打个盹,可以分散压力。但是请谨记午觉不要超过 30 分钟,太久也会造成晚上睡不着觉。

(5)别强迫自己入眠:假如心理频频强迫自己赶快睡着,那失眠的状况将更严重。相反地,应该尽量放松心情。如果在上床后 30 分钟仍然翻来覆去,或者到大半夜还睡不着,别勉强自己躺着,不妨维持昏暗的灯光后起身走走。阅读一些可以分散注意力的书籍也是个好办法,在感到放松之后自然就有睡意了。

22. 冬天如何睡个好觉

睡眠是人体不可缺少的精神和体能恢复剂。特别是冬天,睡

四、睡眠养生方法多

个暖觉真是美不可言。但是,由于睡眠中人体生理功能发生变化时,隐存着加重疾病甚至猝死的危险,因此讲究睡眠的科学,对维护健康至关重要。

人体睡眠时新陈代谢降低10%,产生的热能减少,体表血管扩张,血流增加。如踢开被或受风吹,容易受寒患病。出汗多的人起床后要常晒被褥,这有利于晚上舒适入眠。垫被和盖被要松软,厚薄适中。贫血的人,末梢血液循环不佳,特别怕冷,除对症治疗外,可用热水袋或电热毯助暖。

天寒时有些人喜欢紧闭门窗或蒙头入眠。殊不知,室内家具的油漆气味、电器发射的电子雾、烟雾、尘埃及人体排出的废气、废物及被褥内的纤尘、污浊气体被吸入肺中,都不利于人体健康。除了白天要开启门窗,让空气对流外,晚上应开小气窗通风。

睡眠中突然被巨响惊醒或噩梦吓醒时,血压会突然升高,中老年人尤其是患动脉硬化、高血压或冠心病的人匆忙起床,会诱发眩晕、昏倒或中风、心肌梗死,故醒时不要匆忙起床,应睁开眼5分钟后再缓缓坐起,下床。

人体细胞白天分泌高浓度的环磷腺苷,可以增强细胞功能;晚上则分泌高浓度的环磷鸟苷,具有减弱、抑制细胞功能的作用。深夜时人体抵抗力下降,对虚弱、患病的人要加强监护,观察呼吸、脉搏是否正常,以利于及时采取措施救治。

夜晚,孕妇的催产激素分泌增多,足月孕妇多在4:00左右分娩,应做好准备,注意保暖,不要睡得太沉,以免临时慌乱。青少年促进长高的生长激素的分泌深夜比白天活动时多5~7倍,保证青少年晚上睡足、睡好,避免踢被冻醒,十分重要。

23. 睡觉怎样才能不打呼噜

打呼噜是影响身体健康的重大睡眠疾病,不仅影响心、脑、肾

睡眠养生与失眠调治

等人体功能,导致呼吸不畅、暂停、心脑缺血缺氧,造成高血压、高血脂、肥胖、性功能衰退、老年痴呆等疾病,严重者还可导致脑中风,心肌梗死等恶性事件。其实,我们可以从生活中的很多细节去调整,让自己不打呼噜或者少打呼噜。

(1)睡觉要保持很好的睡姿,保持呼吸顺畅,这是不打呼噜的前提。根据个人的经验和对别人打呼噜的睡姿来看,打呼噜的时候,人体一般是平躺着睡的,仰面呼噜声大,所以尽量不要平躺着,保持侧卧比较好。同时,不要太劳累,太劳累容易打呼噜。

(2)每个人应该根据自己的情况选择柔软度、弹性、高低都适合的枕头,这样不仅使自己睡得舒服,也可以减少打呼噜的概率。一个好的枕头可以很好地提高人体睡眠的质量,使得人体在睡觉时得到很好的休息。

(3)打呼噜很大一部分原因就是因为呼吸不顺畅所导致的,在秋冬干燥的天气里,也容易造成打呼噜。制造一个适宜的睡觉环境,对于睡觉不打呼噜是非常重要的。我们常用的做法就是采用加湿器来完成。

(4)喝点蜂蜜润润喉也是一种防止打呼噜的很好的方法。蜂蜜水可以很好地滋润喉咙,缓解冬季干燥所导致的咽喉不舒服,同时蜂蜜还有美容的效果,一举两得,何乐而不为呢。

(5)有的人喜欢冬天睡前喝点小酒热身,其实喝酒反而促进血糖升高,呼吸容易受到影响,容易睡觉打呼噜。

(6)胖人比瘦子睡觉打呼噜更多,因为胖子睡觉容易造成呼吸不顺畅而打呼噜,所以为了不打呼噜,胖人要多参加体育锻炼。

24. 对付失眠的小窍门有哪些

(1)不在睡眠时思考重要的事情,当天没有解决的事情临睡前应该考虑好明日处理的方法。

100

四、睡眠养生方法多

(2)保持有规律的锻炼,推荐每天锻炼20~30分钟,并在睡前3小时完成。

(3)设法找时间在白天打个盹,30分钟的午睡能显著提高工作及学习的效率,并且能让晚上也睡得更好些。

(4)难以入眠或半夜醒后再也睡不着时,可以试着上上网络、看看电视或听听音乐,等到确实感到要睡了再上床。

(5)用定时闹钟唤醒起床,以免担心早上睡过头而睡不好。同时在睡觉时,不要看闹钟上的时间,以免引起烦躁不安。

(6)偶尔1~2次睡眠不好并无妨,切不要以为昨夜睡得少而今晚早上床就能"弥补"损失。

(7)睡前用热水泡泡脚,避免饮用咖啡、浓茶等刺激性饮料。睡前喝一杯热牛奶有时有促进睡眠的奇效。

25. 长期卧床患者失眠时应如何进行家庭护理

偏瘫患者、高位截瘫患者,以及晚期癌症患者等,均需长期卧床,生活不能自理,长期需要他人护理,容易形成心理障碍,导致失眠。这些患者的失眠有多种表现形式,如入眠困难、早醒、睡眠浅、多梦等。若要对长期卧床患者的失眠进行有效治疗,首先须了解导致患者失眠的原因,然后采取有针对性的措施,方能收到满意的效果。

(1)失眠的原因

①身体不适与痛苦。长期卧床的患者,除经受原有的疾病折磨外,还有许多并发症,如没完没了的疼痛,不能自我控制的大小便、便秘、失语等,不分白天黑夜地困扰着患者,导致入眠困难、多梦等。

②精神抑郁和紧张。长期卧床的患者较整日忙碌的人考虑事

情多,常常是担心这,不放心那,如担心疾病难以治愈,连累家人,给家庭加重经济负担,日后无法生活;平日的亲朋好友、领导、同事对自己不像以前那样尊重等。这些是卧床患者常有的心态,存有这类心态,势必加重心理负担,产生精神抑郁和紧张情绪,成为失眠的重要因素。

③生活环境与节律发生改变。患者长期卧床,脱离了工作岗位,缺少同事间的谈笑,没有了体育运动,使自己习惯的生活节律彻底改变,大多数患者不适应这种新的生活环境,因此而导致失眠。

(2)护理与照料

①做好患者的心理护理。让患者对自己的病情有所了解,能够正确对待疾病,并尽可能地帮助患者树立起战胜疾病的信心。尽量鼓励患者做能够自理的事,使他感到自己还能行,还不至于完全依赖别人,这样会更加坚定患者生活的信心。一些重症晚期而产生康复无望心理的患者,常常忧心忡忡、烦躁不安,此时各种安慰都可能是苍白无力的。最好坐下来坦率地告诉患者可能出现的后果,商谈如何安排后事,请患者放心,或许能使患者安静下来。

②安排好患者的生活。每天早晨给患者洗脸梳头,着装整洁,尽可能使患者像病前一样。饭菜尽量适合患者的口味,多食水果、蔬菜,适宜补充瘦肉、鸡蛋等。睡前坚持给患者用温水洗脚。给患者安排好适当的体位和枕头。睡前不要让患者吃得过饱,不要看一些惊险的小说和电视。床头放些能发出香味的水果,睡前喝一杯糖水,或听一会儿轻音乐可使患者入眠。

③给予积极的治疗。长期卧床患者的睡眠情况不强求同健康人一样,白天、夜间睡眠时间常不成比例,总的睡眠时间无明显减少就行。除整日不眠或严重睡不着觉的人,一般无须治疗,对实在难以入眠的患者,可在睡前服用适量的苯二氮䓬类催眠药;对有明显焦虑的患者,让其睡前服多塞平(多虑平)50毫克,既有助于入

四、睡眠养生方法多

眠,又能解除精神紧张;若疼痛难忍,导致失眠,考虑应用镇痛药。

26. 为什么睡觉不宜戴隐形眼镜

隐形眼镜以其视野宽阔、视物真实、运动方便等优势,受到越来越多的消费者喜爱。隐形眼镜作为矫正屈光不正的新手段,比起传统的框架眼镜优点颇多,但是隐形眼镜也有一定的局限性,如果使用不当会给您的眼睛造成诸多并发症。

近来,有些朋友因戴隐形眼镜,眼睛开始患有各种疾病,如沙眼、角膜炎、虹膜炎等,有的已经影响了视力。研究表明,角膜的病理变化程序与隐形眼镜的透氧性、佩戴的松紧及佩戴时间长短均有密切关系。目前,世界上还未研制出真正适合人类长期佩戴(即连续过夜佩戴)的隐形眼镜,也就是说,目前市场上销售的"长戴镜""周戴镜"最好仅局限在白天使用。人的角膜所需的氧气主要来源于空气,而空气中的氧气只有溶解在泪液中才能被角膜吸收利用。白天睁着眼,氧气供应充足,并且眨眼动作对隐形眼镜与角膜之间的泪液有一种排吸作用,能促使泪液循环,缺氧问题不明显。但到了夜间,因睡眠时闭眼隔绝了空气,眨眼的作用也停止,使泪液的分泌和循环功能相应减低,结膜囊内的有形物质很容易沉积在隐形眼镜上。诸多因素对眼睛的侵害,使眼角膜的缺氧现象加重,如长期使眼睛处于这种状态,轻者会代偿性使角膜周边产生新生血管,严重者则会发生角膜水肿、上皮细胞受损,若再有细菌感染便会引起炎症,甚至形成溃疡。

隐形眼镜的质量再高,对眼睛也是个异物,夜间睡觉时应及时取下,不要图省事而亏待了自己的眼睛。

27. 失眠者如何沐浴

沐浴不但可清洁身体,还可促进全身细胞的新陈代谢,提高内分泌腺的功能,亦可消除神经紧张和疲劳。

进行热水浴时,水的温度以 40℃ 为宜,太热易使皮脂脱落过多,入浴的时间以 10 分钟最适合。至于一天入浴的次数,因生活状态和环境而不同。沐浴时,水对人体表面的穴位有温热效应和刺激作用,通过经络穴位的相互传播而使全身乃至内脏器官的毛细血管扩张,血液循环的加速及周围皮肤供血的暂时增多,大脑处于相对供血较少的状态,因此产生昏昏欲睡的助眠作用。

睡前温水浴有镇静作用,可以消除疲劳,促进安眠。水温不需太高,初起从 38℃~39℃ 开始,随着身体适应,逐步降低温度,每浴 1~2 次降温 0.5℃~1℃,直至 30℃ 以下。浴者安静地浸泡于浴池中 3~5 分钟,然后用毛巾来擦身体,使皮肤发红,全身有暖烘烘的感觉。此法对神经衰弱患者有效。每日 1 次,15~20 分钟,20 次为 1 个疗程。

冷水的刺激有助于强壮神经系统,增强体质,因此神经衰弱患者也适宜于做冷水浴。从夏天起参加游泳,坚持冷水浴直到秋冬,效果更好。神经衰弱患者早晨起床先用温水擦身,经过一段时间锻炼,习惯以后改用冷水擦身,最后用冷水冲洗或淋浴,每次 0.5~1 分钟。

据统计,采用热水浴方法的失眠者,大多数人都能在沐浴后 15~20 分钟安然入睡。在进行热水浴时应注意以下几点:患有严重冠心病、脑出血、贫血、尿毒症、外伤的患者,不宜采用这一方法。在需要用温水淋浴时,改用温热毛巾擦洗为好。患有结膜炎、皮肤病等传染病者,不宜在公共浴池中洗澡,即使在家中浴盆里洗浴也应注意消毒,以免将这些病传染给家人。酒后不宜洗热水浴,因为

四、睡眠养生方法多

酒后脉搏增快,心脏血液搏出量增大,血液循环加速,体温调节能力、应付血压等变化能力降低,这时洗热水浴易引发心脑血管疾病。肺气肿、哮喘等有呼吸疾病的患者同样不能洗热水浴,以免使病情加重。老年人、孕产妇及体弱者,洗热水浴时应由家人陪同或扶持,以防摔伤或发生意外。

28. 失眠者如何日光浴

日光浴是让机体直接暴露在阳光下,并按一定的顺序和时间进行系统照射,利用太阳的辐射等作用以锻炼身体、治疗疾病的一种方法。日光浴具有红外线的温热作用、紫外线的生物化学作用等,能活跃组织细胞,增强血液循环,促进代谢,有明显的解痉、镇痛、安神、舒畅情志、调节内脏等作用,可减轻失眠患者的各种不适症状。此外,对各种慢性疾病经常采用日光浴,有明显的辅助治疗的作用,中医对此历来很重视。

在日光浴时,可见光、红外线等可产生温热作用,能使血管扩张,促进血液循环和机体新陈代谢,具有解痉安神等作用,有利于失眠的减轻和缓解。紫外线约占阳光的1%,但其生物化学作用却最强,对机体健康最为有益。它对皮肤表面的细菌、病毒有杀灭作用;能刺激机体免疫系统,提高机体免疫功能;有利于维生素D的合成,促进钙磷代谢及骨质形成,有助于预防和治疗各种疾病;能使血管扩张,促进血液循环,改善局部营养;并有镇痛、安神、止痒等作用。

日光浴四季都可进行,一般气温不应低于18℃或高于30℃,而最适宜温度在24℃。宜在天气晴朗、阳光充足的条件下进行。夏季可选择9:00~10:00及15:00~17:00,其他季节可延迟到10:00以后。简单的日光浴可在室外或阳台上进行,有条件的最好选择空气清新、靠近江河湖海的野外草地和沙滩。在进行日光浴时,身体应尽量裸露,最初进行日光浴时不要时间太长,应循序渐进,照射时间可由5~10分钟开始,逐渐增加到1~2个小时。

皮肤过敏、发热、出血性疾病等不宜进行日光浴。饭前及饭后1小时之内不宜进行日光浴。注意防止中暑和日射病,保护眼睛免受强紫外线的刺激,同时注意保暖,预防感冒。日光浴需长期坚持。

29. 失眠者如何森林浴

森林浴是指在森林公园、森林疗养地或人造森林中,较多地裸露身体,尽情地呼吸,适当的功能锻炼,利用森林中洁净的空气和特有的芳香物质等,以增进健康,防治疾病的一种方法。森林浴具有调节机体功能、镇静、镇痛、健身延年等多种作用,有助于失眠患者的康复和症状的改善。

森林的光合作用,可产生大量氧气,同时吸收二氧化碳、二氧化硫、氯气等有害气体,净化空气环境。树木能消除噪声,使空气、环境更为清新,对机体神经系统有很好的调节作用。森林中的负氧离子较多,可提高心、肺、脑功能,提高血氧浓度,调节机体功能。

森林浴可使皮肤的温度下降1℃~2℃,脉搏每分钟减慢4~8次,呼吸均匀而和缓,血流减缓而使心脏负担减轻,使大脑清醒、心情愉快,可消除神经紧张和疲劳。各种植物还可分泌大量的芳香气味、挥发性、植物性杀菌素,机体吸收后可起到镇静、镇痛、驱虫、杀菌、抗炎作用,对神经系统、心血管系统、呼吸系统疾病有间接治疗作用,更有利于失眠患者的康复。

森林浴由于环境的改善,可使机体功能增强,新陈代谢旺盛,毛细血管扩张充血,心血管供血充足,椎-基底动脉供血增强,脑供血氧旺盛,脑细胞活跃,有利于改善脑供血不足。如能在森林浴的同时结合练太极拳和其他传统健身运动,则可增强机体免疫力,促

四、睡眠养生方法多

进疾病康复,调节脏腑的功能,使阴阳平衡,达到健身延寿的目的。

选择多种常绿植物组成的混交林,以风景秀丽,气候宜人为佳。森林浴一年四季均可进行,但以每年 5～10 月的夏秋季节最佳。每天行浴时间,以阳光灿烂的白天最为理想,一般在 9:00～17:00。沐浴时气温要凉爽,室外温度以 15℃～25℃ 为好。森林浴的方法简单易行,可在林中漫步游览,调节心情;或躺在躺椅上闭目养神;还可放声歌唱,适当进行慢跑、打太极拳等。运动中要注意适当休息,休息时要做深呼吸,尽情欣赏森林的自然景色。一般每次 60～90 分钟,每日 1～2 次。同时需注意,不宜在寒冷、大风、大雾的气候下进行;不能单独一人进行森林浴,以避免发生意外事故;预防感冒。

30. 饮食与睡眠有何关系

合理的饮食结构对大脑是必需的,合理的饮食包括蛋白质、糖类、脂肪、各种无机物、微量元素。正常的进食可促进人的睡眠;进食不足,胃中食物缺乏时使人难以入眠。临床的表现也是如此,当患者因进食不足而体重减轻时,常伴有睡眠时间缩短及转醒次数增多,随着食欲的恢复,体重的增加,睡眠情况也会改善。神经性厌食症患者失眠是其常见的症状之一,当病情好转,食欲增加后,失眠也会不治而愈。抑郁症患者也常有食欲下降,并伴之失眠,而睡眠好转往往是抑郁症见好的征兆。

据研究,低蛋白质的膳食可使睡眠减少。究其原因,可能是与色氨酸的摄入量有关,而色氨酸是促进睡眠的 5-羟色胺的前体物质,高蛋白质的食物中含有更多的色氨酸。有人试用色氨酸治疗慢性失眠,则有部分人的失眠症状得到改善。

中医学认为,导致睡不好觉的诸种病因之一便是脾胃失和,病理机制是由于脾胃欠佳和饮食不调,水谷入胃不能化生精微充血填髓而养心益脑,使得人体气血虚衰,神不守舍,失眠症便随之而来了。不合理、不规则地饮食是引发失眠的主因,如饮食无节制,暴饮暴食会损伤和阻碍脾胃的升降气机,令清气不得上升,浊气不能潜降,故扰乱了心神,发生失眠;如长时间节制饮食,进餐量大幅度减少,可使脾胃气血乏源,气虚血弱使得心血不足,髓海失养,则会导致失眠。由失眠而引起人体各脏腑、组织、器官及经脉的生理活动紊乱,又会妨害脾胃运化功能,形成周而复始的恶性循环,失眠症就迁延难愈了。因此,调整饮食结构,养成良好饮食习惯是失眠患者应该努力做到的,只要保持适宜的饮食,再加之必要的运动锻炼,那就必然会得到良好的睡眠。

晚餐吃得过饱,增加胃肠道负担,容易导致消化不良,影响睡眠。现代研究表明,进食之后,肠胃等消化器官便开始工作,消化食物需要分泌大量的消化液,这时就需要更多的血液供应才可满足需要。而其他器官的供血相对减少,大脑也会出现暂时性的缺血,人就容易表现出嗜睡,尤其在饱食的情况下更为明显。经过一段时间(约 30 分钟)后,机体才会恢复原状,这种瞌睡感便逐渐消失。如果晚餐吃饱即上床入眠,使大脑处于抑制状态,对其他的器官抑制性加强,使胃肠道蠕动变慢,消化液分泌不足,消化功能减弱,影响食物的正常消化吸收,久而久之,就会产生饮食积滞之病。饱食而卧,胃中胀满不适,因而干扰正常的睡眠。因此,晚餐不宜过饱。

失眠者应多吃具有养血安神、镇静催眠作用的食物,如百合、莲子、桑葚、大枣、小麦、芝麻、核桃、桂圆、猪心、牛奶、苹果等。现代研究表明,这些食品中含有丰富的维生素及一定的色氨酸等,有助于调节神经细胞的功能,可以帮助睡眠。茶为人们日常饮品,在我国有悠久历史。茶叶的药理作用主要由其所含咖啡因及茶碱产生,而咖啡因能兴奋高级神经中枢,使精神兴奋,思想活跃,过量则引起失眠、心悸,故失眠患者不宜饮用浓茶。

四、睡眠养生方法多

31. 妨碍睡眠的饮食习惯有哪些

(1)睡前饮酒过量:一般认为,喝酒能助眠。确实睡前小酌一杯可以松弛人的紧张状态,同时让身体变得暖和,容易入眠。不过饮酒过量的话,会让睡眠一直停留在浅睡期,难以进入深睡期,所以即使睡眠时间超过 8 小时,次日早上起来仍旧一副没睡好的样子,甚至还可能愈睡愈累。睡前饮酒多少才算适量,随个人酒量而有所差异。以啤酒说来,顶多喝上 1 罐,威士忌也不要超过 2 小杯为宜,总之只要喝到手脚感到暖和就该适可而止了。

(2)晚餐吃得太晚:吃饱饭必须花费很长的时间才能顺利消化肉类和脂肪,肠胃一旦变得活跃,就会很难以入眠。很多上班族常因加班或是杂务缠身,晚餐总是拖到很晚才吃,但还是尽可能在睡前 3~4 个小时前便用餐完毕。如果非得在睡前吃夜宵不可,则谨记选择吃易消化的食物(如富含色胺酸的小米粥),也不要吃得过分饱,免得肠胃过分蠕动难以入眠。

(3)减肥断食:现在有很多年轻的女性朋友采取极端又激烈的减肥方式,不是许多食物忌口不吃,就是干脆断食,若是一直维持这样不良的饮食习惯,不但容易造成营养失衡,气血循环也会变差而导致手脚冰冷,更难有良好的睡眠品质了。要减肥,最好还是寻求专业营养师的协助,维持三餐定时、营养均衡的饮食习惯,这样不但夜里能够熟睡,也不会赔上健康。

32. 哪些食物让人难以入睡

(1)胀气食物:有些食物在消化过程中会产生较多的气体,从而产生腹胀感,妨碍正常睡眠,如豆类、包心菜、洋葱、绿椰菜、球甘蓝、青椒、茄子、土豆、红薯、芋头、玉米、香蕉、面包、柑橘类水果和添加木糖醇(甜味剂)的饮料及甜点等。

(2)辣咸食物:辣椒、大蒜及生洋葱等辛辣的食物,会造成某些人胃部灼热及消化不良,从而干扰睡眠。另外,高盐分食物会使人摄取太多钠离子,促使血管收缩,血压上升,导致情绪紧绷,造成失眠。如果本来就已有高血压病史,进食高盐分食物很有可能引发高血压性头痛及中风。

(3)过于油腻食物:晚餐丰盛油腻,或进食一堆高脂肪的食物,会加重肠、胃、肝、胆和胰的工作负担,刺激神经中枢,让它一直处于工作状态,也会导致失眠。最聪明的做法是,把最丰盛的一餐安排在早餐或午餐,晚餐则吃得少一点、清淡一点,如晚餐安排芹菜百合,或百合莲子小米粥,能起到安眠的作用。

(4)睡前喝酒:很多人会借着酒劲让自己尽快入睡。但是,睡前小酌一杯,付出的代价可能是一个晚上醒来好几次,或是隔天起来有非常疲乏的感觉。

(5)纤维过粗的蔬菜:如韭菜、蒜苗、芥菜等都不容易消化,即使要吃,也应该炒烂一些,且不要放太多油、盐。

(6)煎、炸、烧、烤:晚餐尽量多吃水煮、清炖、清蒸食物,少吃煎炸、烧烤食物。食物宜软不宜硬,尤其做米饭时,应尽量软一点儿。还应注意避免食用过黏的食物。

33. 为什么大脑应有足够的营养供应

大脑像一台精密仪器,时刻地调节、指挥人的各种活动,当然需要能量。脑细胞工作的能量,可由一定量的蛋白质、糖类、维生素、脑磷脂和无机盐等来提供,所以足够的营养是维持大脑正常活动的基础。营养好,不仅大脑可摄取充足的营养,身体也可得到营养。如营养不良,全身各系统的功能衰弱,各种疾病也就会乘虚而入,失眠也不例外。

四、睡眠养生方法多

一般来说,正常饮食中的营养物质基本上可满足脑功能活动所需的营养,除了主食外,只要我们注意摄入适量的鸡蛋、瘦肉、大豆、猪脑、羊脑、新鲜蔬菜及水果等,就可满足脑的营养需要。但往往由于偏食,使脑功能所需的营养不足,或是脑的某些物质失去平衡。特别是在人们生活普遍提高的今天,饮食结构发生了很大变化,即少而精的食物占了很大比例,如主食要求面粉或大米,至于其他粗杂粮及豆类主食却较少有人问津,这样单一的食物怎能满足身体的需要呢?更值得注意的是,一些香甜可口的食品往往会造成儿童偏食的习惯。

为了满足脑功能活动所需要的营养,应该纠正偏食的不良习惯,注意食物的多样化,粗细粮搭配,谷类和豆类搭配,荤素搭配,应该以新鲜食物为主,少吃腌、腊食物,不食过期食物和腐烂变质食物。在24小时内机体应从食物中摄取8 368~12 552千焦的热量,才能保持机体健康和维持大脑功能活动。具体分配是:蛋白质1 757千焦,约占14%,脂肪3 766千焦,占30%,糖类7 029千焦,占56%。

34. 食物过敏与失眠有什么关系

食物过敏性失眠是指由于机体对某种食物产生过敏反应,而引起的入睡困难和睡眠维持障碍。主要是由于患者对食物耐受性差,产生急性过敏反应所致。常见的食物过敏源有牛奶、鱼类和蛋类,多见于2岁以内的儿童。起病较急,常表现为在摄入某种特殊食物后不久即出现入睡困难和频繁觉醒,同时可伴有食物过敏的其他症状,如皮肤瘙痒、呼吸困难或胃肠道不适等,还可出现哭泣、情绪不稳、行为激越或白天懒散等精神症状。

本病常见于婴儿期,2~3岁时多可自行缓解,预后较好。治疗上应以预防为主,尽量避免摄入以前曾经导致过敏的食物,必要时可在专科医生的指导下进行系统脱敏治疗。对于过敏症状严重者,可适当应用抗组胺类药物或去甲肾上腺素,前者除抗过敏外,还可通过其镇静作用,在晚上服用以改善睡眠。

35. 酒精与失眠有什么关系

饮酒后,酒精很快被胃吸收而进入血液中,随后跟着血液流遍全身,其中最重要的内脏是脑和肝。小量饮酒后,少量的酒精对中枢神经系统(脑)产生兴奋作用,于是酒席中话就多了起来,不善辞令的主人会频频劝酒,而拙于应答的客人也会以流畅的语句来应酬,彼此谈得十分愉快和融洽,会使人感到相见恨晚。当然,在这种情况下会睡意全消,所以小剂量酒精足以使人产生失眠。

如果谈兴甚浓,酒意也酣,那么接着喝下去,脑子就会发生一些变化,那就是小脑的功能失控了,饮者说话不清楚,手拿杯子不稳,走路摇摇晃晃,医学上称为共济失调。大脑的功能也有变化:脾气急躁、容易发火,这个时期比较危险,所谓酒后出事往往在这个时期,如驾驶车辆闯祸,一言不合就吵架、斗殴,甚至毁物、伤人。再往下喝,大脑就进入抑制期,人昏昏沉沉进入梦乡,如果喝酒过度,还会昏迷不醒,这是很危险的。

可见饮酒和睡眠有密切的关系,这只是指急性饮酒或是一次性过量饮酒造成的睡眠障碍。如果长期大量饮酒还可引起酒精依赖性睡眠障碍,这种睡眠障碍主要与滥用酒精导致的耐受性、依赖性和戒断症状有关。多见于40岁以上的中年男女,患者最初常有入睡困难,试图借助酒精帮助入睡,多在上床入睡前3～4小时饮酒。起初,的确能达到改善入睡的目的,但随着时间的推移,酒精对睡眠的诱导作用逐渐减弱,此时便可产生不易察觉的戒断症状,如睡梦中突然醒来、出汗、头痛和口干等,进而可继发与酒精相关的睡眠维持障碍。如果突然停止饮酒,还可产生严重失眠、夜间频

四、睡眠养生方法多

繁觉醒。少数患者可出现心理性酒精依赖,即认为只要持续地每晚饮酒,才不会出现睡眠障碍。对睡眠障碍,治疗上应以采用心理、行为等各种戒酒方法为主,可在医生的指导下适当应用一些催眠药物,但服药时间应与饮酒时间严格分开,一般饮酒后3~4小时原则上不宜使用催眠药物,并应严格控制催眠药物的使用时间,不宜长期使用,以免产生新的依赖。

36. 刺激性饮料为什么会引起失眠

所谓刺激性饮料主要是指对大脑有兴奋作用的饮料,最主要的为茶、咖啡和可可,这些是世界各国人民都喜欢的饮料,而在这些饮料中都或多或少地含有咖啡因。咖啡因虽然是一种很好的大脑兴奋剂,但是大量服用势必要兴奋大脑引起失眠。

我们不妨来看看各种饮料中咖啡因的大致含量:无论是茶叶还是袋茶,绿茶还是红茶,都含有咖啡因,一杯茶中含量为30~100毫克;一杯煮的咖啡(用咖啡豆磨碎后用火煮)含咖啡因90~140毫克;用开水沏出的速溶咖啡含咖啡因66~100毫克;热饮巧克力(也称可可茶)含咖啡因5~50毫克;一条中等大小巧克力含咖啡因25~35毫克;一罐百事可乐含咖啡因25~50毫克等。

咖啡因可全面兴奋大脑,使人提高注意力,增强记忆,思路加快,工作和学习效率提高。有人测定,每人每天咖啡因最大摄入量为200毫克左右,如果超出这个量,有可能造成咖啡因急性中毒。

咖啡因急性中毒的表现有烦躁不安、易激惹、发脾气、失眠、面色潮红、多尿、胃肠道不适、心动过速、话多、易冲动、肌肉颤抖等等,这时须医师急诊处理。

咖啡因实际上还有一个更严重的问题,那便是成瘾性,不少人习惯于饮用大量浓茶和咖啡,一旦停止饮用,就会发生戒断症状,人变得疲乏无力、脑力迟钝、注意力不集中、记忆力差、工作和学习

睡眠养生与失眠调治

效率下降、头痛、头晕等,需一周左右才能逐步好转,所以刺激性饮料的饮用宜适可而止,不要过分。

37. 吃麦类食品能助眠吗

麦类是我国传统食物,以小麦作为日常食物,在我国至少有4 000多年的历史。除了小麦外,还有大麦、荞麦等麦类食物。食物中用于安神、治疗失眠一般用小麦。

小麦属禾本科植物,其碾去麸皮,即得面粉。标准粉加工精度较低,保留了较多的胚芽和外膜,各种营养素含量较高,人们在食用时宜选用标准粉,而不宜长期食用精白粉。麦胚芽是营养素最集中的部位,蛋白质含量达30%,脂肪13.9%,维生素及无机盐含量也很高,尤其富含生育酚、维生素B_1、维生素B_2、钙、镁、锌等。中医处方中常见有炒麦芽,既可以健全脾胃,消通食滞,增加食欲,又能够养心安神,促进睡眠。现代研究表明,常食用富含麦胚芽的小麦面,可以增加细胞活力,改善脑细胞功能,镇静安神,增强记忆,抗衰老,预防心脑血管疾病。

中医学认为,小麦养心安神,用于心气不足引起的失眠多梦;小麦滋养肝脏,能改善脏躁证中的心烦失眠症状;小麦补虚止汗,治疗失眠兼有阴虚盗汗,或气虚自汗;小麦滋阴清热,用于热盛阴伤所致的烦热、寐差、消渴等症的补养和治疗。

38. 吃黄豆能助眠吗

黄豆又称大豆。黄豆的营养成分比较全面,含量也很丰富,有豆类之王的称谓。黄豆所含蛋白质为35%~40%,500克黄豆的蛋白质含量相当于1 000克瘦肉或1 500克鸡蛋或6 000毫升牛奶中蛋白质的含量,所以又有"植物肉""绿色的牛奶"之称。黄豆脂

四、睡眠养生方法多

肪含量为15%～20%,以不饱和脂肪酸居多,具有营养神经、健脑安神的功效,是防治失眠、神经衰弱、冠心病、动脉粥样硬化症的理想食物。黄豆还含有丰富的维生素E、B族维生素、无机盐、微量元素。维生素E是人体中的一种强氧化剂,与红细胞代谢、生殖功能等密切相关。黄豆性味甘平,食性平和,能补益气血,通络镇静,有益身体。用黄豆制成的豆粉、豆浆、豆面、豆腐等同样富含营养,适宜失眠患者食用。

睡眠是大脑细胞的活动表现,随着年纪的增加,人们的脑细胞功能逐渐下降,由此而引起许多中老年人的睡眠障碍,特别是动脉硬化往往是引起中老年人失眠的主要因素。黄豆制品中豆浆尤为适合中老年失眠患者服用。鲜豆浆营养全面,蛋白质含量高,不饱和脂肪酸多,特点是含胆固醇很低,含卵磷脂却很丰富。据医学专家介绍,卵磷脂是营养大脑的重要物质,可使心血管中胆固醇的含量下降,改善血液的黏稠度,避免胆固醇在血管中沉积,并可软化血管。鲜豆浆的另一特点是容易消化。故中老年人常喝鲜豆浆,不仅能够防治很多的老年性疾病,更有利于促进睡眠。

39. 吃芝麻能助眠吗

芝麻又称胡麻。《名医别录》中列为上品,并称"八谷之中,唯此为食"。芝麻有黑白两种,性能大致相同。芝麻的功用,历代评价甚高,认为有较好的宁心健脑作用。据现代研究,芝麻的蛋白质含量高于肉类,每100克芝麻中,含蛋白质21.9克,含钙564毫克,是牛奶的2倍以上;铁质含量尤为惊人,每100克可高达50毫克,很少有食物可以与之媲美。芝麻中含有丰富的卵磷脂、B族维生素和脂溶性维生素E、维生素A、维生素D等,这对补益脑髓,安神催眠,促进脑神经的活力具有积极作用。日本医学界认为,食用芝麻对神经衰弱有很好的治疗效果,能显著改善失眠症状,并认为

睡眠养生与失眠调治

运动员每天吃一大匙芝麻可增强神经系统的功能。研究还表明,经常食用芝麻的人,睡眠香甜,智力优异,还有美容健身的效果。

芝麻味甘,性平,作为安神佳品可以常食,对肝肾虚损,精血不足引起的失眠、健忘、头晕等尤为对症。许多安神食疗方中就有芝麻一味,可见其助眠功效。

40. 吃山药能助眠吗

山药为薯蓣科植物薯蓣的块茎。山药味甘,性平,具有健脾胃,益精气,安神志的功效。本草名著《日华子本草》记载,山药能"长志安神",主治"健忘"等。山药有很好的补虚功效,且药性平和,补而不伤脾胃,补虚方中多用之。近代名医张锡纯盛赞它为滋补药中无上之品,其所著《医学衷中参西录》称其为白色人参,味甘归脾,液浓益肾,能滋润血脉,固摄气化,宁嗽定喘,强志育神。山药的安神作用明显,治疗失眠效果良好。古代文献中有很多关于山药补心气,安心神,开达心窍,主治失眠健忘的记载。《药性论》说:山药"镇心神,安魂魄",肯定了它的直接养心安神作用。

山药含有淀粉、糖类、蛋白质、多种氨基酸、胆碱、皂苷,还含有维生素C、多酚氧化酶、淀粉酶及碘、磷、钙等物质。山药中的胆碱,可以与乙酰辅酶A在体内合成乙酰胆碱,而乙酰胆碱是大脑中的重要物质,参与学习、思维、记忆活动,对大脑功能有调节作用。实验证明,山药具有诱发干扰素,增强机体的免疫功能,改善冠状动脉及微循环的血流,增加大脑的血液供应,是一种安神健脑食物。

山药的食用方法有多种,可以将山药去皮,切片与大米煮粥长期食用。山药晒干捣成粉后比较容易保存,用时可随取随食,山药粉可与米粉或麦粉一起制成各式糕点,美味可口。有的地区将山药与五味子、枸杞子等一起酿成山药酒服用,也是一种很好的食

四、睡眠养生方法多

法。新鲜山药还可切片油炸、炒菜做成各种菜肴。这些都是适合失眠患者的食疗。取山药120克,切片,煮汁,代茶徐徐温饮,治疗失眠、健忘等。取山药50克,山茱萸20克,五味子10克,党参15克,共煎饮之,能壮脾胃,益精髓,可治疗失眠、眩晕等。

41. 吃蜂蜜能助眠吗

蜂蜜味甘,性平,有很好的滋养作用,我国人民很早就将其列为补益上品而食用。李时珍称蜂蜜有清热、补中、解毒、润燥和止痛的功效。蜂蜜采集百花的精华,营养丰富,能宁神健脑,增强神经功能,提高机体对疾病的抵抗力,是适合失眠患者食用的补养之品。

现代研究表明,蜂蜜富含果糖、葡萄糖及少量蔗糖、麦芽糖,还含糊精、树胶、挥发油、酵母、无机盐、烟酸、泛酸、生物素和蛋白质,以及维生素A、维生素C、维生素D、维生素B_2、维生素B_6、维生素K等。蜂蜜含有能促进人体大脑思维和记忆的乙酰胆碱和叶酸。蜂蜜的营养成分全面,且大多数能被人体直接吸收。这些物质进入人体后,可促进大脑的发育,改善因用脑过度引起的失眠、神经衰弱、健忘等病症。

蜂蜜的食用方法简便易行,可于每日早晨用蜂蜜1～2匙以60℃以下温开水冲匀饮用,亦可拌入牛奶、豆浆、稀饭中服用。夏季可用蜂蜜与金银花汁调和,以清心、除烦、安神;冬季可与桑葚、枸杞子、五味子、柏子仁一起熬膏服用,以滋肾养心安神。蜂蜜还可以与刺五加、糯米、酒曲一起酿成蜂蜜酒饮用,也有安神助眠之功效。

睡眠养生与失眠调治

42. 吃桂圆能助眠吗

桂圆是无患子科植物龙眼的假种皮,又名龙眼、益智等。桂圆肉味甘,性平。能安心神,益气血,健脾胃。《神农本草经》说:桂圆能"安志,久服强魂聪明,轻身不老,通神明"。《食疗本草》则说:桂圆"安神补血"。据现代分析,桂圆的营养成分确实非一般果品可比,在每100克果肉中,含糖类17%,粗蛋白15%,还有118毫克的磷,30毫克的钙,4.4毫克的铁及较丰富的维生素C和B族维生素。故清代名医王士雄说它是"果中神品,老弱宜之"。桂圆有突出的养心补血安神功效,是失眠患者的上乘之品。

桂圆用于安神助睡,可以单服,也可以配制成各种药膳,如浸酒成桂圆酒,煮粥成桂圆粥,炖汤成桂圆汤等。中医治疗思虑过度,劳伤心脾,虚烦不眠,健忘怔忡的归脾汤,其中桂圆肉就是主药。另有治疗失眠、神经衰弱的定心汤,取桂圆肉30克,酸枣仁15克,柏子仁、生龙骨、生牡蛎各12克,生乳香,生没药各3克,水煎服,每日1次。又如定魂汤,即桂圆肉18克,酸枣仁12克,生牡蛎、生龙骨各15克,制半夏、茯苓各9克,生代赭石(轧细)12克,水煎服,每日1次,可治疗失眠、心悸。用桂圆肉5枚,莲子、芡实各等量炖汤,于睡前服用,可治疗失眠、健忘等。

43. 吃桑葚能助眠吗

桑葚为桑科植物桑树的果穗。桑葚味甘,性寒、凉,具有养血滋阴,补肝益肾,安神健脑的功效。清朝《本草备要》中说:"桑葚甘凉,利五脏关节,安魂镇神,聪耳明目"。经分析表明,桑葚含有葡萄糖、蔗糖、胡萝卜素、烟酸、苹果酸、琥珀酸、酒石酸,以及维生素B_1、维生素B_2、维生素C等。临床上,桑葚主要用于治阴血亏虚之

四、睡眠养生方法多

失眠、健忘、消渴等。

将新鲜成熟发黑的桑葚洗净后生食,也可榨汁,一般每5000克桑葚能榨出果汁2000毫升,可用来制作桑葚汁、桑葚饮料、桑葚汽水,酸甜适度,风味别致。喜欢饮酒的失眠患者,可将鲜黑桑葚250克浸于白酒1000毫升之中,每晚饮服少量。桑葚还可以制成桑葚果酱,或与枸杞子、大枣一起熬成膏剂,加入少许蜂蜜,即成有名的桑葚膏。取鲜桑葚80克,加清水适量煎服,可治心肾衰弱的不寐健忘。取桑葚子15克,灵芝10克,远志6克,炙甘草3克,红枣5枚,加清水煎服,连枣吃下,每日1剂,连服1周,治劳心过度,失眠多梦。

44. 吃核桃能助眠吗

核桃味甘,性温,具有补肾健脑,安神助眠的功效。古人认为,核桃形状像脑。日本学者也指出,核桃肉的外形很像人脑皮质表面的脑回沟,所以有食核桃能补脑令人聪明之说。民间也常用核桃配上黑芝麻、桑叶捣泥为丸,以治疗神经衰弱之失眠、眩晕、健忘等。经测定,核桃肉含有磷、镁、钙、铁等微量元素,以及维生素A、维生素C、维生素E、B族维生素,还含有蛋白质、脂肪、糖类、粗纤维等营养素。核桃肉中脂肪含量高达60%以上,脂肪酸大多是人体不能合成的亚油酸和亚麻酸;核桃肉中蛋白质含量为17%～22%,其中约有60%为谷氨酸和色氨酸;无机盐中以磷的含量最高,约占58%。可见核桃有丰富的营养,是一味安神增智的好补品,非常适合失眠患者食用。

核桃肉的吃法很多,最方便的是将核桃肉入锅用盐炒熟,每日早晚各吃几粒。对中老年人来讲,可将核桃肉与黑芝麻、山药泥、马铃薯泥、山楂泥、糖一起做成核桃糕食用;或将核桃肉炒熟捣碎,与阿胶、枸杞子、陈皮、酒、冰糖一起蒸烂为膏,于每年的冬至开始每日2汤勺,用沸水冲化,连服1个月,可起到调经美容,安神补脑的作用。

45. 吃大枣能助眠吗

大枣是鼠李科植物枣的成熟果实,又名红枣。大枣味甘,性平,具有安神助睡,补脾养血的功效,是失眠患者的理想调补之品。"北方大枣味有殊,既可益气又安躯",这是前人对大枣滋养价值的高度概括,安躯即有安睡作用。

大枣果肉肥厚,色美味鲜,可食部分占总重量的90%以上,含有蛋白质、脂肪、糖类、无机盐、维生素等营养物质。其中尤以糖类和维生素C含量最高,鲜枣含糖类达20%～36%,干枣则达55%～80%。每100克鲜枣中,含维生素C达300～600毫克。因此,外国人称大枣是"天然的维生素丸"。大枣含维生素P也很多,其含量可称得上是百果之冠。此外,大枣还含有铁、单宁酸、酒石酸等成分。

我国大部分地区种植大枣,一般初秋果实成熟时采摘,洗净用,或晒干用。大枣除了生食外,还可以加工成乌枣、蜜枣、醉枣、酒枣等。在日常生活中大枣制成的传统食品多种多样,琳琅满目,如枣粽子、枣黏糕、枣发糕、枣花糕、长寿糕等,以及做成枣泥馅料,用以制作多种糕点。至于在各种安神助睡的药膳中,大枣就用得更多了。

46. 吃莲藕能助眠吗

莲藕包括莲子和藕,"其实莲,其根藕",分别为睡莲科植物莲的果实和地下茎。莲子味甘、涩,性平,具有安神养心,补肾健脾的功效;莲子有"脾果"之称,最能补脾开胃。中医学认为,莲肉蒸汤

四、睡眠养生方法多

或入药有补心脾,交心肾,安心神的功效,可治疗心烦不寐,多梦不安,眩晕健忘等证。《太平圣惠方》就有用莲子研末与大米一起煮粥食用的记载,认为"可补中强志,聪明"。所以,民间一直将莲子作为养心安神,健脾强志之品食用,是失眠患者的调治佳品。莲子除含较多淀粉外,还含有棉子糖、蛋白质、脂肪、天门冬素、胡萝卜素、钙、磷、铁、铜、钛,以及维生素 C、维生素 B_2、维生素 B_1 和莲心碱、荷叶碱、木樨草苷、金丝桃苷等,其营养价值很高。

失眠患者食用莲子时,可将莲子去皮,与薏苡仁、芡实、陈皮、樱桃或银耳、山药、桂圆一起煲汤喝;或将莲子蒸熟,加入冰糖,捣成莲蓉,用来制作莲蓉月饼、莲蓉包子、莲蓉糕等,也可与面粉一起做成各种美味点心。夏天鲜莲子上市,可直接食用,有清心除烦之功效,可治心烦失眠。

鲜藕味甘,性平,具有养血安神,清热解烦的作用,可治疗血虚失眠。鲜藕中含有大量的糖类及丰富的钙、磷、铁等和多种维生素,营养丰富。取鲜藕以小火煨烂,切片后加适量蜂蜜,可随意食用,有安神助睡的良效。

47. 吃芡实能助眠吗

芡实为睡莲科植物芡的成熟种仁,又称鸡头实。芡实味甘、涩,性平,具有补脾滋肾,固涩益精,安神强志的功效。芡实通过补益脾肾,使人体的先天之本肾和后天之本脾得到滋养,使人精髓充实;而脑为髓之海,髓充足,脑满实,智慧出。民间认为,食用芡实能补益脑力,营养神经,能改善神经衰弱症状。临床上常以芡实单用,或配合其他中药,治疗失眠、头痛、健忘、眩晕等,取效良好,故芡实是适合失眠患者的调补之品。

芡实含有大量的淀粉,4.4%的蛋白质,0.2%的脂肪,32%的糖类,0.4%的粗纤维。每100克芡实中含钙9毫克,磷110毫克,

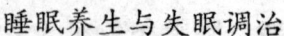

铁 0.4 毫克,维生素 B_1 0.4 毫克,维生素 B_2 0.08 毫克,烟酸 2.5 毫克,维生素 C 6 毫克,胡萝卜素微量。李时珍曾说:"芡味甘平,腴而不腻,食之者能使华液流通,转相灌溉。"可见其滋养功效很好。

我国南方一带在烹制菜肴时,喜欢放入少量芡实粉作为辅料,认为如此可以增加营养,强化鲜味。芡实可与绿豆、薏苡仁、百合和冰糖一起炖汤喝,能开胃安神。从安神健脑的角度看,将芡实磨成细粉与山药粉、大米一起煮粥长服,对失眠效果颇佳。

48. 吃百合能助眠吗

百合为百合科植物百合、细叶百合、麝香百合及同属多种植物的磷茎的茎叶。百合味甘、苦,性寒,具有清心安神,润肺补脑的功效。古人说百合能"安心定胆,益智"。临床常用百合治疗伴有失眠的情志类疾病,妇女绝经期失眠也可用百合作食疗方。民间常用百合煮粥或煲肉汤,用以治疗用脑过度引起的神经衰弱、失眠等病症。

经分析表明,百合含有淀粉、蛋白质、脂肪、钙、磷、胡萝卜素、维生素 B_1、维生素 B_2、维生素 C 等,百合中还含有秋水仙碱等多种生物碱。中医学认为,百合不热不燥,有清有润,营养丰富,是一味很好的安神助睡佳品。

百合的吃法较多,烧炒可制成美味菜肴。百合与蜜或冰糖一起蒸熟,即成为冰糖百合,清爽可口。百合洗净后,可以与大米一起煮粥,熬出的白粥,稠软香甜。百合也可磨碎沉淀后制成百合粉,便于保存。食用时,用干百合粉加开水略煮一下,加上冰糖、桂花就成一碗很好的百合羹,这些对失眠患者来说均是适用的食疗方。

四、睡眠养生方法多

49. 吃银耳能助眠吗

银耳为银耳科植物银耳的子实体,又名白木耳。银耳味甘,性平,具有滋阴润肺,益胃生津,安神补脑的功效。银耳附木而生,因色如银,状如耳,故而得名。银耳有"胶菌首珍"的美称,古人将其列入山珍之一。清代学者李渔评价银耳是"食此物者,犹吸山川草木之气,未有无益于人者也"。由于银耳有良好滋养作用,对于劳累阴亏引起的睡眠障碍患者,吃银耳是较好的食疗方法。

银耳的营养价值很高,每100克银耳中含蛋白质5克,糖类9克,钙385毫克,磷250毫克,以及多种氨基酸、维生素。银耳中含有一种类阿拉伯脂胶的成分,不仅对皮肤角质层有良好的滋养和延缓老化的作用,同时还含有能够降低人体脂褐素的物质,而脂褐素是人体衰老的指标之一,若沉淀于大脑,可影响代谢功能而导致睡眠障碍,故银耳可防治中老年失眠症。

银耳可以做成各种甜点,如冰糖银耳、银耳白粥、银耳燕窝、银耳鸽蛋汤等。银耳与他物配合食用,其滋补力更胜一筹,如银耳炖大枣,可治疗神经衰弱而致的失眠多梦;银耳与莲子煮汤喝,能补心养脾,安神定志,擅治心脾虚引起的失眠等。购买银耳时要注意挑选色泽鲜白略带微黄,有光泽,形大体轻,疏松、肉质肥厚,蒂头无耳脚黑点,无杂质,一般泡发后可涨大15倍以上,并无酸臭味和焦味者为优。

50. 吃芹菜能助眠吗

芹菜有水、旱两种,性能相近,但旱芹香气更浓,又称"药芹"。芹菜味甘,性凉,具有宁神开胃,平肝祛风的功效。民间传说芹菜能宁神健脑。西方学者认为,芹菜是大脑的强壮剂,神经衰弱的特

睡眠养生与失眠调治

效药,可治疗高血压。现代医学研究证实,芹菜茎叶中含有芹菜苷、佛手苷内脂、挥发油等成分,具有镇静、降压、增进食欲等的药理作用,可见芹菜也是治疗失眠的良药。

失眠患者吃芹菜时,可凉拌或炒制,可绞汁或煎汤,可做馅包饺子等。取芹菜150克,苹果200克,食盐及胡椒或蜂蜜适量,将芹菜(连叶用)切短,苹果切小块,一同放入碗内,压榨后用清洁纱布滤过,取清汁,调味食用。芹菜叶不可随意弃掉,茎叶均可食用。其实菜叶的营养价值远远超过其茎,芹菜叶中蛋白质、脂肪、胡萝卜素、维生素B_1和维生素C等的含量均高于芹菜茎。

51. 吃黄花菜能助眠吗

黄花菜又名萱草菜、金针菜,为百合科草本植物萱草、黄花萱草等的花蕾,我国许多地区均有栽培,夏季采花,晒干用。黄花菜味甘,性微寒,古人谓其所能清烦热,安神志,明耳目。本草著作《本草正义》中说:"又令人恒以治气火上升,夜少安寐,其效颇著。"可见其安神助眠作用极佳。

黄花菜含有维生素A、维生素C、B族维生素和蛋白质、脂肪等成分。对神经衰弱、失眠、头晕等病症疗效尤佳,被誉为"健脑菜"。近代名医董浩对本品甚为推崇,认为是安神强记的好菜,他认为黄花菜可以食代药,遇到肝火旺,或血虚有热引起的失眠、头痛、眩晕、烦躁、心悸、健忘等,均可应用。临床应用发现,食用黄花菜确能改善神经衰弱引起的失眠症状,延长睡眠时间,增强记忆能力,提高工作效率。平时多食黄花菜,还可起到精力充沛,预防失眠的作用。取黄花菜30克,合欢花10克,水煎30分钟去渣,加蜂蜜适量,同煎2~3分钟即成,睡前饮服。适用于虚烦不安,闷闷不乐,夜不成眠。

四、睡眠养生方法多

52. 吃鱼头能助眠吗

鱼头包括鲤鱼头、鲫鱼头、黄鱼头、鲢鱼头、青鱼头等。按照中医学"以脑补脑"的说法,鱼头中的鱼脑有补脑宁神的功效,我国民间有多吃鱼头令人聪明的说法。鱼头除含有一般营养素外,还含有丰富的磷、钙,这对大脑十分有益。现在科学家已能从鱼脑中提取鱼脑精、脑黄金,能直接营养大脑,起到增加智力,帮助安睡的作用,可见传统的以脏补脏食疗理论有其深刻的科学内涵。

《食疗歌诀》中有"鱼虾能把脑汁补"一句。有人介绍,鱼脑价廉味美,大有补脑安神作用。用毛豆煮鱼脑,加明天麻 6 克做羹汤,于睡前进食,可治疗神经衰弱、失眠,并认为多食几次,自见功效。鱼头的吃法很多,如清炖鱼头银耳汤,取鱼头较大者,去鳃,洗净,剖为两半,锅内放入清水和鱼头,再加适量的姜、胡椒、食盐等调料,用旺火烧沸后改中火,炖约 40 分钟,滤去骨渣,放入发好的银耳,再烧 20 分钟,即可盛盆食用。又如干炸五香鱼头,取 1 000 克以下的鱼头,将鱼头去鳃,清洗干净,剖为两半,加适量料酒、花椒粉、食盐及湿淀粉拌匀,腌渍 1~2 小时,然后整块放入热油锅内,不时地翻动,炸至两面焦黄,即可出锅装盘。

53. 吃牡蛎能助眠吗

牡蛎为牡蛎科动物近江牡蛎、长牡蛎、猫爪牡蛎、大连湾牡蛎等的肉。牡蛎味甘、咸,性平,具有调中补虚,清肺补心,滋阴养血,健脑安神的功效。早在唐朝,崔禹锡就在其著作《食经》中指出:牡蛎"治夜不眠,意志不定",明确认识到牡蛎能治疗失眠,具有安神功效。经分析表明,牡蛎肉含糖原、牛磺酸、4 种必需氨基酸、酰甘酸、岩藻糖、维生素 A、维生素 B_1、维生素 B_2、维生素 D、维生素 E

及铜、锌、锰、铁、磷、钙、铝等微量元素,由于牡蛎具有营养大脑的良好功效,故有人称牡蛎为"益智海味""海上牛奶"。

牡蛎肉质极嫩,味道鲜美,易于消化吸收,可烹制成上乘佳肴,很受百姓喜爱。牡蛎食法多样,可将牡蛎肉与鸡蛋同炒,也可将鲜牡蛎肉挂上蛋面糊在锅上煎黄,再加上茼蒿菜蘸上花生酱食用,清香鲜嫩。鲜牡蛎肉还可以煮成汤,用于涮鱼片。我国沿海不少地区还将鲜活牡蛎剥出,用冷开水洗净,直接拌上姜末、醋或胡椒、大葱、香油后食用。牡蛎肉加工晒干,与猪肉、枸杞子、木耳一起煲汤,有一股特有的香味,适宜于体质虚弱的失眠患者食用。若牡蛎肉已经取出,则要选购新鲜的,即肉色洁白,肥嫩饱满,水汁清明,无其他异味的食用。牡蛎肉每次食用量以100~200克为宜。牡蛎壳可作药用,也具有镇静安神的作用,常用治疗失眠。

54. 喝牛奶能助眠吗

自古以来,牛奶就是补虚滋养、益胃生津的佳品。《日华子本草》还认为,牛奶有养心功效。牛奶具有很高的营养价值,改善脑功能的作用十分明显,还有安睡促睡的功效。在自然界中,牛奶是唯一近乎平衡完善的营养饮料,很少有其他天然食物可以与之相比。牛奶的蛋白质不仅能满足人体所需的各种氨基酸,而且内在质量一流,种类搭配几乎尽善尽美。同时,它所含有的各种物质,如维生素及无机盐无论是在质量上,还是在数量上,以及搭配比例上都无与伦比。除了维生素C和铁以外,牛奶可以供给人体生长发育所需的全部营养。

牛奶用于催眠,在饮用方式、时间和贮存等方面大有讲究。据美国和英国的科学家研究发现,牛奶中含有两种过去人们未知的催眠物质。一种是能促进睡眠的以血清素合成的色氨酸,由于它的作用,往往只要一杯牛奶就可以使人入睡;另一种则是具有麻醉

四、睡眠养生方法多

镇静作用的天然吗啡类物质。可想而知,如果在早晨饮用,必然会使大脑皮质受到抑制,最终影响白天的工作和学习。此外,早晨饮牛奶也不利于消化吸收,这是因为牛奶的蛋白质要经过胃和小肠分解成氨基酸后,才能被人体吸收。而早晨在空腹状态下,胃肠排空很快,因此牛奶还来不及被消化就被排到了大肠。故营养专家认为,牛奶最好在傍晚或临睡之前30分钟饮用,这样有利于营养物质的吸收,有效地提高睡眠质量,失眠患者更应该如此。

55. 吃猪心能助眠吗

猪心具有安神志,补心气的功效。根据"以脏补脏"的原理,历代医家均认为猪心入心经,为补心药,对治疗人的神志病有良好效果,可改善失眠症状。猪心含蛋白质19.1%,还含有B族维生素、维生素C、烟酸及钙、磷、铁等微量元素。

民间有吃猪心补心安神的说法,猪心可与其他安神食品一起做成各种菜肴食用,也可与大米一起煲粥,隔几日服一次,有很好的安神益智效果。猪心买来后洗净,切开去淤血,烧煮食,一般每天吃一具猪心为宜。值得一提的是:其他动物心脏(如羊心、马心、鸡心、牛心等)也具有同猪心安神养脑的功效,可以治疗失眠多梦,心悸健忘等,并能改善智力,也可以配合他物制成养脑饮膳食用,只是猪心最为常用而已。

56. 吃猪脑能助眠吗

猪脑含有丰富的蛋白质、磷脂、钙、磷、铁、B族维生素和烟酸等物质,这些成分与人体大脑所需的营养成分大致相同,可以很好地补充人类大脑的需要,故中医主张用各种动物脑来滋养大脑,安神益智。

睡眠养生与失眠调治

猪脑味甘,性寒。《名医别录》说:猪脑主治"风眩脑鸣"。《四川中药志》载:猪脑能"补骨髓,益虚老,治神经衰弱,偏正头风及老人头眩"。一般认为,猪脑能益肾填髓,补脑安神。用于肾虚、髓海(脑)不足所致的失眠、健忘、眩晕等。

猪脑味美可口,若烹制得法,可做成各种软嫩、香松、清爽的药膳,一般通过其他调料的配制,用蒸、炖、煎、炒、炸等方法烹饪后,使其入味,但要注意不可烧制过度,以保持有效成分不分解。刚买来的猪脑质软、味腥、易碎、不易洗净,要求在清洗时格外小心。先可将猪脑轻轻放入冷水中漂洗30分钟,去净脑表面黏液,使脑外筋膜血丝脱离猪脑表面,用手或镊子或竹签除去血丝筋膜(血丝筋膜味腥),然后轻轻放入碗中,加入酒、食盐、肉汤、葱和生姜,上笼蒸10分钟。这样处理后可除去腥味,增加鲜味,便于烹制。

57. 助眠的茶饮有哪些

(1)桂圆茶:桂圆肉5~10枚。将桂圆肉放在碗中,隔水蒸熟,再用沸水冲泡。代茶频饮。具有补气血,益心脾的功效。适用于失眠,健忘等。

(2)豆麦茶:黑豆30克,浮小麦30克,莲子7个,黑枣10克。将黑豆、浮小麦、莲子、黑枣洗净,放入砂锅中,加水煎汤,去渣取汁。代茶饮。具有健脾养心,养血安神的功效。适用于虚烦不眠,夜寐盗汗,神疲乏力,记忆力减退,健忘等。

(3)莲心茶:莲子心3克。将莲心放入茶杯中,沸水冲泡,加盖闷5~10分钟。代茶饮,每日1~2剂。具有清心去热,止血涩精的功效。适用于失眠等。

(4)莲心枣仁茶:莲子心5克,酸枣仁10克。将莲心、酸枣仁放入茶杯中,沸水冲泡,加盖闷10分钟。晚饭后代茶饮。具有宁心安神的功效。适用于心火亢盛型失眠。

四、睡眠养生方法多

(5)花生叶茶:花生叶若干。将花生叶洗净,晒干,揉碎成粗末,每次取10克,放入茶杯中,加入沸水冲泡。代茶频饮。具有宁心安神的功效。适用于心神不宁之失眠。

58. 助眠的米粥有哪些

(1)八宝青梅粥:白扁豆15克,薏苡仁15克,莲子肉15克,大枣15克,核桃仁15克,桂圆肉15克,糖青梅5个,糯米150克,白糖适量。将白扁豆、薏苡仁、莲子肉、大枣洗净,以温水泡发,核桃仁捣碎,糯米淘洗干净。所有备料一同入锅,加水1500毫升,用大火烧开后转用小火熬煮成稀粥。随量食用。具有健脾养胃、补气益肾、养血安神的功效。适用于失眠等。

(2)咸鸭蛋蚝豉粥:咸鸭蛋2个,蚝豉100克,粳米150克。将咸鸭蛋去壳,与淘洗干净的粳米、蚝豉一同入锅,加水1500毫升,用大火烧开后转用小火熬煮成稀粥。每日1剂,分数次食用。具有滋阴养血、降火宁心的功效。适用于失眠等。

(3)海参猪肉粥:海参30克,猪瘦肉250克,粳米100克,白糖适量。将猪肉洗净,切成小片,与发好的海参和淘洗干净的粳米一同入锅,加水1000毫升,用大火烧开后转用小火熬煮成稀粥。每日1剂,早晚食用,连用7~15日。具有补肾益精、养血润燥、除湿利尿的功效。适用于失眠等。

(4)百合绿豆粥:百合20克,绿豆25克,大米50克。先煮绿豆至半熟,放入百合和大米,再煮成粥。佐餐食用。具有清心除烦健脾的功效。适用于中青年失眠者。

(5)桂圆莲子粥:桂圆、莲子各9克,大米50克。共放锅内煮成粥。临睡前食用1小碗。具有养心、健脾、补肾的功效。适用于中老年失眠者。

(6)百合大枣粥:百合25克,大枣15枚,大米50克。百合、大

睡眠养生与失眠调治

枣、大米合煮成粥。佐餐食用。具有清热养阴补血的功效。适用于有心悸、心烦的失眠者。

59. 助眠的点心有哪些

(1)麻桃蜜糕:黑芝麻 100 克,核桃仁 150 克,粳米粉 500 克,糯米粉 500 克,蜂蜜 200 克,白糖 100 克,糖金橘饼 2 个。将黑芝麻、核桃仁炒熟研末,再与粳米粉、糯米粉拌匀;蜂蜜加白糖和清水 150 毫升调成蜜糖水。将粳米粉、糯米粉与蜜糖水和匀,过粗筛筛出粉团后轻轻盛于糕模内,面上撒一些切碎的金橘饼,用大火蒸 12~15 分钟即成。当点心食用。具有补肾通血,舒筋止痛,润肠通便的功效。适用于失眠等。

(2)蜜汁红莲:莲子肉 250 克,大枣 10 克,白糖 200 克,蜂蜜 100 克。将莲子肉用温水浸泡后洗净;大枣洗净,剔去核。将莲子、大枣放入大蒸碗内,加少许清水,装入笼屉,蒸至酥烂后取出。将汤汁滗入锅内,莲子、大枣装入汤盘中。将装有原汤汁的锅上火,加入白糖,熬至溶化时再加入蜂蜜,收浓糖汁,浇在莲子、大枣上即成。当点心食用。具有补脾胃,养心神,益气血的功效。适用于失眠多梦等。

(3)干蒸莲子:脱皮莲子 180 克,糯米 120 克,豆沙馅 60 克,冰糖末、熟猪油、白糖、桂花酱各适量。将莲子用开水焯一下,捞出去心,放入大碗中,加白糖和开水,上屉蒸至六成熟时取出,放入蒸锅,置旺火上蒸透,取出备用。糯米煮成饭。碗内抹上猪油,将莲子码入碗内,冰糖末撒在莲子上,另将糯米饭加入熟猪油、白糖、桂花酱拌匀,取大部分放在莲子上摊平,中间稍凹一点,放入豆沙馅,反扣在盘内即成。当点心食用。具有补肾健脾、养心安神的功效。适用于失眠,健忘等。

(4)蜜汁芡实:芡实 50 克,白果 20 克,桂圆肉 20 克,大枣 15

四、睡眠养生方法多

克,蜂蜜适量。将芡实用热水浸泡后冲洗干净;白果去壳,用清水浸泡后剥去外衣;大枣洗净,剔去核。取锅上火,放入清水、芡实,用大火煮沸后改用小火煮软,加入白果、大枣,继续煮至熟透,然后加入桂圆肉、冰糖,略煮即成。当点心食用。具有益肾固精、补脾止泻、养血安神的功效。适用于失眠健忘等。

(5)冰糖猕猴桃:猕猴桃 250 克,冰糖适量。将猕猴桃洗净,去皮,切成块,置于碗中,放入冰糖,上屉蒸至猕猴桃肉熟烂,取出即成。佐餐食用。具有解热止渴、和胃降逆的功效。适用于头晕失眠等。

60. 助眠的菜肴有哪些

(1)清蒸猪脑:猪脑 1 个,香菇 3 个,食盐、鸡汤、葱花各适量。将猪脑去血筋,洗净;香菇泡发,洗净。将鸡汤倒入大碗,加入食盐、味精拌匀,放入猪脑、香菇、葱花,上屉蒸熟即成。佐餐食用。具有益智健脑,补肝明目的功效。适用于失眠多梦等。

(2)莲子百合煨瘦肉:猪瘦肉 250 克,莲子 50 克,百合 50 克,食盐 3 克,黄酒、味精、葱段、生姜片各适量。将猪肉洗净,切块;莲子去心,洗净;百合洗净。将猪肉、莲子、百合一同放入锅内,加适量的水,再加入葱段、生姜片、食盐、黄酒,用大火烧沸后转用小火煨烂,加入味精即成。佐餐食用。具有养心安神、补脑抗衰的功效。适用于神经衰弱性失眠、记忆力减退等。

(3)百合炒芹菜:芹菜 500 克,鲜百合 200 克,干红辣椒 2 个,食盐 2 克,味精、白糖、黄酒、植物油、葱花、生姜末各适量。将芹菜摘去根和老叶,洗净,放入开水锅中烫透捞出,控净水分;大棵根部(连同部分茎)竖刀批成 2~3 瓣,再横刀切成约 3 厘米长的段。百合去杂质后洗净,剥成片。干红辣椒去蒂、子,洗净,切成细丝备用。炒锅上火,放油烧热,下葱花、生姜末、红干椒丝炝锅。随即倒入百合、芹菜继续煸炒透,烹入黄酒,加入白糖、食盐、味精和清水,翻炒几下,出锅装盘即成。佐餐食用。具有降压安神、养阴润肺、养颜美容的功效。适用于虚火上升、心烦而致的失眠等。

(4)桂圆鸡丁:鸡脯肉200克,桂圆肉20克,小白菜30克,鸡蛋2个,植物油、食盐、白糖、酱油、味精、黄酒、胡椒粉、葱、生姜、蒜、鲜汤、湿淀粉各适量。将桂圆肉、小白菜分别洗净;取一小碗,加入白糖、酱油、味精、鲜汤、胡椒粉、湿淀粉,调成汁;鸡脯肉用刀背捶松,切成1.5厘米见方的小丁,放在碗中,加食盐和湿淀粉拌匀。炒锅上火,放油烧热,倒入桂圆肉、鸡丁,急速炒至鸡肉颜色发白、质干,加入黄酒、葱、生姜、蒜,炒匀后即加入调味汁,再加进在油锅中滑过的小白菜,炒匀即成。佐餐食用。具有补脾益肾、养心安神的功效。适用于失眠健忘等。

61. 助眠的羹汤有哪些

(1)银耳蛋羹:银耳5克,鸡蛋1个,冰糖60克,猪油适量。将银耳用清水泡发,洗净,去蒂,撕成小块,放入锅中,加适量的水,置旺火上煮沸后用小火继续煎熬2~3个小时;冰糖放入另一锅内,加适量的水,置火上溶化成汁,取蛋清,加清水少许,搅匀后倒入锅中搅拌,待烧开后撇去浮沫,将糖汁倒入银耳锅内,起锅时加少许猪油即成。当点心食用。具有养阴润肺、益气生津的功效。适用于失眠等。

(2)藕丝羹:鲜嫩藕500克,鸡蛋(用蛋清)3个,山楂糕100克,蜜枣100克,青梅100克,白糖200克,玉米粉适量。将藕洗净,切成细丝,入沸水锅内略烫后捞出;山楂糕、蜜枣、青梅切成细丝;鸡蛋清打在碗内,加入半量的清水调匀,倒入盘内,放在屉中蒸5分钟,成为白色固体蛋羹。再将以上4种细丝均匀摆在蛋羹上,白糖放在炒锅内,加入适量的清水,熬成糖汁,再加入适量的湿玉

四、睡眠养生方法多

米粉,勾成芡汁,浇在蛋羹上即成。当点心食用。具有补心益脾、止血安神的功效。适用于失眠多梦等。

(3)银耳百合羹:银耳25克,百合50克,去心莲子50克,冰糖50克。将百合和莲子加水煮沸,再加入泡发、洗净的银耳,小火煨至汤汁稍黏,加入冰糖,冷后即成。每晚睡前食用。具有安神健脑的功效。适用于失眠多梦,焦虑健忘等。

(4)山药奶肉羹:羊肉500克,山药100克,生姜25克,牛奶200克,食盐适量。将羊肉洗净,与生姜一同入锅,用小火清炖半天,取羊肉汤400毫升,与去皮、洗净、切成片的山药一同煮熟,再加入牛奶和食盐,待沸后即成。佐餐食用。具有温中补虚,益精补气的功效。适用于失眠等。

(5)百合枣龟汤:龟肉60克,百合30克,大枣10枚。将龟肉切块,大枣去核,百合洗净,加水共煮,加调味品,龟肉熟后即可。喝汤、食肉,每日1次,连食7~10日。具有滋阴养血,益心肾,补肺脏的功效。适用于心肾阴虚型失眠症。

62. 失眠患者如何进行运动锻炼

适合于失眠患者的运动项目多种多样,如走步、跑步、游泳、骑自行车、滑冰、游戏、做操等。一般来说,不经常运动的人开始不宜从事剧烈的运动,运动量也不宜太大,以免过度疲劳,身体不适应,反而影响睡眠。对多数人来说,还是应先从走路、做操开始。睡前2~3小时进行一定的运动,可以促进并加深睡眠。不过,晚上运动的时间也不要离睡眠时间太近,否则将适得其反。

走路要尽可能走得远些,而不是散步,要逐步加快速度,以使肌肉、心脏和肺脏都能得到充分的锻炼。一般认为,16:00~20:00运动效果最好,轻中度运动比大运动量效果好。

除走路、做操以外,也可根据自己的爱好选择游泳、骑自行车、打太极拳等运动项目。这些运动都能排遣有害的紧张情绪,使身体恢复正常的状态,易于入眠。

锻炼要根据每人的体质、体能,选择适量的体育活动。机体经活动后适度疲劳,需要睡眠以恢复和补偿。锻炼后,若能再用温水泡脚并按摩,然后喝一小杯温牛奶,对防治失眠颇具功效。

63. 睡前散步为何能帮助睡眠

睡眠的前提是全身的放松,是精神上、心理上、身体上全面的放松。要做到全身的放松需要有一些准备活动,想使精神上放松就得放弃一些冥思苦想的专业技术性的钻研,在入睡前不要再去琢磨科研题目或企求解答一道难解的数学题,而代之以轻松活泼的想法,如听一段轻音乐,哼一首自己喜欢的曲子,看一段喜剧等等。心理上的放松则是放弃一些对自己心理上有压力的考虑和想法,而代之以平常心。

身体上的放松可以做些运动,现在已经有不少人在晚餐后或入睡前散步、小跑步、遛狗、打拳、扭秧歌等。这些活动可以锻炼身体,娱乐身心,社会交往。如果条件许可,坚持这样做是有利的。当然,做这些运动并不是让你去跑100米,和别人比赛;也不是去打一场激烈的篮球或足球赛,这样反而会使大脑兴奋起来。这里指的睡前做些运动是做自己感到力所能及的运动,尤其是老年人一定要注意这一点。

睡前散步之后,由于肌肉小量活动,血流通畅,而且脑内血流因为流向肌肉而相对减少些,这样易于入睡。同时在散步的过程中,精神也放松了,许多心理上压力较大的事想得也少了,就更能帮助睡眠。

四、睡眠养生方法多

64. 经常失眠的人如何做入眠操

(1)立正,两臂前平举。深吸气,最后屏息,两臂尽量伸直;双手握拳,使肌肉紧张起来。口中数数直到两臂颤抖,默念:"紧张起来了"。呼气,上体前倾,下垂双臂来回摆动,肌肉放松。默念:"放松了"。

(2)立正,两臂屈肘侧平举,双手握拳于胸前。双臂、肩带及面部肌肉紧张。默念:"紧张起来了"。身体前俯,双臂垂直下垂,双手交叠。默念:"放松了"。

(3)提踵站立,双臂上举,双手相握。深吸气,全身肌肉紧张,数数,直到肌肉颤抖。默念"紧张起来了"。呼气,深蹲,头自然前倾,双臂放松。默念:"放松了"。

(4)坐姿,双手置于膝上。深吸气。双手用力压大腿,双腿用力压地面。肌肉紧张,数数,一直数到颤抖。默念:"紧张起来了"。呼气,放松。默念:"放松了"。

(5)仰卧,屈髋,屈膝,大腿靠向腹部,双手抱膝。吸气,抬头,紧张,数数。默念:"紧张起来了"。呼气,放松,放下两腿伸直身体。充分体会肌肉疲劳后放松的愉快感。默念:"放松了"。

(6)坐姿,一手放在太阳穴处,头靠着手直到颈部肌肉疲劳。然后放松,同时用手按摩颈部。

(7)收颌,使面部肌肉紧张,然后放松,按摩面部。

做完操后,会感到心神安宁,并有嗜睡感,此时可以做入眠前的准备。

65. 经常失眠的人如何做睡前保健操

(1)甲端摩头:即两手食指、中指、无名指弯曲成45°,用指甲端以每秒钟8次的速度往返按摩头皮1~2分钟。此法可加强头皮供血,增强血液循环,加速入眠。

(2)双掌搓耳:即两手掌拇侧紧贴前耳下端,自下而上,由前向后,用力搓摩双耳1~2分钟。此法可疏通经脉、清热安神,防止听力退化。

(3)双掌搓面:即两手掌面紧贴面部,以每秒钟2次的速度用力缓缓搓面部所有部位1~2分钟。此法可疏通头面经脉,促睡防皱。

(4)搓摩颈肩:即两手掌以每秒钟2次的速度用力交替搓摩颈肩肌肉群,重点在颈后脊两侧1~2分钟。此法可缓解疲劳,预防颈肩病变。

(5)推摩胸背:即两手掌面拇指侧,以每秒钟2次的速度,自上而下用力推摩后背和前胸,重点在前胸和后腰部,共2~3分钟。此法可强心、健腰、疏通脏腑经脉。

(6)掌推双腿:即两手相对,紧贴下肢上端,以每秒钟1次的频率,由上而下顺推下肢1分钟,再以此方法顺推另一下肢1分钟。此法可解除下肢疲劳,疏通足六经脉。

(7)交换搓脚:即右脚掌心搓摩左脚背所有部位,再用左脚心搓摩右脚背所有部位。然后用右脚跟搓摩左脚心,再用左脚跟搓摩右脚心,共2~3分钟。此法可消除双足疲劳,贯通气血经脉。

(8)叠掌摩腹:即两掌重叠紧贴腹部以每秒1~2次的速度,持续环摩腹部所有部位,重点为脐部及周围,共2~3分钟。此法可强健脾胃,促进消化吸收。

睡前保健操可防衰老,通血脉,助睡眠,长期坚持可促进周身代谢,对防病益寿有积极的促进作用。施法时需闭目静脑,心绪宁静,舌尖轻顶上腭,肢体充分放松,前7法可采用坐位操作,最后一法可仰卧操作。施用8法应紧贴皮肤操作,渗透力越强效果越好。全操时间共12~18分钟,年老体弱者可施法12分钟,年轻体壮者

四、睡眠养生方法多

连续施法18分钟,施法后肢体轻松,应安然入眠。

66. 经常失眠的人是否还应坚持晨练活动

充足的睡眠是消除疲劳和使第二天精力充沛的主要措施。失眠是件很痛苦的事,许多人都遇到过,但他们对待失眠的方法与态度却不尽相同。有的人夜间睡不好,早晨就有意识多睡一会儿,认为对保持当天的精力不足可能有好处。其实这样做并不科学,一来没能消除引起失眠的根本原因,而且容易消磨人的意志,引起忧愁和烦躁情绪,加重失眠。

造成失眠的原因有许多,缺乏体力劳动和健康运动是一个常见的原因。睡不着觉的人若能坚持早起跑步、做操、练太极拳等,经过一段时间的体育运动,将对神经系统的兴奋和抑制过程起到良好的调节作用,为恢复正常的睡眠建立良好循环,可从根本上消除失眠。当然,要建立这一良性循环,可能会有曲折和反复。开始晨练的几周内,多由于身体的不适应,可能在睡眠方面不会有改善,甚至失眠加重,但只要坚持下去,逐步摸索出适合自己的运动量和有效的方法,几周乃至几个月后睡眠一定会得到改善。可见,经常睡不着觉的人早晨不要睡懒觉,一定要坚持晨练活动。

67. 经常失眠的人做运动调养时要注意哪些事项

经常失眠的人可做的运动有很多种,但无论采取何种运动方法,都应在医师的指导下,以自主性功能锻炼为主,合适的运动量和运动方式是保证运动疗法安全有效的关键。要根据患者的年龄、体质及病情的不同,选择相应的运动方法和运动量。

运动调养动作的准确性是获得良好疗效的保障。不正确的动作和姿势,不但起不到防病祛病的作用,而且有可能加重原有的疾病。掌握循序渐进的原则,运动量要由小到大,选择的动作要由简单到复杂,运动的时间要由短到长,尤其是针对某些难度较大的动作,更应反复练习,多下功夫,日积月累,循序渐进。

在进行运动疗法时,要注意适应四时气候的变化,及时增减衣服,天凉时要注意保暖。在场地的选择上,要避开风大的地方,选择无风向阳处,以防风寒侵袭。

要获得预期的疗效,达到强身健体的目的,千万不可三天打鱼,两天晒网,一定要有恒心、有信心、有决心、有耐心,坚持天天练,月月练,只有持之以恒,坚持锻炼,才能达到治疗的目的。

68. 哪些心理容易引起失眠

(1) 害怕心理:人的大脑皮质的高级神经活动有兴奋与抑制两个过程。"怕失眠,想入睡",本意是想睡,但"怕失眠,想入睡"的思想本身是脑细胞的兴奋过程,因此越怕失眠,越想入睡,脑细胞就越兴奋,故而就更加失眠。

(2) 自责心理:有些人因为一次过失后,感到内疚自责,在脑子里重演过失事件,并懊悔自己当初没有妥善处理。白天由于事情多,自责懊悔情绪稍轻,夜晚在自责、懊悔的幻想与兴奋中,久久难眠。

(3) 期待心理:是指期待某人或做某事而担心睡过头误事,因而常出现早醒。早上要赶火车、飞机,往往容易早醒。也有的人在晋升、职称评定、分房结果快要公布前,往往也处于期待兴奋状态,难以入睡。

(4) 冲突心理:有的人受到突发事件刺激后,不能做出正确的反应,手足无措,不知如何是好,以致晚上睡觉时也瞻前顾后,左思右想,始终处于进退维谷、举棋不定的焦急兴奋状态。

四、睡眠养生方法多

(5)多虑心理：一些人由于童年时受到丧失父母、恐吓、重罚等创伤刺激而感到害怕，出现了怕黑不能入睡的现象，虽然随着年龄增长逐渐好转，但成年后他们往往多思多虑，一旦受到某种类似儿童时期的创伤性刺激，就会使被压抑在潜意识中的童年创伤性心理反应再现，重演童年时期的失眠现象。

(6)"做梦有害"心理：不少自称失眠的人，不能正确看待做梦，认为是睡眠不佳的表现，对人体有害，甚至有人误认为多梦就是失眠。这些错误观念往往使人焦虑，担心入睡后会再做梦，这种"警戒"心理往往影响睡眠质量。其实，科学已证明，每个人都会做梦，做梦不仅是一种正常的心理现象，而且是大脑的一种工作方式，在梦中重演白天的经历，有助于记忆，并把无用的信息清理掉。梦本身对人体并无害处，有害的是认为"做梦有害"的心理，使自己产生了心理负担。

69. 为什么失眠要和抑郁一起治疗

有一项研究显示，抑郁与失眠和日间嗜睡存在稳定的关联，并且失眠是抑郁及焦虑症的诊断性症状。研究还表明，睡眠障碍可能是临床抑郁的普遍早期症状，是诱发抑郁的直接病因。专家提醒，注意睡眠卫生有助于改善失眠。

在众多导致失眠的原因中，精神因素所占的比例是很大的。长期失眠会引起情绪的变化，如在睡觉前会出现明显的焦虑情绪，担心是否能入睡，总为是否吃药而犹豫，本想尽量控制不吃药，一旦不能入睡又产生更加强烈的抑郁。

此外，由于失眠会使人精力不足、精神萎靡、注意力不集中、情绪低迷，所以整个人就会变得急躁、紧张、易发脾气，尤其是长期慢性失眠会给患者造成一定程度的"消极心态"，也就是抑郁状态。而在有关的数据统计中发现，抑郁症患者有 90% 都伴有失眠问题,主要以早醒、醒后难以再入睡为主要症状。而反过来说,平时的精神紧张、心情抑郁、生气和愤怒又都会引起失眠,可谓恶性循环。

正是由于抑郁与失眠的相互依存,所以在治疗时也需要综合考虑。例如,在失眠患者的诊断和治疗过程中,医生就会关注患者的情绪状态,一旦发现有抑郁问题,就需要对此进行治疗。当抑郁症治愈后,失眠的症状也自然会随之改善。反之,失眠的患者则要同时关注情绪,情绪处理好,治疗失眠的效果也能加倍。

70. 经常失眠的人如何进行自我催眠

自我催眠法是通过自我暗示把意念集中指向某一目的的方法。用于自我催眠的方法种类很多,如印度的"瑜伽修行法"、佛教的"坐禅观法"、西欧的"渐进松弛法"、我国的"内养功"等,都是通过自我暗示,达到催眠目的的方法。据脑电图分析,催眠处于睡眠与觉醒之间,无怪乎有人称之为梦幻状态。也有人认为,催眠状态犹如聚精会神做某件事的情景。美国的一位催眠专家认为,催眠术只是将人们分散在各处的精力和思想聚集起来,这并不是处于昏迷状态,也不是处于睡眠状态,而是像那种当你聚精会神地沉浸在一种工作或阅读一本小说时几乎难以听见别人对你所说的话而已。

这里介绍一种瑜伽松弛入静法:"脱下你的上衣和鞋子,解下腰带和领带,如有眼镜也请摘下,伸直身子躺在床的褥垫上。抬起胳膊,一直超过头部。伸直双腿,尽量坚挺全身。然后,迅速把手放到你的两胁,让全身放松。闭上眼睛,首先把精神集中在两脚的脚尖上,然后,让脚尖放松。请想象你的脚、膝盖、大腿都舒适地浸泡在水中,这样一来全身肌肉都放松了。接着放松背脊和两肩,然后放松胳膊、手、指头和下巴,脸上的肌肉也放松。现在,请你想象

四、睡眠养生方法多

你的身体渐渐沉重起来,终于深深地陷在褥垫中。这样一来,你已感觉不到自己的重量,就这样保持两三分钟,完全放松了,心情十分舒适。请想象你是一朵云彩,一朵特别轻盈、万念俱空的、飘浮在辽阔蓝天上的云彩。随着上述意念的不断深入,身体的不断放松,被催眠者不久即可入眠。

71. 如何写睡眠日记

睡眠日记是国际公认的辅助检查睡眠疾病的方法,而每天记睡眠日记本身,对一部分失眠患者说来就是一个行之有效的疗法。因为大部分人的失眠与心理、精神因素有关,患者通过检查或分析自己的睡眠日记,可对自己的睡眠情况有一个全面客观的了解,从而可消除或减轻自己对失眠的担心、焦虑和恐惧,并有助于养成良好的睡眠卫生习惯。还有部分假性失眠患者,通过记睡眠日记,可发现自己为之担心、焦虑的所谓睡眠不良其实并不存在,从而能够自发缓解失眠及其导致的焦虑症状。睡眠日记包括以下内容。

(1)晚上什么时间上床?上床熄灯后多久才入睡?一周有多少次发生入睡困难?

(2)入睡后是否经常觉醒或惊醒?一个晚上发生几次?

(3)醒来能否很快再入睡?或多久时间才能再入睡?

(4)有无多梦或出现噩梦?是否认为这是引起失眠的主要原因?

(5)清晨什么时间醒过来?醒过来后能再入睡吗?多久才能再入睡?

(6)整晚总睡眠时间有多久?

(7)是否有打鼾声?

(8)白天是否嗜睡或有不舒服的感觉?

(9)醒过来后,何时离开床铺?

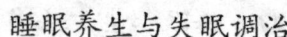睡眠养生与失眠调治

(10) 与上周比较，昨晚睡得如何？

(11) 醒过来后，感觉是否睡得充足？精神是否饱满？白天是否小睡或打瞌睡，时间多久？是否服用安眠药，药物名称，服用时间，剂量多少？是否吸烟、喝酒、喝茶、喝咖啡、喝可乐及服用兴奋药，时间与剂量有何关系？

72. 急性失眠患者如何进行心理治疗

急性失眠作为一组临床综合征，指新近发生持续仅几日、几周，以入眠难为主，常伴有睡眠延续困难的睡眠障碍。急性失眠的人往往伴有严重的焦虑，这种焦虑起源于对失眠本身和失眠后果的担心。焦虑与失眠互为因果并导致失眠的加剧。

无论何种因素引起的急性失眠，有针对性的病理治疗应居举足轻重的地位，尤以躯体疾病、脑器质性疾病和心理障碍的失眠为多见。心理治疗主要适用于社会心理因素引起的急性失眠，作用在于消除或淡化心因，抑制精神性兴奋，消除继发性焦虑，摆脱心理冲突，以恢复自然睡眠的生物节奏。心理医生要耐心倾听患者的陈述，以了解其病因、失眠的主观体验和对失眠的态度。倾听过程中，不要打断患者的话，让他把话说完。因为倾诉和倾听本身是心理治疗的重要环节。许多患者倾诉内心的隐衷时，往往和盘托出，甚至声泪俱下，大哭一场为快。应细致地进行体格检查（包括必要的实验室检查）和精神检查，这不仅有助于发现患者心理障碍的症结，更有助于建立相互信任的医患关系。心理医生可同患者一起寻找致病原因，认识和分析心因，消除心因或淡化心因引起的应激。用科学的道理阐明心因是如何导致失眠的。许多患者在急性失眠之初，并不能明确地认识到心理因素与失眠的关系。

焦虑在失眠的发生发展过程中起了推波助澜的作用。失眠患者的焦虑常继发于失眠，也可能源于内心冲突。焦虑与失眠相互

四、睡眠养生方法多

影响,必将加重失眠。医生的责任是让患者认识到失眠无非是睡眠-觉醒周期的暂时性失调,对人体并无重要的损害,既不会破坏脑细胞,使人变成痴呆,也不会使人精神失常。指导患者按自然规律行事,切勿焦躁,真正横下一条心,做好充其量整夜不寐的心理准备,心也就很快地入静,精神兴奋逐渐消除,睡眠悄然降临,正常睡眠节奏不难恢复。反之,如心烦意乱,思虑过多,干脆起床活动,跑步强迫计数、看书等,企图用增加身体负荷来制造疲劳诱导睡眠,往往事与愿违。焦虑过重的人如适当辅以普萘洛尔和地西泮治疗,常会收到事半功倍的效果。

73. 经常失眠的人如何采用行为疗法

行为疗法主要有如下几种,可单独应用,也可综合运用。但都要求长期坚持,一般要进行1~3个月以上。

(1)刺激控制疗法:主要适用于严重入眠困难的慢性失眠患者。这些患者因入眠困难往往上床较早,试图强迫自己早早入眠,但实际上却事与愿违,越想早点睡就越睡不着,焦虑烦躁,以致恶性循环,甚至彻夜不眠。刺激控制疗法要求患者不要早上床,只有在困意来临时才上床;如果上床后15~20分钟不能入眠,则要起床到其他房间去活动活动,如看书、看电视、织毛衣、做家务等;但要避免进行使人高度兴奋的活动,如下棋、打扑克等。当再次感到困倦时再上床,如15~20分钟仍不能入眠,则再起床活动,如此反复,直至入眠。进行刺激控制疗法时,严禁患者在床上从事各项活动,但性活动不受限制。

(2)睡眠限制疗法:主要适用于那些夜间常常醒来或睡眠断断续续的严重慢性失眠患者。这类患者首先要对自己平时的睡眠进行评估,获得每晚睡眠的平均小时数,然后把自己在床上的时间限制在这个数值。例如,估计平均每晚睡4个小时,就规定自己每天

2:00上床,6:00起床。数天后,当每晚在床上的大部分时间为睡眠时间时,开始增加床上时间,改为1:30上床,仍为6:00起床。当床上时间又大部分为睡眠时,再次提前30分钟上床,以增加床上时间,这样逐渐达到正常睡眠时间。睡眠限制疗法要求患者每天早上在规定时间起床,即使夜间睡眠不好,也要按时起床,中午不要午睡。

(3)松弛疗法:适用于各种原因引起的入眠困难或夜间醒后难以再睡的失眠,既可用于偶尔发作的失眠,也可用于慢性失眠症,对伴有焦虑的失眠症效果更好。松弛疗法通过逐步放松精神和肌肉,诱发入眠,大多数患者在实施松弛疗法的过程中就睡着了。

初学者要学会放松肌肉的技术。首先,体会一下放松的感觉:紧握右手拳头,并持续5~7秒钟,注意体验有何种感觉,尤其是体验不舒适感;接着,很快将手放松,注意紧张与放松之间有什么差别,好好地享受一下肌肉松弛的滋味,持续15~20秒钟,此时可有手臂温暖感。在了解放松感觉后,再练习不经紧张而直接放松肌肉和自然地放松全身肌肉。

掌握放松肌肉技术后,就可以用于治疗失眠症。方法是:晚间上床或夜间醒来难以入眠时,放松精神,排除一切杂念,把全部的感觉集中在肌肉放松过程上,并注意享受这种平静而舒适的滋味;对放松的肢体有一种连动也不想动一下的感觉。一般可按左肩、左臂、左手、左手指、右肩、右臂、右手、右手指、胸、背、腰、臀、左大腿、左小腿、左脚、右大腿、右小腿、右脚、头、面、须的顺序进行,这一过程做得越细致越好。完成全部放松所需的时间不受限制,依个人具体情况而定,但不宜过快,重点是体会放松的感觉。

在放松肌肉时,默念某些话,如"我累了,浑身都没有力气,需要休息""紧张消除了""松……松……松……""完全松弛了"等,有助于放松过程。当尝试松弛疗法时,自然会体会到该疗法的妙处,将不会再因入眠困难而烦恼。

四、睡眠养生方法多

对于特别顽固的失眠患者,可以综合运用上述3种方法。具体做法是:建立每天最小睡眠量,不要过早上床,仅在有睡意时才上床,而每晨起床时间保持一致。上床前不要进行兴奋性较强的活动。不要在床上从事非睡眠性活动,如看电视、阅读、进食等。如15分钟内不能入眠,则离开床,当有睡意时再睡。白天不午睡。上床后或夜间醒后进行精神和肌肉放松练习。病情好转后,可逐渐延长睡眠时间,直至恢复正常睡眠。

在实施行为疗法时,要求在下午和晚间不喝浓茶和咖啡;酒精可破坏睡眠结构,导致夜间觉醒增多,所以嗜酒者要尽量减少饮酒量。

特别严重的失眠患者,在实施行为疗法的开始阶段,可应用少量镇静催眠药,一周后逐渐减量,直至完全停用,以便用行为疗法完全取代药物治疗,最终达到治愈失眠的目的。

74. 经常失眠的人如何采用放松疗法

放松疗法是借助适当的扭体运动,使肌肉和精神得到放松,以达到治病保健的目的。此法起源于中国古代的胎息、导引及印度的瑜伽等。近年来,美国、印度已对此法进行了深入研究,并加以推广应用。这种疗法是通过学会随意神经的放松,间接地来调节(包括心脏、动脉等在内)内脏系统。练习时,取自然仰卧姿势,两手伸直、放松,手掌向下,稍许离开身体一些。

(1)左臂放松

①为了体会发生于肱二头肌上的收缩感,取仰卧姿势,一边弯曲左肘,一边慢慢地把左臂向上抬起,并使手背向前臂靠拢。若按压患者的腕部、抬起肘部,肌肉感觉会更强。这种感觉不是肌腱的疼痛而是紧张,重要的还不只是紧张,而是要体会到"紧张的感觉"。如果理解了这种紧张感觉后,就使上举的前臂松动,以手臂

本身的重量放下,因为目的是要体会放松的感觉。所以这种运动没有必要在短时间内多次反复练习。最重要的是在松劲以后,慢慢地仔细体会放松的感觉。

②与练习肱二头肌的方向相反,肘不离开床,使手臂伸直、用力,能感觉肱三头肌的紧张。

③手掌向上,手臂伸直,在手腕处使手掌弯曲,体会屈肌的紧张。

④把手掌向下,手臂伸直,手腕向上弯曲,去体会与③相反的伸肌的紧张。如左臂已能放松,右臂也以同样的顺序练习。

(2)下肢、臀部、腰部放松

①左脚伸直,使脚踝向底屈,体会腿肚处的紧张。

②左脚伸直,使脚踝向背屈,体会胫部的紧张。

③脚跟不离开床,使左膝弯曲,体会膝窝部的紧张。

④相反,使左膝伸直,体会大腿四头肌的紧张。

⑤仍然使左脚伸直,让脚跟稍微向上抬,体会腰肌的紧张。

⑥左腿伸直,稍许向上抬起,由人托住,向下方弯曲,体会臀部肌肉的紧张。左腿练好后,右腿也以同样顺序练习。

(3)腹、胸、背、肩、颈放松

①绷紧腹部,体会腹肌的紧张。

②深深地吸气,体会胸部到横膈膜的紧张。

③扩展胸部,使背部弯曲,体会背部两侧的紧张。

④左臂向上伸直内旋,体会胸部肌群的紧张。

⑤把两肩向后方拉紧,在肩胛骨处出现紧张。

⑥耸肩,体会肩上部和头颈两侧的紧张。

⑦把头弯向一侧,体会两侧颈部的紧张。

⑧下巴向下,头颈两侧会出现紧张。

(4)眼部放松

①向额皱起眉头,体会整个额部的紧张。

四、睡眠养生方法多

②颦蹙眉头,体会两眼间的紧张。

③紧闭眼睛,在眼睑一带会出现紧张。

④头不动,眼睛向右看,有眼部肌肉的紧张。

⑤把手放在患者眼横侧约 2 米处,由一侧向另一侧移动,患者的眼睛随着手的移动,去体会伴随眼球运动的动眼肌的紧张。之后,逐渐地把间隔缩小,最后只以一只手指那样的距离移动去体会同样的紧张。上下方向也以同样的方法练习。

(5)精神活动放松:选择安静的房间,开始闭眼 15 分钟,把上面所练过的放松法,全部练一遍。然后,想象有汽车正从身上开过,用眼去追踪开过的汽车,来体会眼睑及眼球运动的紧张,再使这种紧张放松。此时,不要努力使想象出来的形象消失,而是把紧张感消除。放松一会儿后,再想象其他的形象同样地进行从紧张到放松的练习。

(6)发语肌放松

①紧闭口,从下颌到太阳穴出现紧张感。把口张大,体会耳前的紧张。

②把两唇启开,露出牙齿,在颊部出现紧张。

③两唇缩成圆形,发"喔"音,在嘴唇出现紧张。

④把唇缩回,在舌和颚的后部发生紧张。

⑤发出声音,数 1 到 10,声音渐渐小下去,每次发音时,笼统地体会舌、唇、额、咽喉、胸部、腹部的紧张,把各部位放松。最后,仅以想象数读来记忆这种紧张感,并使其放松。

(7)放松法的计划:左臂每天 1 小时或更长些,约练习 6 天,然后加练右臂,时间同上,依次加练左、右腿各 9 天,躯干 3 天,颈 2 天,前额、眉、两眼各 1 天,视觉形象 7 天,颊 1 天,颚 2 天,唇 1 天,语言器官 3 天,想象语言 7 天。

睡眠养生与失眠调治

75. 经常失眠的人如何采用行为矫正疗法

（1）首先是在自己思想上应该有足够的信心和对各种现象（如症状反复等）的出现有足够的精神准备，这是保证疗效的基础。

（2）下午和晚上不喝茶，上床前30分钟停止脑力活动，不抽烟，做好睡觉的准备（如把被子、褥子铺好，洗脸，刷牙等），到室外活动10～15分钟。这种活动应根据自己的体力及具体条件来安排。如有条件的，可在浴盆中用32℃～35℃水全身浸泡20分钟，或者到室外走动以活动肢体，或者上下楼梯几次，或者用热水泡脚等等。在这期间，不要与他人谈论工作，自己也不要去想工作或去做别的事。

（3）上床前不要给自己任何暗示，如"我今晚可能会睡不好""今晚不要失眠"等之类的想法。上床后，也不必强迫自己"快点入眠"。因为事实上这是强迫不了的。相反，越强迫自己入眠，越不能睡，也不要强迫自己"不要想事"。这种"强迫"是毫无用处的，也不要时时看表，去计算已经上床多久了。因此，最好把手表摘下放在桌子上，也不要放在枕头下，因为那些失眠症患者枕头下手表滴答的声音有时反而使他不能入眠，而且手表放在枕头下也容易使他忍不住取来看看上床多久了。

（4）上床后，如果感到脑子特别清醒毫无睡意，那么就立即起床工作，直到感到有些倦意时，再关灯上床。若是住在集体宿舍的学生，此时可以到室外去活动或看书，以免影响他人。

（5）上床后，如出现倦意，但是脑子却还老是想一些事，摆脱不了，就随他去，尽量保持平静。一般这时想的都是一些比较零碎和片断的事，就不要去把它们连起来系统化，更不要去思索"为什么是那样的，不是这样的"。如果中间思路断了，也不要去回想，更不要强行记忆或者仔细思索什么复杂问题。

四、睡眠养生方法多

（6）上床后，把肢体摆在你认为最舒适的位置上，双眼半闭，轻轻地呼吸，让全身肌肉放松，眼睛可以固定注视一点，可以轻轻地提示自己："我的手臂感到沉重无力了，脚也无力了，要睡了"；或者使自己轻轻地打呵欠，此时再想象一个十分寂静的环境，这样不久就会慢慢地进入梦乡。

此时关键是放松肌肉。要学会放松肌肉，先是头部、枕部，然后是上肢、腹部，最后是下肢。放松的标志是抬不起，手脚移动都感到很沉重，但是感到舒适，同时思想上也要放松。

（7）每天定时起床，在开始时，起床时间可以早一点儿，如规定早晨5:00，到时候一定起床，即使是被闹钟叫醒的，当时仍感到昏昏欲睡，也要立即起床，即使当晚只睡了3~4小时也要起来。起床后，如果有条件，冬天洗个温水澡，夏天洗个冷水浴，或者用冷水（冬天用温水）洗脸、冲头，然后到室外去活动，再照常上班工作。

（8）在治疗期间不睡午觉，早起可以喝浓茶1杯。如果有午睡习惯，中午做些轻体力劳动或者打打球。下午如果感到头昏或倦怠时，可用温水洗脸冲头，但不要睡觉。

（9）晚上入眠后，如果中途醒来，不要睁开眼睛，轻轻地翻个身再睡，不要开灯看表。有晚上起床小便习惯的，小便后立即再睡，不要吸烟或做其他任何事情；如果小便后脑子清醒不想再睡了，就按第四条的办法；如果已经快到规定起床的时候，那么就按照第七条的办法，索性起床进行各种活动，而不要在床上等待天亮。

76. 听古典音乐能助眠吗

专家指出，选用中外古典音乐可有效助眠，如西洋古典音乐的《摇篮曲》《小夜曲》，民族乐曲则首推《二泉映月》《渔舟唱晚》。可根据失眠病因和个人体质的不同，有针对性地选用中国传统音乐调式的五音阶"宫、商、角、徵、羽"来进行治疗。中医学认为，音乐通过影响相应的情绪,进而影响到脏腑功能。因脾胃不好而失眠者可采用宫调(即以音符"1"为基音)古乐。心肾不交、阴虚火旺者可采用羽调(以音符"6"为基音)音乐,如《出水莲》。肝气郁结、抑郁者可采用角调(以音符"3"为基音)音乐,如古琵琶曲《春江花月夜》。《二泉映月》《渔舟唱晚》属于商调,与肺对应,可解悲伤。

情绪抑郁者尤其是女性,临睡前先听节奏强烈的鼓曲配合运动宣泄郁结情绪,然后听《春江花月夜》,再听《渔舟唱晚》。每周采取3次音乐疗法即可,每次持续30~60分钟。如果因为经常上夜班导致睡眠障碍,听音乐顺序应与前者相反,且最好在午后进行。

77. 花香能助眠吗

现代研究表明,各种花香由数十种挥发性化合物组成,含有芳香族物质,包括酯类、醇类、醛类、酮类和萜烯类等。这些物质能够刺激人们的呼吸中枢,从而促进人体吸进氧气,排出二氧化碳。充分的氧供应给大脑,能够使人保持较长时间旺盛的精力。有研究表明,花草繁茂的地方,空气中的负氧离子特别多,可以调节人的神经系统,促进血液循环,增强免疫力和机体活力等。同时,在花溪中漫步1个小时就能呼吸1 000升花味空气,这些花味空气对醒神健脑大有裨益。蜜蜂能够连续长距离飞行而不知疲倦,这与它每天呼吸高能营养的花味空气有关。有些国家建立专门医院利用花香治疗哮喘、冠心病、高血压、神经性官能症、精神病及流感等疾病,效果甚佳。近年来,日本流行以鲜花所具有的"气"来养心愈疾。其实,我国古代就对居室的花草树木有相当挑剔的选择,这不仅仅是一种文化倾向,而且是一种健康需求。

心理学家发现,人的嗅觉对花味空气十分敏感。花还能够调节人的情绪,丁香的气味使人沉静、轻松;紫罗兰和玫瑰花香使人心情愉快。花香疗法就是根据不同的身心需要,来选择不同的花

四、睡眠养生方法多

卉品种。菊花、蔷薇、百合、香豌豆花等花香,具有松弛神经、减轻精神紧张、解除身心疲劳等治疗神经系统疾病的功效。另外,花的各种色调,从视觉上给人以纯洁、高雅、愉悦的感觉。错落变化的花枝,给人一种视觉空间的活泼美感。置身于花的世界使人顿感心旷神怡,一切烦恼和疲劳都可置之度外。

然而,同任何事物一样,花香过量则有害。花味空气过于浓郁,氧含量相对减少,反而刺激人们过度换气,使血液中氧含量降低,会出现头痛、头晕、恶心等症状。部分过敏体质的人,受到有些花粉的刺激,会出现过敏性哮喘、过敏性鼻炎,应避免接触。

78. 怎样用搓手摩面法改善睡眠

经常搓手、摩面,不仅可以改善睡眠,并且还能够使手指更加灵活,促进手与面部的血液循环,消除表皮衰老的角化细胞,改善皮肤呼吸,增加汗腺及皮脂腺的分泌,从而使皮肤更为紧缩,有助于增加皮肤的弹性和活力,防止细小皱纹的产生,延缓皮肤的衰老,达到驻颜美容的目的。

搓手时,双手相互搓摩,摩擦手掌、手背、手指、手腕等部位,至全手发热。全息生物医学认为,手掌和第二指骨都是整个机体的一个缩影。中医学认为,人体十二经络中有六条经络(手太阴肺经、手厥阴心包经、手少阴心经、手阳经大肠经、手少阳三焦经和手太阳小肠经)循行到手上。所以,经常搓手,能直接或间接地对全身各个脏腑组织器官进行按摩,从而有效地防治各种疾病。其中失眠就是适应证之一,即使是没有患失眠,也能有效地改善经常搓手者的睡眠。

摩面的方法是将两手掌搓热以后,再用两手掌从额部顺着鼻子的两侧擦至下颏,再向上经过两腮回至额角,轻轻摩擦转圈36次。全息生物医学认为,面部也是整个机体的一个缩影。中医学认为,面部和体内五脏六腑具有密切的对应关系:左腮对应肝胆,右腮对应肺和大肠,额上对应心和小肠,鼻部对应脾胃,下额对应肾和膀胱。因此,经常摩面也能对五脏六腑进行有效的按摩,以维持或促进它们的生理功能,从而防治五脏六腑的疾病,其中失眠也是摩面法治疗的适应证之一。

搓手、摩面的健身法可于每天早晚各进行1次,也可在工作之余,茶前饭后,或谈笑之时进行,尤其是中老年人及女性更为适宜使用本方法来帮助睡眠。

79. 睡眠时能张口呼吸吗

有些人在睡觉时喜欢张口呼吸,这样做对健康有一定害处,应予纠正。孙思邈在《千金要方·道林养性》中说:"暮卧当常习闭口,开即失气,且邪从口入,久而成消渴及失血色。"要求人们在暮色降临,卧于床上,要闭起口用鼻子来呼吸,不可张口喘气,不然的话会引发一些疾病的发生。这话讲得非常合乎科学道理。因为鼻孔中有鼻毛,可以挡住灰尘污物,能对吸入的空气起过滤的作用。如果张口呼吸,不仅空气当中的尘埃容易吸入呼吸道,并且气流在口咽往返,醒来后会使人口干咽燥,甚至会引发许多呼吸道的疾病。

有的养生家对夜卧张口呼吸的害处看得更为严重。如清代初期著名养生家石成金在《长生秘诀》一书中说:"夜卧习闭口,最是固养元气。若开口,则走失元气,且邪恶从口而入,又生血绝诸症。凡夜卧开口,其牙齿为出入之气所触,后必病齿,但睡而张口者,牙齿无不早落,可以验之。"石氏以自己的临证经验告诫人们夜卧张口,不仅损伤元气,容易引起面色失润、头晕目花、四肢清冷、脉来空虚的血脱症候,并且还能引起牙齿不固,过早脱落,理应引起人们的高度重视。

四、睡眠养生方法多

但有些人是由于鼻息不够畅通而被迫张口呼吸的,要及时地去医院检查治疗。

80. 为什么要"卧如弓"

"卧如弓"是经常挂在人们嘴边的口头禅,说的是睡眠时侧卧的姿势。为什么睡觉时要"卧如弓"?其中确有一定的科学道理,我们不妨来分析一下。

睡眠的姿势有仰卧、俯卧、侧卧等多种。仰卧位是最为常见的睡卧姿势,古人称这种睡眠姿势为"尸卧",即死人的卧姿,这种称谓虽说不雅,但四肢可以自由伸展,体内的各个器官也较为舒适。不过仰卧位时不利于全身的充分放松,尤其是腹腔内压力较高时容易使人产生憋得慌的感觉。俯卧时可阻碍胸廓扩张,影响呼吸,并且可使心脏受压,是一种不利于健康的睡眠姿势,不宜采取。侧卧时,双腿微屈,全身易于放松,有利于解除疲劳,尤其是采取右侧卧位时,既不至于对心脏产生压迫,同时也有利于胃内食物向肠内输送,是最佳的睡眠姿势。古代养生学家也是主张睡眠时以侧卧为宜。《千金要方·道林养性》中指出:"屈膝侧卧,益人气力,胜正偃卧。按孔子不尸卧,故曰睡不厌卧,觉不厌舒。"说的是屈膝侧卧胜过正面仰卧。由于孔子不主张"尸卧"(即正面仰卧),所以他说睡卧时不怕弯身屈腿,醒过来时不怕舒展肢体。

正是由于睡卧时将躯体侧弯成弓形睡得更安稳,更有利于健康,所以有"卧如弓"之谓。

81. 为什么不能伏案睡觉

午休时间,许多人习惯于伏在办公桌上打个盹。这种休息方式是不利于健康的。所以,应尽量少伏案睡觉,以利健康。

睡眠养生与失眠调治

（1）人在睡熟之后，由于全身基础代谢减慢，体温调节功能亦随之下降，导致机体抵抗力降低，特别是在气温较低的冬春季，即使背部盖有衣物，醒来后往往也会发现鼻塞、头晕等症状。同时，当头部枕在手臂时，手臂的血液循环受阻，神经传导也受影响，极易出现手臂麻木、酸痛等症状。

（2）伏在桌上睡觉还会殃及大脑，这是因为此时头部的位置过高，入睡时流经脑部的血液减少，容易引起脑缺血。经常采用这种方式睡眠，势必会因大脑的氧和其他营养物质减少而造成对大脑功能的影响。

82. 如何用音乐助眠

每个人都会有这样的经历：在小的时候，如果睡不着了，妈妈会哼上几首催眠曲，曲子还没哼完，自己就已经睡着了。

（1）音乐能够催眠：临床实践证实，音乐可以调节人的身心健康。音乐声波是一种和谐悦耳且有节奏的频率，通过听神经传到大脑中枢，唤起人们对未来生活美好的憧憬和对幸福的向往。"抱琴看月去，吹笛爱风来。"经常聆听乐曲，人的情感能够得到自由释放，振奋了精神。节奏徐缓的乐曲可产生镇静、安神作用。

确实，音乐能够催眠，不仅对小儿，对成年人也是如此。音乐的节奏、旋律、音调、音色、速度、力度可以影响并调整人的情绪和身体功能。正是由于音乐具有调节身心的作用，美国密执安州立大学于1944年开创了第一个音乐治疗课程，成为现代音乐治疗的开始。此后，音乐治疗作为一种正规疗法被广泛应用。20世纪70年代以来，音乐疗法已成为医学家们重要的辅助治疗手段。

实践证明，音乐也可以用来治疗失眠，并具有令人满意的效果。让失眠的患者听舒缓、轻柔的民乐、轻音乐，能调节心律和呼吸，消除不安和烦躁，使其情绪平稳、放松、安静、心平气和，从而安

四、睡眠养生方法多

然入睡。对于有焦虑、抑郁情绪的失眠患者,听柔和、优美、抒情类的音乐,能够帮助患者排除烦恼和忧虑,缓解焦虑,舒展其紧皱的双眉。有的患者还能跟着乐曲哼唱,这样可忘记忧愁,沉浸在愉悦与放松之中,无疑有助于改善睡前的紧张状态,失眠症状也会好转。

临睡前,来一段柔和、舒缓的音乐对尽快入睡有一定的效果。听到轻松的音乐,就像一个夏夜乘凉的孩子坐在老槐树下静听老祖母讲述美丽的神话故事那样,或者像躺在温暖阳光下的海滩上,心旷神怡,暂时忘记烦恼,心情放松,从而安然入睡。

(2)有助于自我催眠的音乐:选什么样的曲子最有助于睡眠呢?当然是舒缓、轻柔的催眠曲、轻音乐或民乐,不能选粗犷激烈的摇滚乐。国外有一些久负盛名的催眠名作如《催眠曲》《妈妈》《宝贝》等,这些曲目都是为了催眠而作,其改善睡眠的作用已经多年的实践所证明。国内的一些曲目,如《平沙落雁》对睡眠也有帮助,失眠的人可根据自身情况选择。

①有镇定安神的乐曲。如莫扎特、肖邦和施特劳斯的圆舞曲、柴可夫斯基的《花之圆舞曲》、门德尔松的《第四交响曲》、海顿的《小夜曲》等。

②有催眠作用的乐曲。如莫扎特的《催眠曲》、门德尔松的《仲夏夜之梦》、德彪西的钢琴协奏曲《梦》、海顿的《G大调托利奥》、舒曼的小提琴协奏曲《幻想曲》等。

③对忧郁症有疗效的乐曲。如莫扎特的《第40交响曲(b小调)》、西贝柳斯的《忧郁圆舞曲》、格什文的《蓝色狂想曲》、李斯特的《匈牙利狂想曲》、门德尔松的《第三交响曲》等。

④对焦虑症有疗效的乐曲。如韩德尔的组曲《焰火音乐》、圣桑的交响诗《死亡舞蹈》等。

⑤其他参考曲目。如《悲伤西班牙》《意大利女郎》《月夜》《梦之桥》《摇篮曲》等曲目,或沉静舒徐,或恬淡平缓,或情意绵绵,对

睡眠养生与失眠调治

各种失眠症状均有疗效。

（3）音乐治疗失眠的方法：每天进行一次音乐治疗，一般在晚上睡前2～3小时为宜。失眠患者坐于沙发中，持续3～10分钟，平心静气，全身放松，微微闭目，从音乐中寻找感受，也可以随着乐曲哼唱。乐曲选择以个人爱好为主，一般是体现轻松、悠扬、婉转流畅的乐曲，不宜过长，也不宜单用一个曲目，以免生厌。音量不宜过大，以听觉舒适为度，应不超过70分贝。一般以1个月为1个疗程。

此外，音乐疗法可作为一种重要的辅助治疗手段与其他放松方法及助眠措施共同使用。

83. 哪些人需要午睡

对于午睡是否有益于健康，在世界各国的睡眠研究专家之间曾有过争论。现在大多数人的观点是午睡有益于健康。据研究，睡个午觉，哪怕只有15～30分钟，都可大大提高下午的工作效率，功效甚至超过3杯浓茶。此外，国外有资料证明，在一些有午睡习惯的国家和地区，冠心病的发病率比不睡午觉的国家低得多。这与午睡能使心血管系统舒缓，并使人体紧张度降低有关。

（1）从事比较刻板、单调、乏味而又缺乏紧张性的简单重复活动的人，午睡是需要的、合理的。不少人，尤其是脑力劳动者都能体会到，午睡后工作效率会大大提高。国外有的心理学家主张，在上班时间内给坐办公室的文职人员以打盹时间，等清醒后再开始工作，可以提高工作效率。

（2）强度大的体力活动者，如大运动量训练的运动员，重体力劳动的工人、农民等。由于这一类体力活动者在活动时消耗了大量的体力，午饭后安静下来时多数会出现发困想睡的感觉，这时午睡一会儿，可以保证精力旺盛地投入下午的劳动和工作。因此，午

四、睡眠养生方法多

睡对他们来说是需要的。

(3)夏季昼长夜短,晚上炎热,睡觉的时间相对变少。高温季节为了防止中暑,避开每天气温最高的时间办公,有些城市下午要到三四点钟才办公。碰到这些情况,午睡就是非常必要的了。

(4)对儿童而言,午后的小睡并不会影响夜晚的入睡,反而有助于下午的清醒度及情绪的稳定。特别是婴幼儿和学龄儿童,每天生理睡眠的时间需要较长,按照儿童年龄的不同,安排足够的午睡时间,对儿童的发育成长是有益的。

(5)对那些体弱、有慢性病的人,尤其是上了年纪的老年人来说,午睡也常常是必不可少的。因为患者全身器官的整体功能下降,体力恢复比健康人慢,睡眠的时间就要相应增加,午睡就非常必要了。

84. 如何让午觉睡得安稳又有利于健康

(1)不要饭后立即睡:刚吃完饭,消化器官正处于工作状态,此时午睡会降低消化功能,长期这样会引发胃病,同时也影响午睡的质量。应于饭后10~30分钟再睡。

(2)要在床上睡:不要伏案或靠沙发、椅子而睡,这会造成吸入氧气不足,头部血流量减少而出现"脑贫血"。以手代枕伏案睡觉,会使手臂的血液循环受阻,神经传导也受影响,极易出现手臂麻木、酸痛等症状,甚至还可能影响美容。此外,伏案睡觉还会压迫眼球,对眼睛造成不好的影响。

(3)选择环境:不要在喧哗的场合午睡,以免影响睡眠质量。也不要在屋檐下、过道里睡,因为入睡后体温下降、肌肉松弛、毛细血管扩张、汗毛孔张大,易患感冒或引发其他病症。

(4)午睡时间以30~60分钟为宜:研究认为,人的睡眠分浅睡眠和深睡眠两个阶段,是周期性循环交替。一般人在入睡80~

睡眠养生与失眠调治

100分钟后,便由浅睡眠进入深睡眠阶段,如果在此时醒来,就会感到周身不舒服而更加困倦。这种感觉短则十多分钟,长则半个多小时才能消失。就一般人而言,每个人可根据自己的职业、劳动强度、个人差异而适当控制午睡时间,以午睡后的自我感觉良好为标准来决定午睡的时间。

(5)根据需要午睡:午睡是调节人体生物钟的手段,要顺其自然。只有需要午睡再去睡,千万不要强迫自己午睡,更不能为午睡而服安眠药。

85. 如何巧用深呼吸助眠

深呼吸催眠法是指失眠患者通过深呼吸来达到催眠目的的一种方法。这种催眠法延长了呼吸的时间,失眠的人身心可得到彻底的放松,又调节了神经,增快的心率开始减慢,心境逐渐平静,失眠者很快安然入睡。据医生介绍,凡接受深呼吸催眠的患者,一般在15分钟左右就能安然入睡,坚持1个月用该法治疗的失眠患者,绝大多数能得到治愈。

(1)要领

①失眠者全身要自我放松,心中不要有杂念,全身心投入,平卧床上,双手放在身体两侧,两眼闭合。

②呼吸时要闭口用鼻,吸气要细要沉,吸足气再呼;呼气时缓慢些,呼尽后再吸气,循环往复。

③掌握好深呼吸的时间,一般宜在15~20分钟,以轻松入睡为度。

(2)注意事项

①保持卧室清新的空气,睡前要开窗换气10分钟左右,否则污浊的空气侵入人体,起不了催眠作用,反而对人体造成伤害。

②有严重呼吸系统疾病患者或身体虚弱者不宜用此方法。

四、睡眠养生方法多

③要注意卧室四周环境,以防光线、噪声影响疗效,使失眠者难以入睡。

86. 如何巧用性爱助眠

性生活不协调是导致夫妻失眠的重要原因。如果一个人处于性欲旺盛期而长期得不到性满足时,神经系统就会处于亢奋状态,抑郁焦虑,烦躁不安,失眠的状态就会来临。这一点女性表现得比男性更为强烈。这是因为男女在性欲、性高潮和性欲消退上有较大差距。男性性欲很快得到激发,性交过程中很快达到高潮,过后性欲很快就消退。而女性达到性高潮需要一个较长的过程,而且性高潮之后性欲犹存。因此,女性性高潮相对男性更难进入和谐完美的状态。正是因为缺少这种完美的性和谐,导致女性经常失眠。用睡眠维持旺盛的性能力,最佳状态是保持7~8个小时的睡眠时间。晚睡者也要保证全天睡眠时间凑足6小时。

男女做爱之后就进入温馨的梦乡,一觉醒来回味起来其乐无穷。性爱是很好的催眠方法。适度的性爱能调节身心疲劳,使人体大脑得到充分休息。难怪有人说:"小别胜新婚。"性交是一种性欲的冲动,呼吸、脉搏、血压均会升高,全身做激烈运动,肉体就会感到疲劳。性交后,男女身心都会比较松弛,更容易很快进入梦乡。

很多年轻夫妇把性生活变成"例行房事",缺乏情调,这属于认识有误。性交之后身体会疲倦,劳累之后自然需要休息。假如性交以后身体仍处于松弛的状态,还没疲倦到非睡不可的状态,最好男女再温存片刻,修复暂时松弛的神经,加上性交获得的满足感,自然就会获得高品质的睡眠。

睡眠与男性性器官的勃起有很大关系。医学研究认为,男性处于快波睡眠状态时,经常做梦,深眠持续30分钟,会有阴茎勃起现象发生。正常男性只要每日睡足8个小时,性能力会大大加强,这是男性性能力、体力保持旺盛和耐久的秘诀。

研究发现,在一次性生活中,女性消耗的体力仅是男性的1/3,于是,怎样让男女在这一共同的过程中都得到充分放松,促进睡眠就成了一个问题。研究发现,最有利于女人睡眠的做爱时间是30分钟,而男人只需3分钟的性爱就能获得高质量的睡眠。因此,男性在性爱中做足前戏和后戏,充分调动伴侣的激情,一方面可以保存体力,另一方面也可以缩短女性性爱时间。性生活后,丈夫可从妻子身后环抱着她入睡,使双方身体充分接触,又不压迫心脏,能让女人产生最大的安全感,有利于促进夫妻感情和睡眠质量。还有一些性爱专家建议裸睡,认为这样人体更放松,还有利于增强身体免疫能力,能最大限度地消除疲劳。

87. 如何用生物钟助眠

生物钟是指生物按时间的变化有节奏调节自己生理活动的本领。

生物钟催眠法是法国一位著名生理医学专家提倡的一种既有效又可行的催眠方法。研究发现,生物界中许多生命现象与自然界的昼夜、季节变更有着密切的关系。例如,蝙蝠夜里飞行、公鸡拂晓啼鸣、猫头鹰白天睡觉等,都是由于昼夜交替显示出的活动节律周期。

人体内也存在着许多极为精密的生物钟现象,如睡眠-觉醒节律,血糖、激素的分泌,体温、血压、脉搏的调节等,都受生物钟的控制。所以,人的活动规律与生物钟同步合拍,才能功能协调,使身体永远保持一种健康状态。

从生物钟角度看,人体的新陈代谢在一天内随时间的不同而变化。人体早晨的新陈代谢比下午强,下午比晚上和夜间强,最高

四、睡眠养生方法多

峰在 8:00～12:00,最低峰在 2:00～5:00。

根据这一原理,大多数人应将工作、学习的时间安排在最高峰期及次高峰期,而将睡眠时间安排在低峰期及最低峰期。也就是说,要将工作、学习的时间安排在 8:00～16:00 这段时间内,而将睡眠时间安排在 22:00 到次日凌晨 6:00 这段时间。这就是生物钟催眠方法依据的主要原理。

目前,许多失眠症患者采用生物钟催眠方法,按照自身生物节律调整睡眠时间,一般均能在上床 15～20 分钟后酣然入睡。

五、小儿睡眠与养生

1. 婴儿睡眠可能出现哪些问题

(1)早醒:许多婴儿会出现早醒并哭闹的情况,大人可以在小床上放置有趣的玩具,当他醒来时,注意力会被这些玩具所吸引,或是在小床的一侧放置一面镜子,他看见自己反射的影子就不会感到孤单了。大人在早上不必一听到孩子"呀呀"的自言自语就下床看他是否正常,除非孩子表现出烦躁不安,这样可培养婴儿的自立能力和信赖自己的习惯。

(2)夜醒:婴儿在停止夜间喂奶和能够睡一整夜之前,会有夜醒,这需要父母共同负起责任,轮流看管。婴儿过了6个月后若还反复出现夜醒,大人就应寻找原因:检查一下孩子是否太热或是太冷,要让孩子在适温中睡眠;是否有尿布湿疹,或小儿佝偻病,这容易使孩子出现夜醒;婴儿睡下后不要反复调整孩子的睡姿,这容易干扰孩子的睡眠。

(3)睡眠安慰品:婴儿在9周左右可能对一种安慰物品显得特别喜爱,如手帕,奶瓶,毯子,洋娃娃或是自己的拇指等。他可能选择捻头发,拉耳朵或有节奏地、持续地摇动身体。上述表现都是正常的,不应特别规定孩子在何种年龄对上述安慰品应该或不应该喜欢。如果孩子留恋某一种物品时,不要阻止他,应看作是一种自我依赖的表现;他已经找到了在不需要大人的情况下自行"料理"

五、小儿睡眠与养生

的方法。

2. 如何为0～7天的宝宝安排好睡眠时间

新生儿大脑发育尚未成熟,容易疲劳,睡眠时大脑可以得到充分休息,有利于大脑和全身的生长发育。如果睡眠不好,会使新生儿生理功能紊乱,神经系统调节失灵,食欲不佳,抵抗力下降,容易生病。新生儿每天除了喂奶啼哭外,几乎都在睡眠,每天大约需睡眠20小时。

要使新生儿睡得好,每次睡前要喂饱,吃奶后要把新生儿放在肩上轻轻拍背,将吞下的空气排出来。大小便后要把臀部洗干净,换上干净尿布。房间要保持安静,光线适中。盖被不要太厚、也不要蒙住新生儿嘴巴、鼻子,使其呼吸通畅。

孩子偶尔哭一会儿,可以促进肺部的发育,大人不必用各种方法来哄。如果新生儿睡眠不好,哭闹不安,要仔细查找原因,是饥饿、尿布湿了,还是身体有其他不适,及时排除影响睡眠的因素。如果孩子哭闹不止或有激烈的尖叫,就要到医院请医生检查。

3. 0～7天的宝宝的睡眠姿势是怎样的

新生儿每天大部分时间都在睡眠,他们还不能自己控制和调整睡眠姿势,因此母亲应为孩子选择一个好的睡眠姿势。一般睡眠姿势分为仰卧、俯卧和侧卧。大多数家长喜欢让孩子仰卧睡,但存在两个缺点:一是头颅容易变形,我们常常看到几个月的孩子头枕后部睡得扁扁的,就是整天仰卧睡的原因;二是当孩子吐奶时容易呛到气管内。俯卧睡是欧美国家常常采取的姿势,他们认为俯卧时婴儿血氧分压比仰卧时高5～10毫米汞柱,这就是说俯卧时肺功能比仰卧时要好。另外,新生儿吐奶时不会呛到气管内,头

睡眠养生与失眠调治

颅也不会睡扁平。但新生儿还不能自己抬头,俯卧时容易把鼻口堵住,影响呼吸功能,引起窒息。因此,我们提倡侧卧位睡眠,也可让孩子仰卧睡眠,最好经常变换睡眠姿势,避免头颅变形。为提高孩子颈部力量,训练他抬头,每天可以让孩子俯卧睡一会儿,但时间不要太长,注意不要堵住鼻口。

4. 小儿睡摇篮会伤到大脑吗

小儿睡摇篮在中国南方和北方都是比较普遍的,有人担心睡摇篮会伤到孩子的大脑。其实,这种担心是多余的。

摇篮摇摆是极轻的,是左右的摇动,而不是旋转。大脑在颅腔内是处于相对固定的位置,它不是像一个不着边的球放在水里,随摆动而左右晃荡。摇篮摇动时,孩子全身(包括头部)都随摇篮有节奏地摇动,而不是左右冲撞。一些大人整天把孩子抱在怀里,还不断地抖动,孩子才能入睡或不哭闹,这样的摇动强度可能要比摇篮还要大。因此,传统的摇篮是可以用的。

5. 抱着新生儿睡觉好吗

新生儿初到人间,身体肌肤需要父母的爱抚,躺在父母的怀中会感到温暖安定,这是孩子的正常心理需求,父母应尽量满足孩子的心理需求,这也是培养亲子关系的好方式。

孩子的降生给家庭带来许多欢乐,父母亲总是爱不释手,只要孩子哭就抱在怀里哄,尤其在晚上,常常抱着孩子睡熟后才把他放在床上,时间长了,就容易使孩子养成了不抱不睡的习惯。

对于新生儿也需要培养良好的睡眠习惯,让孩子独自躺在舒适的床上睡觉,不仅睡得香甜,也有利于心肺、骨骼的发育和抵抗力的增强。如果经常抱着孩子睡觉,孩子睡得不深,醒后常常不精

五、小儿睡眠与养生

神,影响睡眠的质量;抱着孩子睡觉,他的身体不舒张,身体各个部位的活动,尤其是四肢的活动要受到限制,不灵活、不自由,全身肌肉得不到休息;抱着睡觉也不利于孩子呼出二氧化碳和吸进新鲜空气,影响孩子的新陈代谢;同时,还不利于孩子养成独立生活的习惯。

总之,经常抱着孩子睡觉是弊大于利。另外,产后母亲的身体恢复也需要一段时间,由于分娩使体力大量消耗,身体的抵抗力低下,如果经常抱着新生儿睡觉,母亲得不到充分的睡眠和休息。这样一来,不仅影响体力恢复和生殖器官的修复,而且也容易使母亲患上某些疾病。所以要让孩子独立舒适地躺在自己的床上,自然入睡,最好避免抱着睡。

6. 1～3个月婴儿的睡眠时间如何安排

1～3个月的婴儿已不像新生儿那样每天睡眠时间需要16～18个小时,白天要睡4～5次,每次1.5～2个小时,晚上睡眠10个小时。有些婴儿白天睡得还好,一到晚上就哭哭啼啼,睡眠不好,不仅婴儿得不到休息,还闹得全家和周围邻居不得安宁。遇到这种情况,家长应寻找原因,是否婴儿白天睡得太多,是奶不够吃,还是口渴,衣被是否太厚,尿布是否潮湿,是否有感冒或消化不良、腹胀等异常情况。家长要仔细观察,并尽量设法消除影响孩子睡眠的因素。也有些家长在孩子哭闹时不去寻找原因,而是将孩子抱起来又哄又摇,这样做也许暂时能收效,但经常这样把孩子抱在怀里摇晃入睡,不仅影响孩子的睡眠质量,还会使孩子养成不好的睡眠习惯。此外,婴儿房间应该安静,空气新鲜,温度适宜,光线适中,这也是保证婴儿良好睡眠的必要条件。

7. 孩子为何总朝一侧睡

一般家长都很关心孩子头的形状，所以很重视孩子的睡眠姿势。有些家长看到孩子睡觉时头总朝向一侧，则担心会导致偏头，因此试图在孩子的枕下、背部垫上毛巾来改变头的方向。但是没多久，孩子的头又偏向原来的方向，所以有一段时间孩子的头型看起来的确是歪的。

其实，对于这个问题也不必过于担心，等到孩子能够翻身时，他就会不断改变头的方向而朝向另一侧了。孩子1周岁时，偏头现象就不会太明显了。

8. 幼儿的被褥和睡袋如何准备

孩子从小就和母亲分床睡觉，有利于卫生习惯的培养。有的睡在摇篮里，有的睡在小床上，所以应该准备一套婴儿自己的被褥。被褥要选用新棉絮和柔软的浅色棉布或绒布制作。不要用陈旧的棉花胎改制，致使被子很硬而保暖性差。新棉被柔软而保暖性好，但是盖被不宜过厚，一般以750克左右棉花为宜。棉被需制作两条，冬天寒冷时两条可同时盖，气候转暖后，盖一条就可以了，灵活掌握。垫的褥子应比盖被厚一些，褥子外面做个套子，便于更换。

小婴儿常喜欢用两只脚将被子蹬掉，这在秋冬季节就容易着凉感冒，所以可特别为小儿制作一个睡袋。睡袋轻便而保暖性好，重量一般在1500克左右，长度要比小儿的身长多20厘米，适当宽大一点，这样不会妨碍孩子的动作。睡袋的式样可类似于一件无领的大棉衣，前襟用拉链、纽扣或布绳均可。婴儿睡在里面，四肢能自由活动，又不会因蹬掉盖被而引起着凉感冒，能保证妈妈和

五、小儿睡眠与养生

孩子都睡得好。

9. 为什么不能让婴儿含奶嘴入睡

婴儿入睡前经常哭闹,有些家长为了使孩子尽早入睡,就用塑胶奶嘴放在孩子嘴里,认为这样会起到一些安抚作用。这样做的确能起到一些作用,孩子含着奶嘴很快就会睡着,但是这样做也会产生许多不良后果,还会对孩子的健康带来不利影响。

(1)经常含奶嘴,孩子总在进行吸吮,会咽下过多的空气,造成胃内空气胀满,会增加吐奶的可能,有时还会引起腹痛。

(2)不断地吸吮会给口腔发育造成影响,造成上下颌骨发育畸形,影响面部的美观。

(3)形成了吸吮奶嘴的习惯后就很难改正,日后孩子稍大需要断奶时会非常困难。

(4)孩子含奶嘴睡着后,奶嘴有可能堵塞口鼻,造成窒息。

10. 怎样给孩子唱摇篮曲

年轻的妈妈常爱唱着优美、动听的摇篮曲哄孩子睡觉,但由于大人对摇篮曲的性质不够了解,常会产生以下情况:当孩子正在游戏或处于亢奋的状态时,大人哄孩子睡觉,孩子是无法安静入睡的;孩子睡觉的环境喧闹或常有人说话、走动,即便成人哼唱优美悦耳的摇篮曲,孩子也不会理会的;大人无目的地唱摇篮曲,曲调变幻不定,孩子的情绪会随歌曲的变化而变化,不易安然入睡。

摇篮曲最适用于 0~2 岁的孩子,它不同于其他歌曲,而是具有催眠特性的典型乐曲,通常摇篮曲大多是 6/8 或 3/4 拍的,现在大部分年轻人不会唱太多的摇篮曲。对于这种情况,你可以选择一些你喜欢的 3/4 拍或慢四拍的歌曲,只要是慢拍子、平缓的曲子就行。注意观察孩子的反应:大部分孩子对音乐的反应力都很强,他们对摇篮曲这样的慢节奏乐曲很容易接受。但也有些孩子对音乐的要求很特别,他可能喜欢听一些特别的音乐。因此,在唱摇篮曲时要依孩子的反应而定。

选择的歌曲应通俗易懂,曲调优美,如"风儿吹,树不摇,鸟儿也不叫,小孩子要睡觉,眼睛闭闭好。"歌词简单,孩子易于接受。大人选择歌曲时,首先要了解曲子的性质是否符合孩子的特点。

哼唱摇篮曲一定要优美、动听,并注意音准。如果音不准,会给人一种不舒服的感觉,影响孩子安静入睡。

固定的曲子哼唱时间长了,歌词会在孩子脑中形成一种信号,只要一听到这首曲子就自然而然地入睡了。而且,摇篮曲优美的曲调对孩子也是一种熏陶,如《睡吧,布娃娃》是孩子比较喜欢且熟悉的摇篮曲。

11. 婴儿入睡后为什么会打鼾

有些婴儿入睡后会发出微弱的阵阵鼻鼾声,如这是偶然现象,就不是病态;如果婴儿每天入睡后都打鼾,而且鼻鼾声较大,那就要引起家长重视。应及早带孩子到医院耳鼻咽喉科检查,判断是否有增殖体增大。增殖体是位于人体鼻咽部的淋巴组织,如果是病理性增殖体增大,入睡后就会引起鼻鼾,张口呼吸,严重的还会引起增殖体反应,如硬腭高拱、牙齿外突、牙列不齐、唇厚、上唇翘、表情痴呆、精神不振、体虚、消瘦等。对此可做手术切除。

12. 4~6个月的婴儿每天需要多少睡眠时间

4~6个月的婴儿,白天醒着的时间比以前延长了,醒着的时

五、小儿睡眠与养生

候喜欢到处看看,喜欢用手触摸玩具,喜欢有人逗他玩。晚上睡得比较香,一般只醒一次,有的小儿甚至一觉睡到天亮。一般每天需睡15～16个小时,包括上午睡1～2个小时,下午睡2～3个小时。

孩子的睡眠时间及睡眠方式应由孩子的睡眠状况来决定,家长不应强求。如果孩子白天醒着的时间比较长,家长在孩子醒着的时候就应多逗孩子玩,让他快乐,这样晚上就会睡得比较香,时间比较长。但晚上入睡前不要逗引孩子,以免使孩子过度兴奋,影响其睡眠。如果孩子白天睡得比较香的时候,家长硬把他弄醒喂奶,情绪就会变坏,既影响睡眠,又影响食欲。因此,家长应遵循孩子睡眠的自然规律,醒着的时候让他好好玩,睡眠时让他好好睡。

13. 4～6个月的婴儿采取什么样的睡眠姿势

孩子的睡眠姿势分为仰卧、侧卧和俯卧。3个月以前婴儿还不会翻身,睡眠姿势是由家长决定的,家长应为他们摆好睡眠体位,并定时更换睡眠姿势,避免头颅变形。如开始睡时是右侧卧位,1～2小时后变换成左侧卧位。可到了3个月以后,有些孩子刚开始是仰卧睡的,过了一会儿家长发现孩子已经侧着睡或趴着睡了,感到非常吃惊,又很担心万一趴着睡把鼻子、嘴巴堵住了。其实这种担心是没有必要的,因为3个月后孩子学会了翻身,就能自己选择睡眠的姿势了。一般孩子总选择自己最舒服的姿势,如果他觉得趴着睡比较舒服就总会采取这种睡眠姿势,因此到孩子会翻身后,家长不必强求孩子用哪一种睡眠姿势。如果睡眠的时间较长,可以帮助小儿变换一下姿势,这样睡得比较舒服,也可使小儿睡得深沉、香甜。

14. 4～6个月的婴儿为什么睡眠易醒

大多数婴儿对日常的声音,如父母的说话声、走路声,适度的收音机或者电视机的声音都能习惯,照样能睡得很沉。如果小宝宝睡着后,听到一点声音就很快醒来,甚至还惊哭,每次睡眠时间不足1小时,并且睡着后天气不热,头发、衣服、枕头照样汗湿,这可能是缺钙的表现,家长应带宝宝到医院检查。在医生指导下给宝宝服用维生素D制剂,不可在家自行服用。因为维生素D制剂服用过量会引起维生素D中毒,影响宝宝的健康。同时,家长应每天抱孩子到户外晒太阳1～2个小时。

15. 如何为4～6个月的婴儿安排生活与睡眠环境

婴儿大部分时间是在室内度过的,室内环境的好坏对婴儿的健康成长、智力发育和性格发展都有深刻的影响,因此父母有必要为婴儿创造一个整洁优美、舒适的生活环境。

婴儿居室应经常打扫,家具应经常擦拭,保持清洁卫生。室内应保持安静,避免噪声和成人的大声喧哗。如果婴儿经常处于嘈杂和吵闹的环境中,情绪会变坏,严重的会影响食欲和睡眠。婴儿居室应保持空气流通,要经常开门开窗通风换气,夏季应保持室内凉爽,但不要把婴儿置于对流风处。冬季室内应保持适宜的温度(18℃～22℃)和湿度,使婴儿呼吸道不致过于干燥。

4～6个月的婴儿已不满足于整天躺在床上,想要起来玩,喜欢主动地环视周围环境,触摸和抓握玩具,因此可以把婴儿周围的环境布置得丰富多彩些,墙上贴一些图案简洁、色彩鲜艳的图片,挂一些小动物玩具,床头上可悬挂一些色彩鲜艳的(如红色)玩具,玩具如能发出悦耳的声音或能够活动就更能引起孩子注意,他不仅会注视、还会去触摸和抓握这些玩具。

美的环境能给孩子美的享受,可陶冶孩子的性情,家长应尽量把孩子的生活环境布置得安静整洁、丰富多彩。

16. 7～9个月的婴儿需要多少睡眠时间

随着婴儿长大,白天睡眠时间及次数会逐渐减少。7～9个月的婴儿白天睡2～3次,上午睡1次,下午睡1～2次,每次1～2个小时不等,夜间睡眠10个小时左右。这个月龄的小儿,已开始添加辅食,夜间可以不吃奶,一觉睡到天亮。也有部分小儿夜间会醒2～3次解小便,有一部分小儿换好尿布后就接着入睡,也有部分小儿换好尿布后需吃一次奶再入睡。对于这部分小儿,每晚入睡前除了喂奶,应再喂点辅食,使小儿吃饱,渐渐养成夜间不需吃奶的习惯,这样有利于孩子和大人的休息。总之,这个时期的婴儿每天总的睡眠时间应有14～15个小时,才有利于孩子的身体生长发育。

17. 如何培养7～9个月婴儿的睡眠习惯

睡眠不但要保证时间,还要保证质量。良好的睡眠习惯是按时睡,按时醒,自然入睡,睡得踏实。睡醒后,小儿精神饱满,情绪愉快。

一般婴儿玩2个小时左右,就会感到疲倦而自然入睡,大人不必抱着孩子连拍带摇,又唱又走地哄着入睡。这样虽然也能使小儿入睡,但往往睡得不踏实,容易惊醒,也容易使小儿养成依附大人、缺乏自立的不良习惯。也不能让婴儿含着奶头或吸吮自己的手指头入睡。如果养成睡前要哄抱或含着奶头睡觉的习惯,夜间醒来后他也要求同样条件,达不到的时候就会哭闹。如果婴儿暂时没有睡觉感,大人不要强求,让他自己躺在床上,保持安静,不要逗他,也不要抱起来,过一会儿他就会自己入睡。同时,婴儿睡觉前应避免剧烈活动或玩得太兴奋,以免妨碍入睡。

小儿睡眠好坏不仅影响小儿健康和智力发育,也牵动着父母的精力和情绪,愿父母们都能掌握使小儿睡好的艺术。

19. 10~12个月孩子的睡眠有何特点

婴儿的睡眠状态在一定程度上可反映出婴儿身体的健康状况,因此父母平时要注意观察婴儿的睡眠状态,以便早期发现婴儿的一些疾病。正常婴儿的睡眠是入睡后安静,睡得很实,呼吸轻而匀,头部略有微汗,面目舒展,时而还有微笑的表情。如果婴儿出现下列睡眠异常现象,可能是一些疾病潜伏或发病的征兆,父母应带孩子到医院请医生检查一下,并给予及时治疗:睡眠不安,时而哭闹乱动,睡眠不沉;全身皮肤干燥、发烫,呼吸急促,脉搏加速超过正常次数(1岁以内婴儿,呼吸每分钟不超过50次,脉搏每分钟不超过130次);入睡后易醒,烦躁不安,夜惊,头部多汗,时常浸湿头发、枕头;入睡后出现痛苦难受的表情或哭的表情。

也有些婴儿睡眠异常现象不是病理性的。有些婴儿晚上睡眠后出现惊哭,是由于白天兴奋过度或者是做噩梦所致;有些婴儿小便后尿布湿了也哭闹,对于这些现象可做针对性的处理。每个婴儿有各自的睡眠规律和睡眠表现,大人应具体对待,为婴儿创造一个良好的睡眠环境,使婴儿养成良好的睡眠习惯。

19. 如何为1岁以上的小儿选择睡眠用具

1岁以上小儿最好是单独睡小床,如果没有单独小床,至少要

五、小儿睡眠与养生

有单独用的被褥,不要与大人同睡一个被窝。这样有利于小儿的健康,并有助于从小培养小儿独立生活的习惯。床单、被套应以柔软、耐洗、不易褪色的棉布或绒布制作。小儿盖被不宜太大太厚,随着季节不同,要及时更换被褥,以保持温暖和凉爽;被褥每周晒1次,被套、床单1~2周换洗1次,以保持清洁卫生。1岁以上小儿常爱踢被子,为防止腹部受凉,可用浴巾或大毛巾折叠几层,盖在腹部,这样翻身或踢被子时不容易踢掉。还可将被子的两角(接近头部的一边)缝上两根带子,拴在床栏上,这样也就不容易被小儿踢掉。被子厚薄要适宜,有些父母担心小儿受凉,睡觉时盖上厚厚的大被子,这样小儿出汗多,反而更易踢被子而受凉感冒。小儿的枕头不宜过高过硬,以3厘米左右高度为宜,充填物以木棉、荞麦皮、芦花等为好,不要用小米、绿豆这类硬的东西,以免人为地造成枕秃。小儿常枕高枕头易形成驼背。另外,大而松软的枕头会堵住小儿的口、鼻而造成窒息,因此高而松软的羽绒枕头不宜给小儿使用。

20. 1~1.5岁的孩子与大人同睡有何危害

不少父母在晚上睡觉时怕小儿受凉,总喜欢把小儿放在大人中间睡,甚至跟大人同睡一个被窝,这样虽然夜间照顾孩子可能方便些,但对孩子健康是有害的。小儿睡在大人中间,身边堆满大人厚重的衣被,大人排出的二氧化碳又弥漫在周围,使小儿处于缺氧状态,呼吸窘迫,容易出现睡眠不安、做噩梦或半夜啼哭等现象,妨碍正常生长和发育。小儿睡在大人中间,床面变得拥挤,大人如果翻身时不小心压在小儿身上,是很危险的。如果小儿和大人同睡一个被窝,就更不好了,因为大人的活动范围比小儿大,携带各种病菌的机会也多,但是大人抵抗力强,感染上或携带上病菌后不一

睡眠养生与失眠调治

定都发病。大人和小儿同睡一个被窝,易将病菌传染给小儿,小儿抵抗力弱,就容易患这样或那样的疾病了。另外,一般大人不会和小儿同时睡觉,总是先将小儿哄睡着后,再干一些其他事,如果大人和小儿同睡一个被窝,待父母上床睡觉时,发出的响声会惊动孩子,引起他的哭闹,使大家都得不到安睡。夜间,孩子一醒父母也要醒,有时父母一动,孩子也被惊醒,彼此都休息不好。因此,父母应从小让孩子单独睡。为夜间照顾方便可以把小床放在大床旁,这样既有利于父母夜间照顾孩子,又避免了大人与孩子同睡一床的弊端。同时让小儿单独睡,对培养小儿独立性和良好的生活习惯都有重要意义。

21. 小儿总在夜间哭闹是为什么

(1)护理不当:吃得过饱或吃得过少、盖被过厚或盖被过薄、尿布湿了、蚊虫叮咬、褥子不平整、睡眠姿势不舒服、睡前玩得过于兴奋等。由于父母缺乏护理经验,往往发现不了啼哭原因,常以哺乳或抱起来哄来解决。这些方法会形成习惯,造成孩子经常夜间哭闹,要求哺乳或抱。

(2)不良习惯:对孩子特别偏爱,这个抱那个抱,即使孩子睡了,也不肯放在床上,日久天长孩子养成抱着睡的习惯,家长一旦把他放在床上睡,就哭闹不休。有些家长为了照看孩子,夜间总开着灯,时间一长,孩子养成开着灯睡觉的习惯,一旦关了灯,孩子就哭起来。有的孩子有噙着妈妈乳头睡觉的习惯,母亲一旦撤出乳头,孩子就哭。当然改变这些不良习惯,应该慢慢来。

(3)婴儿湿疹:俗称奶癣。孩子的额部,两颊、头皮、耳根周围和四肢,有成堆的红色斑疹和丘疹,有的还有渗液。这种病瘙痒厉害,特别是夜间,如果盖得多,被窝暖和,就更痒。

(4)蛲虫病:小儿肠道里面有小虫,白天这种虫子不出来,夜晚

五、小儿睡眠与养生

孩子睡觉时,蛲虫就从肠道里面爬到肛门外产卵,引起孩子肛门剧痒。如果家长在孩子睡觉时,扒开孩子的肛门,常能发现有蛲虫存在。

(5)疥疮:疥虫是一种很小的虫子,人的眼睛看不到,白天在皮肤里面活动,所以在孩子的头、面、腋窝前面、肘窝阴面、指缝间、脐部周围和外阴部,有针头大和粟粒大的豆疹和水疱。由于夜间雄虫和雌虫爬到皮肤表面交配,所以夜间特别瘙痒。这种病传染性很大,多是由父母传染的,所以是家庭病。

这3种病都是夜间瘙痒厉害,影响孩子睡眠,造成夜间啼哭。但这些病都有特效的治疗方法,所以应该抱孩子去医院看皮肤科医生和儿科医生。

(6)夜啼症:这种孩子白天没事,一到夜晚就哭起来。有的孩子开哭的时间很准,西医检查不出毛病,中医认为与心热、脾寒、惊恐有关。所以,家长应抱孩子去医院中医科看病,吃几剂中药就可痊愈。

22. 给幼儿盖被子有哪些学问

幼儿生活自理能力较差,即使是盖被子这件小事,也需要成人的悉心照料。

(1)春秋两季:春秋季室内温度在10℃~15℃时,让孩子把手脚盖好,不伸出被窝,只露出头部,睡姿要平仰或侧睡。室温上升到18℃~25℃时,允许幼儿把双手放在被子外。春夏、夏秋之交,室温在25℃~30℃,特别是遇上闷热的天气,可让幼儿把手、脚露在被子外面,但要盖好胸部、腹部。春秋季被子的重量应在1 000~1 500克。

(2)夏季:初夏季节,当气温升至32℃~34℃,天已较热,但幼儿熟睡时处于静的状态,如不盖好腹部,容易感冒,或肠胃受寒引起消化不良、腹泻等症状。因此,要用薄毛巾被盖好腹部,还应及时将幼儿踢掉的毛巾被盖好。

(3)冬季:气温降到0℃左右,特别是遇上寒流时,更加寒冷。若室内没有暖气设备,要使孩子睡得好,被子要在2500克左右。幼儿钻进被窝后,应尽快地捂严塞紧,脚部的被子往下向里折,这样幼儿像包在一个小睡袋中。要求幼儿安静地闭上眼睛睡觉。被子塞得紧,冷风进不去,幼儿会睡得很香甜,也不容易感冒。

23. 冬季开窗睡眠有哪些益处

寒冷的冬季,为保持室温,预防孩子着凉,很多家庭常常门窗紧闭,其实这并非良策,伤风感冒虽与着凉有关,但主要还是感染了细菌或病毒。冬季人们在室内活动时间长,加上通风不良,室内空气污浊度高,所以冬季是呼吸道感染的高发季节。据测定,在一个10平方米的房间里,如果门窗紧闭,有3个人在室内看书,3个小时后房间内二氧化碳增加3倍,细菌增加2倍,灰尘增加9倍,还发现其他物质20余种。孩子抵抗力差,室内活动时间又长,因此更易致病。冬季开窗通风是提高室内空气清洁度最简单经济有效的方法。据研究观察,室外气温在8℃~10℃时,打开相当房间面积1/50的窗户通风30分钟,可使室内空气中的细菌污染率降低40%;外界温度在-9℃~-3℃时,打开同样大的窗户通风10分钟,室内细菌污染率能降低65%。

(1)冬季开窗睡眠的益处

①促进小儿生长发育,特别是大脑的发育。小儿生长发育快,尤其是大脑的生长发育更快,新陈代谢旺盛,所需要的氧气相对比成人多,所以应尽量为小儿创造空气新鲜的生活环境。小儿在睡眠时呼吸深沉,新鲜空气能深入肺内组织,充分换气,提高呼吸效率,可更有效地满足小儿对氧气的需要。

五、小儿睡眠与养生

②新鲜寒冷的空气,刺激呼吸道黏膜,能增强其抗病能力,还可改善体温调节功能,增强对外界环境气温变化的适应力和机体抵抗力。

③新鲜寒冷的空气有催眠作用,能使小儿入睡快,睡得深沉,睡眠时间长。

(2)冬季开窗睡眠的方法:在小儿入睡后盖好被子,打开气窗,室温可降至12℃。盖被以小儿脸色红润、手足温暖为宜。小儿的床要离窗户远些,避免风直接吹到,如能在气窗上装个风斗,则效果更好,可改变风向,并使气温缓慢下降。小儿睡醒起床前关好窗户,待室温恢复到16℃时,再起床穿衣。如室温过低,不适于睡眠全过程开窗通风的,也可在睡前通风一段时间,关好窗户,再让小儿上床睡眠。

24. 为什么儿童睡觉比吃饭重要

每个人都有过这样的体验:在获得一次又香又甜又舒适的睡眠之后,会感到精神振奋,心情舒畅,甚至整个白天都会劲头十足。

小孩子虽然不能准确地表达他们的这种感受,但实际上他们比成年人更需要高质量的睡眠。所以,我们千万不能忽略对孩子睡眠的特殊关照。

睡眠的好坏对孩子的身高有着重要影响。据研究,儿童在熟睡时比清醒时生长速度要快3倍。这是因为在孩子入睡后,位于大脑底部的脑垂体能分泌较多的生长激素,生长激素的作用就是促进骨骼、肌肉、结缔组织及内脏增长;进入青春期以前的儿童,只有在睡眠时才分泌生长激素。因此,睡眠对于儿童不单纯是休息上的需要,更是促进身体发育的催化剂。

儿童睡眠不但要有数量的保证,还要有质量的保证。从小养成良好的睡眠习惯,孩子将终身受益。

新生儿除了吃奶和排便之外,几乎整天都在酣睡之中。3个月的婴儿每天睡18~20个小时,1~3岁的小儿每天要睡14~15个小时。

现在,有许多年轻父母怕孩子哭闹,常常让孩子在自己怀抱中睡觉,其实没有好处。正确的做法是:给婴儿喂过奶后,把他放在床上,让他自己睡,不要拍、不要摇,更不要抱,否则会睡不深的。从3个月开始,婴儿便可以睡枕头了,但枕头不要太高,约3厘米最合适。

室内空气尽可能清新,光线略暗,没有嘈杂声。如能按时在良好的环境中入睡,孩子会形成固定的睡眠节律,有利于形成良好的睡眠习惯。

当然,小孩子的睡眠安静与否,还与他的发育及健康状况密切相关。当身体不适时,便会出现一些不良的睡姿,家长应当常常注意观察,及时调整小儿的身体状况。例如,面朝下、臀部抬高,像个青蛙那样趴着睡,常常是因身体有热,有时还会伴有口腔溃疡、烦躁不安等。有的小儿入睡后反复折腾,这常常是因为胃内有积食,当然还会伴有大便干燥、腹部胀满等症状。如果睡前不吃油腻的或难以消化的食物,衣被厚度适中,可以避免这些现象的发生。

25. 小儿睡前要准备什么

为了使小儿晚上睡得好,身体得到充分休息,家长应在孩子入睡前做好睡前准备。睡前不应让孩子做剧烈的运动,不讲新故事或看新书,以免兴奋过度,影响入睡。可以和孩子一起说说歌谣,听一些柔和的音乐,或者让孩子独自玩一些安静的游戏和玩具。如果暂时还不想睡,家长不要勉强,更不要用恐吓打骂的方法,强迫孩子入睡,如用大灰狼、大老虎、鬼神、打针等小儿感到可怕的事情和东西来恐吓孩子,这种做法会强烈刺激孩子的神经系统,使孩

五、小儿睡眠与养生

子失去睡眠的安全感,容易做噩梦、睡眠不安,影响大脑的休息。在睡前吓唬孩子,还会形成恶性条件反射,使小儿在成长过程中害怕猫、狗等其他小动物,不敢独睡,不敢走进黑暗的房子,性格变得胆小懦弱。如果用打针来吓唬孩子,以后孩子就会对治病形成恐惧心理,影响小儿对治疗疾病的配合。如果经常用一些"鬼神"来吓唬孩子,孩子就会觉得世上真的有"鬼神",从而产生一些谬误的观念。入睡前室内灯光应暗一些,电视、收音机的声音要放低,大人说话的声音也要相应放轻,拉好窗帘。睡觉前应为小儿洗手、洗脸、洗屁股,使小儿知道洗干净才能上床。床是睡觉的地方,应保持清洁,并逐步形成洗干净就上床,上了床就想睡的条件反射。上床前要让孩子排空大小便,以免尿床。睡眠时应给小儿脱去外衣,最好换上宽松的衣服,使小儿肌肉放松,睡得舒服。上床后就不能允许孩子再玩耍嬉闹,让他知道上了床就该安静地睡觉,这样小孩就容易进入梦乡。

26. 小儿为什么不适宜开灯睡眠

现在,有些年轻的父母在晚间活动时往往习惯于让孩子在灯光下睡觉。其实,这样做对孩子的健康是有害的。

科学家们研究发现,任何人工光源都会产生一种微妙的光压力。这种光压力的长期存在,会使婴幼儿表现得躁动不安、情绪不宁,以致难于成眠。同时,让孩子久在灯光下睡觉,进而影响网状激活系统,致使他们的睡眠时间缩短,睡眠深度变浅且易于惊醒。

此外,孩子久在灯光下睡眠,还会影响视力的正常发育。我们知道,熄灯睡眠的好处在于使眼睛和睫状肌获得充分的休息。长期在灯光下睡觉,光线对眼睛的刺激会持续不断,眼睛和睫状肌便不能得到充分的休息。这对于婴幼儿来说,极易造成视网膜的损害,影响其视力的正常发育。

179

睡眠养生与失眠调治

忠告年轻的父母们,为了孩子的健康成长,当他们睡觉的时候,请务必将室内的灯关掉,这样做要比室内保暖、安静更为重要。

27. 如何给孩子选用枕头

如何让孩子睡得好很重要,而保证孩子正常发育和良好睡眠的重要因素之一是他们睡觉时所用的枕头。正确地使用枕头,有利于孩子头部的血液循环,协助调节神经、体液的代谢活动,帮助孩子尽快进入安谧的梦境。孩子刚出生时,脊柱基本是直的或轻度向后凸,婴儿头大,几乎与肩同宽,侧卧时头和身体也在一个平面,这个时候没有必要使用枕头。

孩子长到3个月后,脊柱颈段出现向前的生理弯曲。躯干生长加快,肩部增宽,因此为了保持脊柱的生理弯曲及保持体位舒适,婴儿出生后3个月开始使用枕头。

婴儿枕头高度以3~4厘米为宜,可根据婴儿发育状况,逐渐调整枕芯高度,长度与婴儿的肩一样宽最为适宜。枕芯质地应柔软、轻便、透气、吸湿性好,软硬均匀。可选择稗草子、灯心草、蒲绒、荞麦皮等材料充填,或可将泡过的废弃茶叶收集起来晒干充填。不要使用泡沫塑料或腈纶、丝棉做充填物。

有的家长认为,婴儿睡硬一些的枕头,可以使头骨长得结实,头的外形也能长得好看,这是不对的。小儿颅骨较软,囟门和颅骨线还未完全闭合,长期使用质地过硬的枕头,易造成头颅变形,使头扁平,或一侧脸大,一侧脸小,影响外形美观。

小儿新陈代谢旺盛,头部出汗较多,睡觉时容易浸湿枕头,汗液和头皮屑粘在一起,易使致病微生物贴附在枕面上,不仅激发腐臭味,干扰婴儿入睡,而且极易诱发湿疹及头皮感染。因此,婴儿的枕头要及时洗涤、暴晒,保持枕面清洁。

婴儿的枕头不宜过大,要轻便、透气吸湿,高度以3厘米左右

五、小儿睡眠与养生

最为适宜。应该避免让孩子使用大人的枕头。大人用的枕头对于他们来说往往太高,易加大颈、胸椎的弧度,久而久之,可因此出现驼背、斜肩等畸形;头部抬得过高,颈部过度屈曲会使气管受到压迫,睡梦中容易惊醒。同时,大人枕头的异味也往往开始干扰孩子正常入睡。

28. 孩子害怕独自睡怎么办

当孩子长到4岁时,已是独立意识萌发和迅速发展的重要时期。如果有条件的话,此时的孩子已完全可以自己睡一个房间,至少也应该独自睡一张小床,这种安排对于培养孩子心理上的独立感很有好处。这种独立意识与能力的培养,对孩子日后社会适应能力的发展有直接的关系,可以采取一些办法来消除孩子对于自己睡的害怕心理。

(1)为孩子准备一间温馨舒适的小房间,或是一张特意为孩子购置的小床,并帮助他一起布置自己的小天地,使孩子喜欢自己的生活环境。

(2)当孩子提出害怕时,你可以用孩子能理解的话告诉他,没有什么可怕的东西。在开始几天,你可以当孩子上床后在他的小屋里或小床边陪他一会儿,等他睡着后再离开。如果孩子睡得很好,第二天就应该进一步给予鼓励,以强化孩子的独立心理和行为,让孩子逐渐习惯独自睡眠。

让孩子独自睡一个房间或一张小床,目的在于培养其独立性,为此还应注意随孩子的年龄增长,不断培养孩子管理自己生活方面的能力,可以要求他做一些小事,擦桌子、整理玩具和书等。对孩子的每一点进步都要给予适当的鼓励和肯定,这样做能有效地促进孩子独立意识与自理能力的发展。

29. 孩子的睡姿与容貌有关吗

婴儿睡觉时采取的姿势与形体发育密切相关。中医学认为,标准的睡眠姿势为侧卧,即身体向右侧卧,屈右腿,左腿伸直;屈右肘,手掌托在头下;左上肢伸直,放在左侧大腿上。这种姿势能"不损心气",而睡醒之后要改为仰卧,伸展四肢,这样可使"精神不散"。

更多的中国父母习惯于让孩子采取仰卧睡姿,因此中国人的脸型大多比较扁平,立体感不强。有的孩子由于睡觉时长期把头偏向一侧,还造成了把后脑勺睡偏的现象。而西方人习惯于让孩子趴着睡,两侧脸颊长期受到压迫,使脸型变得轮廓鲜明。不过,仰卧睡可以使孩子的面部五官长得比较端正、匀称,而睡眠时长期俯卧或向一侧卧,则有可能使孩子出现左右脸部不对称。这都是由于婴儿的骨骼比较软,受到外力的作用时容易发生变形。

因此,不要让孩子长期固定某一种睡姿,这样可以使孩子的容貌长得更漂亮、更端正。

30. 孩子睡觉哪种姿势最好

大人的睡眠姿势大致有仰卧、俯卧和侧卧。孩子同样也有这3种睡姿,究竟哪种睡姿比较符合孩子的健康发育要求呢?

(1)仰卧:是目前最为常见的一种孩子的睡眠姿势。这种姿势,看来对全身的血液循环非常有利,但有两点不足之处:一是,仰卧时婴儿头往往偏向一侧,时间长了容易把头睡扁;二是,仰卧时头向上,一旦发生呕吐,呕吐物很容易呛入气管引起窒息。此外,仰卧时孩子的两只小手会不自觉地放在胸部,压迫心脏,易出现夜惊或噩梦,睡不安宁。

五、小儿睡眠与养生

(2)俯卧:俯卧俗称趴着睡。父母往往认为趴着睡会压迫胸部,造成呼吸困难,从而想方设法纠正孩子的睡姿。其实,婴儿趴着睡不但不会影响胸部和肺部的发育,恰恰相反,是有助于胸部和肺部的生长发育。新生儿肺部发育尚不成熟,肺相对含气量少而含血多,加上呼吸肌发育差,呼吸时胸廓的运动不充分,故肺的扩张受到限制,不能充分换气。这种不成熟的状态一直要持续到幼儿阶段。而婴儿趴着睡,使体重给床以压力,床的反作用力正好作用于小儿的胸廓。这种压力实际上起着一种按摩作用,经过一段时间的锻炼,孩子肺的扩张能力和呼吸肌的力量都会有一定的提高。同时,趴着睡,即使发生呕吐,呕吐物也不易呛入气管而造成窒息。但是,尚不能挺直脖子和抬头的孩子是不适宜趴着睡的。

(3)侧卧:人们常说:"立如松,坐如钟,卧如弓。"从睡眠自我保健的角度来说,双腿弯曲朝右侧卧的姿势最为合理。侧卧时,脊柱略向前弯,形成弓状,且四肢也容易放到舒适的位置上,使全身肌肉放松,得到充分的休息,也不会使心脏受压,还可以帮助胃中食物向十二指肠推进,有利于全身各脏器的生长发育。因此,孩子长到4～5个月能翻身时,就应逐步训练,让他侧卧。

年轻的父母,为了孩子健康成长,还是以侧卧为好。由于婴幼儿的骨骼较软,长期固定一种姿势,易使头部变形,故应根据情况经常变换睡姿为宜。此外,还应注意纠正孩子跪睡、抱着睡,以及枕着手睡或把手放在嘴里睡等不良睡姿。

31. 孩子晚上不睡觉怎么办

正常情况下,新生儿平均每天睡眠的时间可达16～20个小时,是成年人的2倍多。

在母亲肚子里的时候,胎儿没有白天与夜晚的区别,因为子宫内都是昏暗的。但是出生后的婴儿马上就面临了昼夜的问题,人

睡眠养生与失眠调治

类在千万年演化的过程中造就了白天活动,夜晚休息的习性,所以父母皆希望孩子能调整生理时钟,与大人作息时间相配合,但实际情况却不完全如此。

孩子晚上不睡觉,哭闹要大人抱,多为心理因素,是成长阶段的必然现象。随着宝贝的心智发展,日渐需有人刺激玩耍,只是孩子选择的时间对大人不适合而已。半夜吵闹对父母而言的确很伤神,因此为了孩子及父母双方的利益,一定要将孩子夜晚不睡觉的习惯尽早改过来。但是,孩子的生理时钟无法在短时间内调整过来,父母可以利用下列的方法逐步进行。

(1)白天尽量不要让孩子睡觉,可与之玩耍、刺激或放置到光线充足的地方,使之不易入睡;到了晚上就尽量把光线调暗,保持环境安静,使其舒适而能安睡。

(2)可与儿科医师沟通,使用无成瘾性的镇静药,在夜晚需要让孩子安睡时适量给予,促使其安睡;大约只要1周的时间,孩子的睡眠习惯就可以调整过来了(但这种方法一般不建议使用)。

(3)孩子夜晚哭闹不停,只要确定无病痛,属于情绪性的哭闹,要人抚慰时,父母可置之不理,但要不动声色地在旁观察,待其哭闹累了,自然就会安睡。经过一段时间后,孩子的心理会意识(学习)到,当周围黑漆漆的时候,再怎么哭闹也不会有吃或有抱的。父母只要持之以恒,一定可以改变孩子夜晚不睡的习惯。

32. 孩子为何睡不踏实

年轻的父母都对孩子的睡眠十分关心,希望孩子有香甜的睡眠。可有些婴幼儿特别容易于睡眠中醒来,一般来说主要有以下几方面因素。

(1)生理因素:由于婴幼儿神经系统发育尚不完善,神经的兴奋与抑制功能不够协调,易兴奋,稍有外来的刺激则可能引起神经

五、小儿睡眠与养生

系统的兴奋,导致婴儿惊醒。这是一种正常的生理现象,随着婴儿的渐渐长大,神经系统的功能一步步完善,这种生理现象会自然消失。

(2)进食过饱:常言道"胃不合,卧不安"。有的妈妈不管孩子饿不饿,睡前总要给加餐点心,致使小孩感到不舒服,影响睡眠质量;尤其是吃奶的婴儿,有些妈妈习惯于喂着母乳伴孩子入睡,结果导致孩子睡时食奶过量,腹胀易醒,醒后年轻的母亲却又立即用奶去安抚,结果形成恶性循环。

(3)疾病因素:肠道寄生虫病是幼儿睡觉不安稳的最常见的原因,如患寄生虫病会引起孩子消化不良与营养不足,出现贫血、易惊等症状,早期佝偻病的小孩也常睡觉易醒。

(4)环境因素:小孩在睡觉时室内光线过强,家人在看电视及大声谈话说笑,均会干扰幼儿的正常睡眠,使其易于惊醒;小儿夜间易踢被子,或被子盖得太厚太重,都会造成孩子睡觉时过冷或过热,引起幼儿烦躁不安、手脚乱动,这亦是睡觉易醒的常见原因。

(5)兴奋过度:有的幼儿白天或睡前游戏玩耍过度,或听了、看了惊险故事、电视,常可造成入睡困难;即使睡着了,智力发育较好较快的孩子也会"日有所思,夜有所梦",孩子常在梦中惊醒。

33. 为什么迟睡的孩子长不高

有些家长常常埋怨自己四五岁的孩子早晨懒床,即使在父母的千呼万唤下勉强醒来,也是懒在床上不肯起来,早餐来不及吃,上幼儿园经常迟到。家长还反映这些孩子晚上睡得很迟,大多在22:00后才上床,到23:00才能入睡。其实,正是迟睡造成了孩子懒床。

国外研究表明,1~3岁的孩子每天要睡11~12个小时,4~7岁的孩子要睡10.5~11个小时。如果晚上23:00入睡,第二天早

睡眠养生与失眠调治

晨7:00起床,那每天的睡眠时间才8个小时,这对孩子的生长发育非常不利。

促进孩子长高的生长激素的分泌高峰在睡眠中,尤其是在熟睡时。如果孩子迟睡的话,就会影响生长激素的正常分泌,1~2年后这些孩子的身高将明显低于早睡的孩子。许多父母很关心孩子的身高,却往往忽视了孩子每天的睡眠时间。

造成孩子迟睡的原因有很多,大多与家长的生活习惯有关。如果孩子有单独的卧室,可以安排他早些睡觉。若是与父母同寝一室,父母就应该给孩子营造一个有利于睡眠的氛围,把室内的灯光调得暗一些,孩子上床前尽量不要与他交谈。有的孩子晚上看一些刺激性的电视节目,就会回忆电视中的惊险场面,使大脑处于兴奋状态,因此很难入睡。所以,在临睡前应避免让孩子看这类节目。另外,一些倔强的孩子,如果他坚持要在晚上22:00睡觉,家长可以把时钟拨快2小时,孩子只好老老实实地上床睡觉了。

家长改变孩子的迟睡现象不宜操之过急,应该找出原因,有的放矢,循序渐进地培养孩子早睡的好习惯。

34. 为什么儿童睡眠障碍不容忽视

睡眠在一个人的一生中占1/3以上时间,作为生长发育高峰期的孩子对睡眠的需求会更高,这是因为睡眠与生长激素的分泌有关。人类的生长发育依赖于垂体分泌的生长激素,生长激素只有在睡眠时分泌的量最多;人体各种营养素的合成也只有在睡眠和休息时才能更好地完成。所以,睡眠充足,孩子的生长发育就快。年龄越小,睡眠时间越长。学龄儿童一般每日不应少于8个小时睡眠。

儿童睡眠障碍有如下表现:夜间频频醒来,睡不安稳、恐惧黑暗、夜间磨牙、遗尿、呓语、梦游、睡觉中摇动身体、抓挠皮肤、入睡

五、小儿睡眠与养生

困难和易惊醒等。

儿童睡眠障碍的原因很多,归纳起来有以下3种情况:首先是,精神刺激,如受惊吓,或有苦恼的遭遇又不愿让家长知道,或家庭关系紧张,总在压抑中过日子等;其次是,疾病,最常见的是特异性皮肤病,其中90%的儿童年龄在5岁以下,因夜间起来抓挠皮肤而影响睡眠;最后是,用药的影响,如哮喘患者服用茶碱类药物可发生入睡困难和易惊醒,慢性病服皮质类固醇类药物可发生夜间醒来次数过多、易惊醒、多梦等。

儿童睡眠障碍不但影响孩子本人,有时也影响到家长和家庭气氛。孩子的突出表现为因睡眠不足而出现易疲倦,注意力不集中,情绪易激动,有攻击行为,因而学习成绩下降,同学之间、师生之间关系紧张而又陷入恶性循环。此外,这些孩子还有早晨起床困难、迟到、违反校规等表现。

对待有病儿童,要到专科医院做正规治疗。对患慢性病需长期服茶碱或类固醇药物的儿童,若发生严重的睡眠障碍,可以改变用药品种,改变服法,每晚少用镇静药。当然这些都是在医生指导下进行的。

家长切记教育子女的原则应是教导而不是惯纵,坚决摒弃封建家长制式的教育方法,要让孩子有什么困难都愿意得到家庭的帮助。这样的家庭气氛,会使孩子有一个好心情,有好心境才有好睡眠。

生活有规律,尤其是睡眠要有规律。养成良好的习惯,到时就去睡,到点自己醒来最好,睡前不要饮茶和咖啡饮料。养成好的睡眠习惯有时需家长的配合。对有睡眠障碍的儿童,家长一定要早想办法解决,以使我们的下一代更健康地成长。

36. 为什么婴幼儿含糖睡觉危害大

婴幼儿吃糖多了不利于健康,特别是6个月至2岁的婴幼儿,吃糖多了危害更大。因为糖在制作过程中加有调味剂有机酸,本身又具有黏性,易于黏附在牙齿上或牙缝中。婴幼儿新萌出的乳牙骨质较脆,最怕酸类腐蚀,时间长了还可使乳牙疏松、脱钙、溶解,甚至形成龋齿。同时,吃糖多了,还会降低孩子的食欲,造成营养缺乏。

婴幼儿晚上含糖睡觉其危害性就更大了。晚上睡觉时,唾液的分泌基本停止,故唾液对口中微生物的作用也减弱了,口中含糖,有利于细菌的滋生繁殖,同时产生大量的酸性物质,使得牙齿脱钙更加严重,更易于龋齿的形成,还会导致牙龈组织的各种疾病。因此,孩子晚上吃糖后,家长应让其漱口后再上床睡觉,或在晚上睡前刷牙。

六、女性睡眠与养生

1. 女性为什么失眠的次数多

女性失眠的次数是男性的2倍多。女性的睡眠质量、睡眠时间、入眠的程度在月经周期中的不同时刻是不一样的。对一些女性来说,失眠有规律地重复,在月经来潮前出现。医生认为,失眠是经前综合征患者抱怨最多的问题,也是妇女经绝后最令人头痛的事。因为使人保持清醒的脑化学物质的分泌受到雌激素的影响,而孕激素则使人发困,所以医生认为激素分泌不调易引起短暂的失眠。这种失眠现象随着人体激素分泌量的多少而出现或消失。

女性一般在45~55岁处于更年期阶段。此时,月经周期紊乱,月经稀少至闭经,性生活能力下降,内分泌功能失调,自主神经功能紊乱,如再加上心理和社会等因素的影响,则易发病。除躯体症状外,均伴有不同程度的精神神经症状,多表现为烦躁易怒等,而且凡有更年期综合征的患者总会伴有失眠症。这是由于更年期女性卵巢雌激素分泌逐渐减少及垂体促性腺激素增多,造成神经-内分泌一时性失调,下丘脑-垂体-卵巢轴反馈系统失调和自主神经系统功能紊乱,加之心理因素及社会因素等诱因,使患者产生更年期抑郁症、焦虑症及心理变态等诸症,这些精神神经系统方面的异常,往往是产生失眠的主要因素。女性更年期综合征的发病率在10%～15%。而广东地区的调查则表明,19%的妇女均有不同程度的更年期症状。更年期综合征起病可急可缓,以缓者居多,开始有头晕、头痛、失眠、乏力、食欲减退、工作能力下降或周身不适的主诉,以后逐渐发展为有明显忧郁、焦虑、猜疑或狂躁的症状,失眠不仅是妇女更年期综合征的常见表现,也是病情恶化的契机,所以应给予充分重视。

有关女性和失眠的记录数据比较少,医生们只能借助有限的研究结果来帮助患者。如认真记睡眠记录,以便查找失眠的根源。具体做法是:放一个笔记本在床边,记录上床的时间,夜间醒来的次数,夜间下床的次数。还有失眠阶段开始、结束的日期,月经期症状或困难,第二天是否困倦,以及是否遇到了什么极其痛苦的事。记3个月这样的日记,然后从头浏览一下,看能否找到什么规律。如果发现失眠是每次月经周期中的同一天,便可以肯定失眠是由激素分泌引起的。

2. 黄褐斑患者为什么多数伴有失眠

黄褐斑常见于中年女性,表现为颜面部淡褐斑或淡黑色斑,形状不同,大小不等,可由蚕豆大到铜钱大或更大,边缘多清楚,表面平滑,无鳞屑,无炎症,也无明显自觉症状。好发于颧、额及口周围,个别患者可波及全面部。鼻部及其两则皮损有时互相融合,形成蝴蝶样,故民间有"蝴蝶斑"的俗称。

现代医学认为,本病发病原因多由内分泌障碍和慢性中毒而引起。中医学认为,本病多因情志不遂,肝气郁结,郁久化热,灼伤阴血使面部气血失和而造成;或气郁化火,耗伤肝肾之阴,而致水色上泛而发生该斑。单就本病而言,无多大痛苦,可是形成本病的原因多系精神情志因素,情绪不良则难免会影响正常睡眠。而形成本病以后,容颜之艳丽受遏,其内心世界势必就复杂起来,从而

六、女性睡眠与养生

也会影响正常的睡眠。

精神情志因素既是形成本病的重要原因,又是加重病情的条件,很容易形成因情绪不良造成黄褐斑的发生,生成此斑以后不良的精神情绪反过来又会加重病情的恶性循环。对于这些心境不良的黄褐斑患者说来,发生失眠就不足为怪了。约有近2/3的黄褐斑患者存在睡眠障碍,其求美之心愈切者失眠现象就愈加严重。

3. 睡觉也能美容吗

美容一般是通过采用适当方法对皮肤进行护理和保养来达到目的。除了使用护肤品、化妆品以外,科学合理的睡眠也具有美容的作用。善于美容养颜的人都特别注意皮肤的休息。人们的皮肤能够得到合理的休息,是青春永驻的基础。

首先,合理的皮肤休息,可促进皮肤细胞的分裂。一天当中,皮肤新陈代谢最旺盛的时间是在晚上,特别是22:00~2:00是关键时刻。如果在这个时间获得较好的睡眠,就能加快皮肤的新陈代谢,使皮肤延缓老化。其次,充足的睡眠可以加强皮肤的血液循环,因为只有当人处于睡眠状态时,血液才能通过毛细血管充分达到皮肤层。充分的血液循环,能为皮肤提供充足的营养,加快皮肤消除疲劳,起到延缓衰老的作用。那么,怎样才能使皮肤更好地休息呢?

(1)不能错过晚上的睡眠,特别是22:00~2:00。如果错过了,就等于错过了皮肤新陈代谢的良好时机。

(2)睡觉前要清洁皮肤,否则污物会堵塞毛孔,血液不能充分到达皮肤表层,皮肤就不能得到充分的休息。

(3)不能带妆睡觉,化妆品会给皮肤带来负担和紧张感,还会使皮肤干燥,不利于皮肤充分休息。

(4)睡前清洗保养过的皮肤吸收力特别强,因此睡前是供应皮肤营养的良好时机,可以涂些晚霜之类的营养霜。

(5)要有足够的睡眠,睡觉时要放松精神,安然入眠,不要熬夜,因为熬夜最容易促使皮肤疲劳和老化。

(6)睡前要保持居室内适宜的湿度,空气中适度的水分可保证肌肤不过于干燥,可以用加湿器来保证适宜的湿度。

(7)睡前宜轻轻按摩面部,从脸的中心到四周逐渐按摩,以加速面部的血液循环,从而促进新陈代谢。

4. 女性对付失眠有何方法

发生失眠时,许多中老年女性首先想到的就是使用安眠药帮助入眠。殊不知,药物并不是解决失眠的最佳选择。可以试一试以下的方法。

(1)上床之前,应确保自己的情绪平稳,处在放松的状态之中。睡下之前,可做一些有助于放松自己大脑的活动。如果睡前想看一会儿电视,或听一会儿音乐,应避免将音量放得很大。如果有睡前看书的习惯,灯光则不要调得很亮。此外,做一会儿瑜伽功,或进行片刻沉思,都有助于放松。

(2)每天睡觉和起床的时间应尽可能固定,这样有利于身体内部的生物钟为睡觉和起床做好准备。卧室的温度不宜太高,室内的布置应以温馨为主调。如果床头放有夜光闹钟,则应将其置于视野之外。

(3)上床后,如果辗转反侧睡不着超过15分钟时,可以下床,做些有助于放松的事情,如读书。睡不着时,如果硬坚持躺在床上,只能使自己为不能很快入眠而更加着急,无助于入眠。

(4)锻炼可帮助睡得更好,但选择锻炼的时间非常重要。理想的锻炼时间为早晨。晚上锻炼反而会导致失眠,因为锻炼可导致体内的能量增加。

六、女性睡眠与养生

(5)晚饭不要吃得太多,对于那些不容易入眠的人,下午和晚上最好不要喝含有咖啡因的饮料。烟酒之类的东西也容易影响正常的睡眠功能。

(6)选择一件适合自己的睡衣。针织或纯棉睡衣轻薄柔软,弹性好,吸湿、透气性强,穿着舒适,不刺激皮肤;丝绸睡衣当然更加美观,爽滑又性感,但不能吸汗,舒适度不如纯棉的好。此外,人造纤维面料易引发皮肤过敏和瘙痒症状,不适合用作睡衣。从健康的角度来看,深色染料对健康并无益处,尤其是鲜红和艳蓝会让人难以放松,从而影响休息。淡雅的颜色有舒缓情绪、安定心神的作用,更有利于睡眠。宽大的睡衣能保证最大的舒适度,提高睡眠质量,在睡觉的时候不会因紧束胸部、腹部等部位而导致血液流通不畅。如果担心太过宽大显得臃肿,可以选择适当修身的款式,只要保证身体没有束缚感即可。需要注意的是,有明显异味的睡衣也绝不能买,这些异味通常是在服装加工过程中未处理好而残留下来的,对健康有危害。

5. 孕妇睡眠时间以多少为宜

睡眠时间的长短有个体差异,有的人仅睡5~6个小时即感到体力恢复,有的则需要更多的时间。正常成人一般需要8个小时;孕妇因身体各方面的变化,容易感到疲劳,故孕妇睡眠时间应比平时多1个小时,最低不能少于8个小时。怀孕7~8个月后,每天中午最好有2个小时的午睡时间,但不要睡得太久,以免影响晚上的睡眠。

孕妇身体负担重且容易疲劳,需要充足的睡眠休息。卧室要常开窗通风,室内温度不宜过冷过热。

6. 孕期应采取什么样的睡眠姿势

孕妇常常会抱怨睡不好,一方面有诸多因素干扰孕妇的睡眠质量;另一方面由不科学睡姿所带来的负面影响也使得睡眠变差。总体而言,靠左侧卧是孕妇科学的睡姿,这种姿势有助于孕妇入睡。

孕早期睡姿可随意,因为胎儿受到外界直接压力的影响不大,并且自身体重也不会造成较大的压迫。当然,随意性也有限制,趴睡之类的不良睡姿还是早改为妙,可选择舒适度较高的仰卧、侧卧。

仰卧位是大多数人比较舒适而习惯的一种卧姿,而对于孕妇,尤其是妊娠月份较大的孕妇则不然。这是因为妇女怀孕以后,子宫在整个妊娠期内要发生巨大的变化,子宫的重量从50克左右增加至1 200多克,容积从怀孕前的4～7毫升增至容纳足月胎儿、羊水及胎盘,容积可达5 000毫升。同时,子宫的血管也变粗,以保证有足够的营养物质输送给胎儿,并将胎儿的代谢产物及时清除,促使胎儿在子宫内健康地生长发育。正是由于孕妇子宫的体积逐渐增大,从而导致了不能长时间仰卧。

有的孕妇到了孕晚期,仰卧时即会出现阵发性头昏眼花、面色苍白、出冷汗,甚至晕厥等临床表现,一旦转为侧卧位时,症状又会很快减轻或消失。这种现象医学上称为"孕妇仰卧综合征"。这是因为随着妊娠月份增长,子宫逐渐膨大而对体内的脏器产生了机械性压迫。当孕妇仰卧时,沉重的子宫随着体位的改变,压迫了腹腔后壁的下腔静脉,造成静脉血液回流受阻,影响回流心脏的血量,因而心脏排出的血量就会减少,便引起了上述症状。同时,孕妇仰卧时,子宫压迫血管还可引起子宫本身的动脉压明显下降,导致胎盘供应不足,直接影响对胎儿的生长发育。

六、女性睡眠与养生

孕妇最佳的睡眠姿势是左侧卧位。当然,整个晚上只保持一个睡眠姿势是不太可能的,可以左右侧卧位交替。建议采用左侧卧位,短时右侧卧位,避免仰卧位,尤其是孕中期和孕晚期更应如此。

7. 引起孕妇失眠的原因有哪些

(1)头痛:少数孕妇在怀孕6个月后,会出现一种日趋严重的头痛,有的还伴有呕吐,视物模糊;同时有下肢水肿,血压增高,检查尿中有蛋白,这就是妊娠高血压综合征的表现。

(2)胸痛:孕期胸痛时有发生,好发于肋骨之间,疼痛部位不固定,可能是由于怀孕引起某种程度的缺钙,或是由于膈肌抬高,造成胸廓膨胀所引起的。

(3)胃痛:孕期由于消化器官肌肉蠕动减慢,使人有胃部饱胀不适感;还有的孕妇因不断反酸和胃灼痛而一筹莫展。这是因为怀孕引起胃的逆行蠕动,致使胃中酸性内容物反流,刺激黏膜而引起的。

(4)腰痛:随着怀孕时间的增加,孕妇会感到身体沉重,站立或步行时为保证重心前移的平衡,必须挺胸,腆肚,再加上双脚外八字分开,这样就必然造成腰部脊柱过度的前凸弯曲,引起脊柱性腰痛。

(5)腹痛:有些妇女(尤其是子宫后倾的妇女)在怀孕初期感到骨盆区域有一种牵引痛或下坠感。倘若怀孕期间下腹部痛比较剧烈,而且有阴道出血,可能是流产或子宫外孕的征兆,必须迅速就医。日益增大的子宫进入骨盆,还易引起耻骨联合或骶髂关节的疼痛。

(6)激素变化:孕妇心情的变化是因激素变化导致的,孕妇在心理和精神上都比较敏感,对压力的承受能力会降低,再加上对腹

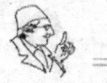

中胎儿的担心,很容易引起情绪的不稳定,因此常常会有抑郁和失眠的情况发生。也由于激素的作用,也有不少怀孕初期的孕妇处于极度兴奋的状态下,睡前会对宝宝充满了憧憬,甚至会不停地猜想是男是女,思维过于活跃,也不容易睡着。

(7)饮食习惯的改变:由于妊娠反应及对饮食营养的要求,孕妇的饮食习惯会发生一定的改变,而且怀孕早期还容易呕吐,虽然大多数孕妇是在早晨吐,但是也有一些孕妇会在晚上也觉得恶心,难以适应,使睡眠质量受到影响。有的孕妇在怀孕期间食欲特别好,大吃特吃也是造成失眠的一个原因。进食过多,会影响肠胃功能。身体不舒服,自然睡不好。如果不小心吃了一些咖啡、茶、油炸食品等,尤其是食物中的饱和脂肪,会改变妇女体内的激素分泌,造成很多身体不适的症状。

(8)尿频:尿频是孕妇最容易产生的症状,这主要是因为逐渐增大的子宫和胎头挤压到膀胱,产生尿意,进而发展为尿频。有八成孕妇晚上会一直跑厕所,很多人也已经习以为常。尿频是比较明显的怀孕初期症状之一。怀孕2个月以后,由于增大的子宫压迫膀胱,会反射性地引起排尿增多,有时甚至高达一小时几次、十几次。排尿的次数增多,但尿量并不增多,并伴有轻度的头晕、恶心等症状。这种尿频现象会严重影响孕妇的睡眠质量,导致孕妇睡眠不足。

(9)抽搐:由于孕妇容易缺钙,所以也易发生抽搐的现象。抽搐有痛感,有时候睡着睡着就抽搐醒了,严重影响后续睡眠。

(10)睡姿:孕早期很容易感觉疲劳,由于身体有了变化,腹部成了下意识要保护的重点部位,导致睡眠时难以找到一个合适的姿势,因此容易睡不好。

六、女性睡眠与养生

8. 哺乳期妇女在睡卧时应注意什么

婴儿的自我保护能力很差,往往会因包被及妈妈的乳房遮住口鼻而发生窒息;如果母子同睡一个被窝,也常因母亲翻身而压伤孩子。母子应该分床睡较好。

母乳对婴儿来说是最高级的营养品,产妇分娩后由于乳腺开始分泌乳汁,两乳将更加膨隆饱满,这时若不注意保护,稍有不慎极易造成乳汁壅积,引起急性乳腺炎。从临床上接触到的乳腺炎患者来看,患者陈述发生原因时,大部分患者讲到是在睡觉的时候不小心挤了一下造成的。这是因为人在清醒状态下,自然会很好地保护乳房,可是入睡以后就很难注意。这就要求哺乳期女性在睡卧时要事先做好保护乳房的准备,以免发生不测。要做到:不要俯卧;侧身而睡时切勿使乳房受压;睡眠当中勿穿过于瘦小的内衣;不可让孩子含着乳头睡觉。

9. 经行失眠怎样辨证治疗

经行失眠是指平时睡眠正常,而每当月经来潮前后或经期出现失眠,甚则通宵不得入睡,经净后逐渐恢复正常的睡眠。中医学认为,本病多由脏腑功能紊乱、气血、阴阳的平衡相对失调,扰及心神而引起。临床上比较常见的有阴虚火旺、心脾两虚、肝郁火旺、心胆气虚等几种证型。

(1)阴虚火旺

主症:经前心烦失眠,头晕目眩,五心烦热,潮热盗汗,腰膝酸软,口干咽燥,或伴口舌糜烂,月经提前,经量或多或少,色鲜或稀淡,舌尖红、苔薄白、脉细数。

治则:滋阴清热,养血安神。

方药:酸枣仁30克,生地黄、白芍、茯神各12克,当归、远志各10克,川芎、白术、天南星、甘草各6克,黄连3克。

用法:每日1剂,水煎,经前5日开始服药,连服5剂;也可服用天王补心丸,每次9克,每日2次。

(2)心脾两虚

主症:经行失眠,夜寐不安,梦多纷纭,或通宵不寐。伴有心悸怔忡,神疲乏力,口淡无味,不思饮食,月经量多而色淡,面色萎黄,懒倦少神,舌质淡,苔薄白,脉细弱。

治则:补益心脾,养血安神。

方药:黄芪15克,党参、白术、茯苓、龙眼肉、远志各10克,炒酸枣仁18克,木香6克,夜交藤30克,甘草3克。

用法:每日1剂,水煎,经前5日开始服药,连服5~8剂。

(3)肝郁化火

主症:平时急躁易怒,经前难以入睡,多梦易醒,彻夜不眠,且伴乳房胀痛,两胁胀闷,多善叹息,或见头晕头痛,口苦咽干,月经多数提前,量多色黯,舌质红,苔白或黄,脉弦数。

治则:疏肝解郁,养血安神。

方药:牡丹皮、栀子、柴胡、当归、白芍、茯苓、白术各10克,薄荷6克,夜交藤、龙骨、牡蛎、炒酸枣仁各30克,甘草3克,生姜3片。

用法:每日1剂,水煎,经前5~7日开始服药,连服5~7剂。

(4)心胆气虚

主症:平时胆怯恐惧,遇事易惊,经行尤甚,终日惕惕,虚烦不得眠,入睡后又易惊醒,月经质稀色淡,舌质淡,苔薄白,脉弦细或细弱。

治则:益气安神,镇惊定志。

方药:龙齿、牡蛎各30克,石菖蒲、茯苓、茯神各12克,党参、远志各10克。

六、女性睡眠与养生

用法:每日1剂,水煎,经前5日开始服药,连服5剂。

11. 经行嗜睡怎样治疗

经行嗜睡是指妇女每遇经行前后或适值经期,时时欲睡的病症,称"经行多寐""周期性睡眠过多症"等。有的妇女虽然忘记了来月经的日期,可她有经行嗜睡的特有症状,届时自然就知道月经又要来潮了,这种病象的出现与妇女的体质禀赋有一定关系。中医学认为,经行嗜睡多由脾虚湿困、气血不足或肾精亏损所致。

(1)由脾虚湿困引起的经行嗜睡,多数形体肥胖,常伴水肿,动则气喘,食欲欠佳,胃脘满闷,白带量多,质黏而稠,经行之际精神疲惫,四肢沉重,困倦嗜睡。方用苍术、陈皮各12克,藿香、厚朴、石菖蒲各10克,生姜3片,大枣10枚。水煎,每日1剂,经前5日开始服药,经至后停服。

(2)由气血不足引起的经行嗜睡,多见于素体虚弱的妇女,表现为少气懒言,倦怠乏力,头晕作眩,心悸不安,月经量少,色淡质稀,经行之际昏昏欲睡,每以进餐后尤甚,伴面色萎黄,舌淡苔白,脉沉细无力。方用党参、白术、茯苓、甘草、当归、白芍、熟地黄各10克,黄芪30克,肉桂、川芎各3克。水煎,每日1剂,于月经前开始出现嗜睡时服药,服至月经干净,一般以每次连续用药5~8剂为宜。

(3)由肾精亏损引起的经行嗜睡,多见于多次人工流产的妇女。主要临床表现有经行倦怠善眠,耳鸣耳聋,神情呆滞,平日精力不支,腰膝酸软,月经多延后,经量偏少,舌淡苔白,脉沉细弱。凡肾精亏损为患,多服用河车大造丸,患者需长期服用。方用紫河车30克,熟地黄24克,炒杜仲、天冬、麦冬、牛膝各10克,龟甲10克,黄柏6克。上药共研细末,炼蜜为丸,每丸重10

克,早晚各服1丸。

经行困倦嗜睡的妇女,平时要注意加强体育锻炼,如慢跑、打球、打太极拳等,选择自己喜欢的一种锻炼方式,长期坚持。在饮食上要少吃甜腻与高脂肪的食品。夏天可适量多吃一点儿西瓜,冬天可多吃一点儿甜萝卜,平时也可用赤小豆、薏苡仁煮粥喝。一般来说,有经行嗜睡的妇女,只要在生活上注意,并按时在医生的指导下服用药物,都可以取得满意的治疗效果。

11. 经行遗尿怎样辨证治疗

妇女月经来潮前后或值经期,小便不能自禁,点滴漏下;或睡中遗尿,月经过后自止,呈周期性发作,称为"经行遗尿"。本病以虚证为主,亦有少数实证,多由肝、脾、肾功能失调引起。

(1)脾虚失固

主症:月经错后,量少或多,色淡质稀,平时带下绵绵,色白质稀如米泔,无特殊气味,经来后发生睡中遗尿,或滴漏失禁,面色萎黄,倦怠乏力,嗜睡纳呆,大便溏薄,舌淡嫩,苔薄白,脉虚弱。

治则:健脾益气,固摄止遗。

方药:黄芪15克,潼蒺藜、茯神各12克,大枣皮、当归、白芍、益母子各10克,升麻5克。

用法:每日1剂,水煎,经前连服5剂;为巩固并加强疗效,可于经后再服药3～5剂。

(2)肾失封藏

主症:经行先后不定期,经量也多少不等,经色黯淡而有小血块,经至后睡中发生遗尿,或见失禁,腰脊酸软,双腿乏力。平素带下量多,恶寒喜温,尿清长,夜尿频,大便溏薄,舌淡苔薄白而润,脉沉细。

治则:温肾扶阳,固涩止遗。

六、女性睡眠与养生

方药:熟地黄、菟丝子、白术各 15 克,益智仁、补骨脂各 12 克,五味子、熟附子、茯苓、韭子各 10 克,桑螵蛸 20 克。

用法:平日隔日 1 剂,经前 5 日开始每日 1 剂,水煎,服至痊愈。

(3)肝火旺盛

主症:月经提前,量多色红,经前 3~4 日即出现睡中遗尿,尿液有特殊臭味,随月经呈周期性发作,且伴心烦易怒,胸胁胀闷而痛,平时夜难入寐,寐则多梦,舌红,苔薄黄,脉弦细数。

治则:清肝泻火,凉血止遗。

方药:柴胡、当归、牡丹皮、生栀子、白芍、茯苓、龙胆草各 10 克,桑螵蛸 15 克,薄荷、甘草各 6 克。

用法:每日 1 剂,水煎,经前 7 日开始服药,连服 5~7 剂。

经行遗尿患者要注意劳逸结合,加强饮食营养,注意情绪调节;更重要的是要注意节制房事,切忌过多人工流产手术,以免损伤肾气。

12. 更年期综合征患者如何保证睡眠

更年期女性由于潮热,晚间体温快速上升,造成了频醒或入睡困难等许多睡眠障碍。这是由于更年期雌激素、黄体酮生成减少,降低了睡眠质量,甚至导致睡眠障碍,从而影响了整体生活质量。

睡眠障碍无论发生在什么时候都须诊治,对正处于更年期的女性来说尤为重要。随着女性年龄的增加,睡眠问题,特别是睡眠呼吸暂停、腿多动综合征正变得越来越普遍,而这些症状的任何一条都会干扰睡眠。无论由什么原因造成,经常的睡眠中断都会引起频繁的白天嗜睡,而这反过来又会影响女性的情绪和行为。和其他被剥夺睡眠的人一样,这类女性会更加急躁、易怒。

现有一些产品可以解决那些既没有服用雌激素,也没有使用激素替代品治疗的女性的问题。这些产品包括营养产品、钙片、维生素D、治疗骨质疏松症的唑来膦酸和针对失眠的催眠药物。还可以睡在凉爽、通风的房间,身穿天然棉制的质地较轻的衣物,保持规律的作息习惯,这些也能对夜间良好的睡眠起到帮助。

激素替代治疗或雌激素替代治疗对一些女性来说能够减少更年期的各种症状,她们是否应该开始或者继续这种治疗是一个困难的决定,需要咨询医生。同时睡眠习惯也应该成为咨询内容之一。

女性更年期综合征患者要明确引起失眠的原因,必要时可去医院就诊。切忌自行其是,以免耽误疾病的诊断。如果是偶尔失眠,可不必用安眠药来催眠,尽可能自然入睡,保持睡眠的自然节律。如确有必要服用安眠药时,要在医师的指导下服用,千万不要随意加大剂量或长期服用。可将数种药相互交替使用或间断使用,睡眠情况好转时,要逐渐减量,不要突然停药,以免出现戒断反应。

女性更年期综合征患者有效的快速入眠方法:睡前用稍高于体温的热水泡脚;冷水浴和热水浴交替进行的方法可以减轻疲劳,帮助入睡;白天多照太阳光,夜晚则尽量少照光,增强夜晚入睡的欲望;睡前仰面平躺在床上,按摩脚后跟;睡觉时,头朝北,脚朝南,与地球磁场协调一致;睡前听一段舒缓、优美的音乐,并把音响设置成定时关机的状态;睡前看一些轻松休闲的文章或书籍;睡前喝一杯牛奶;先解决完脑海中的问题再入睡;睡前充分放松,然后冥想片刻。

七、老年人睡眠与养生

1. 老年人失眠的原因和后果是什么

引起老年人长期失眠的原因有很多,常见的有神经衰弱、内分泌系统疾病、抑郁、焦虑及其他精神障碍。也有的老年人失眠是由于生活不规律、饮酒、喝咖啡等原因造成的,因此在治疗失眠前先得摸清原因,然后针对病因处理失眠。同时,还要从生活习惯入手,如就寝和起床时间要有规律;减少在床上的时间,除非是睡觉,不要在床上看书或看电视;分散注意力,不要老是想着自己可能又睡不着了;睡前应避免喝咖啡、吸烟及饮酒,不要吃得过饱;积极培养业余爱好,丰富晚年生活;寝室环境应舒适,温度适当,通风良好等。

老年人睡眠少,早睡早醒,深度睡眠减少,浅睡眠增多,睡眠中觉醒的次数增加,睡不踏实,入睡困难,一觉醒来,总感到"不解乏"。有的老年人"肾虚肾寒",容易频频起夜,也影响睡眠。心脑血管病、高血压、糖尿病等老年慢性病患者,也常引起失眠。老年人失眠与性别也有关系,老年女性多容易受精神的干扰而失眠。

研究发现,因年龄增长引起的大脑衰退,使得老年人睡眠质量下降,从而导致其记忆力减弱。通过刺激大脑适当区域有可能会增强睡眠质量,减缓老年人记忆力衰退。研究人员为18名平均年龄为21岁的年轻人和15名平均年龄75岁的老年人进行睡眠和记忆测试。在晚上入睡前,研究人员对受试者进行单词配对测试。结果显示,老年人的单词配对测试成绩比年轻人差大约25%。在睡眠过程中,研究人员借助脑电图仪对受试者的睡眠和脑电波活动进行监测。在8小时睡眠后的次日,研究人员再次对他们进行单词配对测试,并对他们的大脑实施磁共振成像扫描。结果显示,老年人的慢波睡眠时间比年轻人平均少75%,他们的次日单词配对测试成绩比年轻人差55%,所以对老年人来说,大脑退化使得慢波睡眠时间变短,从而影响记忆力。

美国的研究人员分析了784名年龄在65岁以上男性的数据,这些老年人在2003—2005年参与了名为"老年男性睡眠障碍研究结果"的项目。这批男性在研究开始时均没有患高血压,但大约3年后,高血压患者已达243名。研究人员根据这批人慢波睡眠的时间从低到高划分为4个组。在考虑了年龄、体重指数及其他因素后,研究人员发现,慢波睡眠阶段的减少与患高血压风险的提高具有特定关联,但两者并不具有因果关系。慢波睡眠不足睡眠总量4%的老年人患高血压的风险会提高80%;慢波睡眠较少的老年人睡眠持续时间通常也较短,夜间长时间处于清醒状态,更可能出现睡眠障碍。参与研究的学者指出,慢波睡眠通常随着年龄的增长而减少,儿童慢波睡眠的时间可达睡眠长度的40%,健康成年人仅有25%,而参与研究的老年人平均只有11.2%。

2. 为什么要"先睡心,后睡眼"

"先睡心,后睡眠",这是宋代蔡季通《睡诀》中告诉人们的方法,睡觉时要让身心安适,切勿想入非非。"无忧才是入睡方"。应注意心胸宽广,待人处事宽宏豁达,把握情绪,做情绪的主人,心里无所牵挂,自然安然入睡。事实上,不能睡心者是难以安寐的。正如《老老恒言·安寝》中所说:"心欲求寐则寐愈难。盖醒与寐交界

七、老年人睡眠与养生

关头,断非意想所及"。也就是说,越想尽快入睡,则越是睡不着,只有情绪放松下来,消除一切思虑,即首先"睡心"之后,才能真正渐渐入睡。

有的人一失眠就紧紧地闭眼想尽快入睡,这是不正确的。失眠起于"心",许多人最开始睡不着觉缘于不会调节情绪、精神压力大、心理矛盾冲突多。有的人习惯工作、看电视、讨论热点问题至24:00,大脑尚处于兴奋状态,往往需要辗转1~2个小时才能静下来,使得整夜睡眠质量处于浅睡眠状态。还有的人失眠是由于神经衰弱造成的,患者除了失眠这一主要症状之外,常常还伴有容易兴奋、疲劳、记忆力减退、情绪波动、浑身紧张、说不清的疼痛等系列症状,这是脑功能衰弱的表现。这种失眠持续3个月以上,严重到影响日常生活,在排除器质性病变以后,就基本被诊断为神经衰弱。神经衰弱是常见病,患者要按照医嘱坚持治疗,切不可一味地扛病,要科学治疗、合理安排饮食起居。

对中老年失眠者而言,失眠的原因主要是疾病、心情、环境和药物几方面。某些疾病引发的咳喘、心悸、夜尿多等症状,会影响睡眠。而来自家庭、工作各方面的压力扰乱了心情,产生焦虑紧张、烦躁不安、惊恐、抑郁等不良情绪则肯定会引起失眠。环境的改变,如噪声、强光、过热、过冷、空气污浊、蚊虫叮咬等,以及睡前喝浓茶或咖啡也是常见的影响睡眠的原因。找到了影响睡眠的原因之后,有针对性地进行消除,才可安然入睡。

有极少数失眠患者用以上方法仍不能取得理想疗效,这时可以在医生的指导下通过睡眠分析辅以适当的药物,经过一段时间的治疗最终获得完美的睡眠。对于早期轻度入睡困难者,主要采取自我调理的方法,如保持平和的心态,如睡不着不要过分担心,可以寻求并消除导致入睡困难的原因,同时采取安眠三步法:取热水(38℃~43℃)半盆,水要没过踝部,泡脚15分钟左右,然后用双手在水中搓揉双脚掌5分钟左右,直到搓得脚板发热为止,最后用

睡眠养生与失眠调治

干毛巾擦干;平躺床上,放松肌肉,先用右手按顺时针方向绕脐揉腹50圈,再换左手按逆时针方向绕脐眼揉腹50圈。做完后重复一次;饮一杯热牛奶。

深度睡眠是养精蓄锐的保障。一般来说,只要晚上22:00以前进入睡眠,1~2个小时即可进入深度睡眠状态。而且,还要保证睡眠时间不少于7个小时。这样即便次日4:00~5:00开始工作,也不会影响白天的精神状态。如果发现一周睡眠不足49个小时,就要及时补。周六是补觉的大好时机,完全静下心,及时补足睡眠,不要让拖欠的睡眠过周末。

3. 老年人如何对付失眠

老年人恐怕普遍存在着睡眠问题。不易入睡,睡眠过浅,容易惊醒,醒后不易再睡,清晨醒来过早,而白天却昏昏沉沉,总打瞌睡,几乎是老年人共同的苦衷。不少老年人轮番使用催眠药,并不断加量,但效果却愈来愈差。美国斯坦福大学佛里德曼教授对老年人的睡眠问题提出了一个全新的观点:老年人不要把觉少、失眠当成负担。要晚睡、早起,减少在床上时间,转变安睡时间长才算养生的陈腐观念。其实,并不是人的睡眠越多越好,一般每天睡6~8个小时即可满足要求。而老年人所需时间就更少,夜间睡5个小时就足够了。中午再睡1个小时左右,可支持晚上睡得更迟些。多数老年人的失眠是心理因素造成的。长时间卧床,苦苦追求延长睡眠时间,会加重焦虑反应,促成心理障碍,形成恶性循环,加重失眠。早晨醒后即起床,不要计较睡时长短,消除心理负担,反而能打破失眠的恶性循环,提高睡眠的质量和效果。

老年人睡眠的学问很多,在睡眠时脑部要冷,要清凉;而腹部则宜暖,宜温。头部是人体阳经会聚的地方,也是人体阳气最旺盛之处,头部是人体最不怕冻的部位,即使是在冬季,天气再冷睡眠

七、老年人睡眠与养生

时也没有必要蒙头。要把头露在外面,保持头部的清凉。不蒙头睡觉,还有一层重要的原因,那就是保持通畅的呼吸。蒙头睡眠,呼吸不畅,会造成氧气的吸入减少,二氧化碳的蓄积增多,直接对人体的新陈代谢造成不良影响。而腹部恰恰相反,一定要注意保暖。腹部是五脏会合之处,是气血运行的重要场所。睡眠时,人进入安静的状态,气血运行缓慢,寒邪易于入侵。因此,睡眠时一定要让腹部温暖,腹暖则五脏暖,五脏暖则气血运行通畅。老年人阳气已虚,所以更应注意。肚兜是中国人使用了上千年的物件,它既简单又科学,夜里睡眠时兜于腹部,以防夜寒;白天亦可使用。如有腹部冷痛疾病者,可用干姜、桂皮等味辛性温的药装入肚兜以做治疗之用。肚兜外可再加一条20~25厘米宽的带系好,前面护腹,后面护住腰。

老年人睡眠养生法应包括以下内容:卧室环境要洁静,室内要做到清洁卫生,空气流通,室温适宜,周围安静。床上用品要适宜,被褥要软轻舒适,经常晾晒,勤拆洗。枕头高低要相当,一般成人枕头高5~8厘米为宜,枕芯选用透气性大、流动性好的荞麦皮、谷壳最理想。情绪要平稳,忌忧虑恼怒,要做到恬淡虚静,心神安定。睡前不应进食,临睡进食会增加胃肠负担,也使人撑胀饱闷,既影响入睡,又易导致肥胖。另外,晚餐莫饮酒,睡前数小时内勿饮咖啡、浓茶,但少吃点零食或喝杯热牛奶则有助于睡眠。在睡前可喝杯热牛奶或听听音乐,能帮助机体放松,容易入梦乡。应戒烟,尤其不要睡前或失眠时吸烟,尼古丁是刺激剂,会扰乱正常的睡眠。睡中蒙头掩面,呼吸困难,容易吸入自己呼出的大量二氧化碳及身体蒸发出的有害物质,不利于身体健康。张口睡眠,肺脏易受冷空气和灰尘等刺激,有损健康。每天有固定的运动时间,睡前做2~4小时轻微的体力劳动,对睡眠有利。最好每晚睡前做同样的事情,如看电视后写书法、画画、看书、洗澡或洗脚,然后上床。睡前要回忆愉快的往事或编撰一个幻想故事,心情愉悦地入睡。

4. 睡前练太极拳有益吗

中医学认为,经常练太极拳不仅可加强肾的藏精、保精功能,并能调节内分泌,改善阳痿、遗精、腰腿酸软等状态,也能改善体虚肾亏引起的失眠、多梦等症状,明显提高睡眠质量。而且,太极拳的练意养神还能调整神经功能活动,对镇静高度紧张的精神状态、平衡阴阳有意想不到的功用。

太极拳的"腹式呼吸",可通过腹腔压力的改变,使胸廓容积增大,胸腔负压增高,上下腔静脉压力下降,血液回流加速。又由于腹腔压力的规律性增减,腹内脏器活动加强,改善了消化道的血液循环,促进消化道的消化吸收功能,可防止便秘。科学研究表明,打太极拳时全身骨骼肌的周期性收缩和舒张,可以加强血液循环。更重要的是由于肌肉运动,可使冠状动脉反射性扩张,心肌毛细血管开放增多,氧的供给充分,心肌营养加强,收缩功能提高,同时全身皮肤、肌肉、内脏中的毛细血管网扩张,导致血压下降,可有效地防止夜间发生心脑血管急症,使冠心病、高血压患者平平安安睡到天明。

太极拳的练意养神,可以调整神经功能活动,使高度紧张的精神状态得到恢复,阴阳达到平衡。由此可见,经常练太极拳,既能有效地改善睡眠,又能防治多种疾病。

5. 睡眠中呼吸暂停的老年人睡前为何不能喝酒

有睡眠中呼吸暂停现象的人相当多,尤其是肥胖的中老年人,在睡眠中都有较强的鼾声。这些人在睡前不宜过量喝酒,这是因为酒精能够加重睡眠呼吸暂停综合征。酒精能抑制呼吸中枢,使

七、老年人睡眠与养生

其支配下的咽喉部肌肉紧张度下降,更容易产生呼吸道阻塞。同时,酒精直接作用于咽喉组织,可引起咽喉部黏膜的应激性水肿,也会加重呼吸道阻塞的状况。另外,酒精还可使动脉血氧饱和度下降,在低氧情况下颈动脉窦化学感受器的感受性减弱,调节呼吸的能力降低,从而加重了缺氧状态。因此,睡眠中有呼吸暂停现象的老年人在睡前绝不可过量喝酒,以免发生意外。如果是因为过量喝酒,加重了睡眠过程中的呼吸暂停频度,或延长了呼吸暂停的时间,很容易诱发睡中猝死。

6. 看完电视能立即睡觉吗

随着人们生活水平的不断提高,电视机在城乡家庭已得到普及,电视节目丰富了人们的文化生活,增加了人们的精神食粮,看电视已成为许多人日常生活中不可缺少的重要组成部分。但看电视须讲究卫生,看完后切勿立即睡觉。

电视机开启后,机内电子流对荧光屏不断轰击,荧光屏表面会产生静电荷。静电荷对荧光屏周围微生物和变态粒子的灰尘有吸附作用,离荧光屏太近或看电视过久,这些灰尘就会附在人的皮肤上导致皮肤病。因此,看完电视后应开窗通风,最好洗脸洗手,保持皮肤的清洁卫生,然后稍事休息再睡觉。

看电视时,久坐对人们的身体也不利。一方面,静坐时间过长,特别是老年人,由于血液循环较差,会使下肢静脉受到压迫,血液循环不畅,严重时可出现类似坐骨神经痛的症状,如下肢麻木、酸胀、疼痛、水肿,甚至出现小腿肌肉强直性痉挛等。因此,看完电视后,应到室外或在室内活动片刻后,再上床睡觉,这样有利于血液循环,防止下肢静脉受阻,避免形成下肢静脉栓塞。

另外,患有强直性脊椎炎、坐骨神经痛等疾病的人,不宜长时间看电视,以免加重病情,影响睡眠。观看完紧张、刺激节目后,也不宜立即上床睡觉,因为兴奋没有平息下来,常导致入睡困难,长此以往,就会引起神经官能症。

7. 为什么早晨醒后要懒床5分钟

清晨,是中老年人最容易发生心脑血管病的"魔鬼时间",而最危险的时刻恰是刚刚睡醒的一刹那。

人在睡眠时,大脑皮质处于抑制状态,各项生理功能都维持着"低速运转",这时人体新陈代谢降低,心跳减慢,血压下降,呼吸变缓,部分血液淤积于四肢。早晨一觉醒来后,呼吸、心跳、血压、肌张力等在大脑由抑制转为兴奋的一瞬间,即要迅速恢复"正常运转",此时会导致交感神经兴奋,肾上腺素的分泌增加,引起心跳加快、血管收缩、血压上升。而由于经过一夜时间的体内代谢,尿液和不显性失水会丢失体内水分,以致血液变稠,血流变缓,循环阻力加大,心脑供血不足。所以,醒后如果立即下床活动,对本来已经负担过重的心脏来说,无疑是雪上加霜,最容易诱发心脑血管等疾病,甚至造成意外死亡。

因此,早晨醒来后的第一件事不是仓促起身穿衣,而是懒床5分钟,取仰卧位,进行心前区和头部的自我按摩,做深呼吸、舒展腰身和四肢,然后慢慢坐起,从容不迫地穿衣,再缓缓地下床,使刚从睡梦中醒来的身体功能逐步适应日常活动。这一点,对于中老年人显得尤为重要。

8. 晨练后能再睡"回笼觉"吗

从空气中负氧离子的变化情况来看,早晨空气中负氧离子浓度较大,空气新鲜。清晨早起,到户外跑步、散步或练拳等,对身体大有益处。负氧离子对支气管炎、心血管病、皮肤病、糖尿病等慢

七、老年人睡眠与养生

性疾病有一定的治疗作用。但有一些离退休的老年人,喜欢晨练完毕后,再回卧室解衣上床睡一觉,认为这样会在体力上得到补充,得以精力充沛。其实,这样做并不好,既影响晨练效果,也不利于保健。

人在晨练时其肌肉骨骼活动,使全身各器官功能代谢由缓慢而加快,导致神经系统的兴奋性增强,因而四肢灵活,思维活跃,这时可以按照常规坐下来吃早点或看看报纸,呷杯香茶,听段广播……均会使您心情舒畅,精力充沛。

晨练时,人们的呼吸加快,心跳加速,心肺功能得到加强,这有利于延缓冠心病、高血压及肺气肿、肺心病等疾病的发生。若晨练后立即再补睡一觉,对心肺功能恢复不利。人通过晨练后,机体内产生大量的热量,常有汗出,此时若重新钻入被窝,因被窝的温度过低,犹如冷冻,使汗渍未尽,容易受凉感冒。晨练后心跳加速,大脑兴奋,也不能立即进入梦乡。而且肌肉因晨练而产生的代谢产物(如乳酸)等也不易消除,反使人感到四肢松弛无力,周身不爽。

9. 起床时轻轻拍击前胸有何益处

历史上一些养生家强调,在睡醒后准备起床之前,先轻轻拍击前胸几下,以此来防病健身。清代养生家石成金先生在《长生秘诀》一书中说:"清晨睡醒欲起,先拍心胸,披衣坐起。随以两手擦面令热,若无事,或行十样锦坐功毕,因四时寒暑,酌量衣服,令适温和,亦不可过暖"。又说:"夜间或有事,或小便,先拍心胸三四掌,然后穿衣起身"。这两段话都是强调当睡觉醒来,在穿衣下床前首先轻轻拍击心胸几下。古人这样做的目的是什么呢?石成金先生谓:"卧起先拍胸者,恐暖身骤凉,毛孔必闭,而成伤风诸症也。拍心胸三四掌,则无此患"。原来古人是为了避免骤受风寒的刺激。

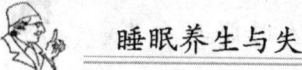

我们在实践当中,曾向诸多的中老年人推荐过这一养生保健方法,有的人经过一段时间实践后确实感觉不错。有的老年人还把拍击前胸与按摩结合起来使用。一李姓冠心病患者,心绞痛时有发作,有时早上起床后发生心前区刺痛数次,经用起床前拍击与按摩前胸相结合的方法,历时半年之久从未出现过早上起床后心前区刺痛。因此,我们也向有冠心病的患者推荐:在早上起床前先轻轻拍击左右前胸各3～4次,然后用手掌再搓揉心前区4～6分钟,这样不仅可以健身,还能祛病,不妨试试看。

10. 早晨醒来后应注意什么

(1)忌醒后立即起床:从睡眠中醒来后,机体由抑制状态转入了兴奋状态,但从抑制到兴奋的转变也需要一个过程。如果一觉醒来则立即着衣起床,易出现头晕眼花等不适,中老年人还易发生意外。这也是我们强调醒后宜伸懒腰的原因所在。

(2)忌醒后长时间恋床不起:醒后恋床不起的人颇多,尤其是在节假日,总觉得早早起床也没有事干,不如干脆懒在被窝里。凡有过长时间恋床不起的人大多数都有这样的感受,睡眠和卧床的时间多了,反而觉得四肢发沉,精神萎靡,倒不如每天早早起床忙于工作或学习时精力充沛。这是由于睡懒觉不利于人体阳气宣发的缘故。因此,早上醒来后不宜长时间恋床不起。

(3)忌醒后立即直立解小便:早上一觉醒来后,可能膀胱内已充满了尿液,有急不可待地排尿感。越是尿意紧迫,越要沉得住气,绝不可立即起身小便,尤其是直立位解小便更属禁忌。否则,很容易因膀胱排空而引起头晕,甚至会出现排尿性晕厥。

(4)忌醒后立即投入紧张的工作:有的人工作任务紧迫,睡觉醒来后等不得伸伸懒腰,洗把脸,或喝几口水,就立即投入紧张的工作。这样做的结果不仅使工作效率降低,容易产生疲倦感,并且

七、老年人睡眠与养生

也严重影响了气血阴阳的变化,对健康十分不利。

(5)忌醒后即刻剧烈运动:晨起后适当进行体育锻炼对身体健康的确有很多益处,但这些运动必须在晨起后稍休息一下,待气血阴阳运行平衡后方可进行。如果起床后未经运动前准备,马上投入比较剧烈的活动,容易发生心脑血管意外,尤其是中老年人更应特别谨慎。

11. 老年人睡眠越多越好吗

睡眠是一种使人们的精力和体力疲劳恢复正常的最佳方式。老年人随着年龄的增长,身体各部分功能逐渐老化,更容易出现疲劳,因此睡觉显得更为重要。然而,是不是老年人睡觉越多越好呢?

科学研究发现,一个人的睡眠不足或过多,对健康都是不利因素。有文献报告指出:每天睡眠不足4个小时的人,死亡率要比每天睡7~8个小时的人高出180%以上;相反,如果睡眠时间过长,每天睡10个小时以上,死亡率亦要高出80%以上。生理学家认为,人类合理的睡眠时间,学龄前儿童每天睡10个小时左右;学龄儿童每天应睡9~10个小时;20岁以下青年每天可睡9个小时左右;成人每天睡8个小时足矣。

一般情况下,老年人每天睡5~7个小时即可,也有些长寿老人每天睡8~10个小时。可见,一个人每天需睡多长时间,不可一概而论,应因人、因性别(女性比男性能睡)、因具体情况不同而有所差异。老年人离退休之后,没有了在工作岗位上的那种紧张节奏,睡眠时间就可以自由安排了,不管白天或是晚上,什么时候想睡都可以去睡,但过多的睡眠,对老年人身体健康是有害无益,这一点应引起老年人的注意。

老年人睡眠过多,会引起四肢无力、全身酸懒、精神不振,而且

睡眠养生与失眠调治

睡眠过多,血流速度减慢,血液黏稠度增加,容易引起脑血栓形成、心肌梗死、食欲缺乏、神经衰弱等。此外,睡眠过多,还会引起机体免疫功能低下,从而诱发许多疾病,所以老年人应根据自己的情况,合理安排睡眠。

12. 老年人睡前应做哪些准备

老年人要想得到充足、深沉、酣甜的睡眠,解除一天的疲劳和改善脑力,睡前的准备十分必要。对患有失眠症的老年人来说,睡前准备更为重要。一般应注意以下几点。

(1)临睡前30分钟,应停止工作学习,以及看电视、打麻将等娱乐活动。最好起身到庭院里,或在居室内活动一下,做一做体操、练一练太极拳等,不要过于用力,应自然、放松,使心身得以平静,为即将睡眠打下基础。

(2)睡前用温开水泡脚,同时用手按摩双脚,先脚背后脚心,直至发热为止。这样,能使局部血管扩张,末梢神经兴奋,血液循环加快,新陈代谢增强。有条件者可洗温水澡,让全身血管扩张,造成头部相对贫血而易入睡。

(3)上床前应排净小便,上床后再静坐片刻,心定神安,则容易进入甜蜜梦乡。睡眠提倡"卧如弓",最好采取侧卧位。仰卧入眠者,双手不可放置左胸前,亦不可压在身下。

(4)患有慢性支气管炎、肺心病等肺部疾病的老年人,睡觉前要将痰盂放在床边,以便随时吐痰。冠心病、心绞痛、高血压患者不要突然钻入冷被窝,可放置热水袋或铺用电热毯。因寒凉能引起血管收缩,血压升高,易在血管痉挛处发生血小板的聚集,形成血栓,引发心脑血管急症。保健药盒要放在床头,以备急用。

(5)有些老年人有睡前吸烟的习惯,更有甚者躺在床上吸烟,使卧室内的空气变污浊,这既不利于睡眠,又可因未熄灭的烟头造

七、老年人睡眠与养生

成火灾。另外,使用电热毯时,应在睡前先将被窝预暖,待上床后将电源切断,切勿整夜通电,以免导致意外。

(6)经常起夜的老年人,床头应有电灯开关,以便照明。对于行动不便的老年人,房间里最好保持微弱柔和的灯光。老年人的眼镜、拐杖等都应放在床头附近容易拿到的地方,夜间使用方便,以免发生意外。

(7)其他需要做的睡前准备工作,可根据个人的具体情况及存在问题而灵活按需进行准备。

13. 老年人睡眠有哪些禁忌

充分合理的睡眠,对于老年人的身体健康十分重要。所谓合理的睡眠,是指除了睡眠时间要适当之外,在睡眠的准备、姿势和习惯等方面也要有一些讲究,综合起来有十忌。

(1)忌临睡前进食:人进入睡眠状态后,机体内有些部分的活动节奏便开始放慢,进入休息状态。如果临睡前吃东西,胃、肠、脾等器官就要忙碌起来,这不仅加重了它们的负担,也使其他器官得不到充分休息。大脑皮质主管消化系统的功能区也会因兴奋而在入睡后易产生噩梦。如果晚饭吃得太早,睡觉前已经感到饥饿的话,可少吃一些点心或水果(如香蕉、苹果等),但吃完之后至少要休息30分钟后才能睡觉。

(2)忌睡前用脑:如果有在晚上工作和学习的习惯,要先做比较费脑筋的事,后做比较轻松的事,以便放松脑子,容易入睡。否则,大脑处于兴奋状态的话,即使躺在床上也难以入睡,时间长了还容易形成失眠症。

(3)忌睡前激动:人的喜怒哀乐,都容易引起神经中枢的兴奋或紊乱,使人难以入睡,甚至造成失眠。因此,睡前要尽量避免大喜大怒或忧思恼怒,要使情绪平稳为好。如果由于精神紧张或情

睡眠养生与失眠调治

绪兴奋难以入睡,可取仰卧姿势,双手放在脐下,舌舔下腭,全身放松,口中生津时,不断将津液咽下,几分钟后便可进入梦乡。

(4)忌睡前说话:俗话说"食不言,觉不语"。因为人在说话时容易使脑子产生兴奋,思想活跃,从而影响睡眠。因此,老年人在睡前不宜过多讲话。

(5)忌仰面而睡:睡觉的姿势,以向右侧身而卧为最好,这样全身骨骼、肌肉都处于自然放松状态,容易入睡,也容易消除疲劳。仰卧则会使全身骨骼、肌肉处于紧张状态,既不利于消除疲劳,又容易造成因手搭胸部影响呼吸而做噩梦,从而影响睡眠质量。

(6)忌张口而睡:孙思邈说,"夜卧常习闭口",这是保持元气的最好方法。张口而睡,容易遭受空气中病毒和细菌的侵袭,不仅使病从口入,而且也容易使肺部和胃部受到冷空气和灰尘的刺激,从而引起疾病。

(7)忌蒙头而睡:老年人怕冷,尤其是冬季到来之后,总喜欢蒙头而睡。这样,会大量吸入自己呼出的二氧化碳,缺乏必要的氧气,对身体健康极为不利。

(8)忌当风而睡:睡眠时千万不要让从门窗进来的风吹到头上身上。因为人睡熟后,身体对外界环境的适应能力有所降低,如果当风而睡,时间长了,冷空气就会从人皮肤上的毛细孔侵入,轻者引起感冒,重者口眼喎斜。

(9)忌对灯而睡:人睡着时,眼睛虽然闭着,但仍能感到光亮。如果对灯而睡,灯光会扰乱人体内的自然平衡,致使人的体温、心跳、血压变得不协调,从而使人感到心神不安,难以入睡,即使睡着,也容易惊醒。

(10)忌对炉而睡:这样做,人体过热,容易引起疮疖等病症。夜间起来大小便时,还容易着凉和引起感冒。值得一提的是,如使用蜂窝煤炉取暖,应注意通风,以免一氧化碳中毒。

七、老年人睡眠与养生

14. 老年人爱打呵欠说明了什么

打呵欠是一种正常的生理现象,当经过一段剧烈的活动和体力劳动以后,人们会觉得神疲体倦,呼吸也由深快逐渐变成浅慢,使得血液中的氧含量下降,大脑等重要器官处于相对缺血、缺氧状态;主管呼吸的大脑中枢,就会发出一次深呼吸的信号,表现为打一次呵欠,这样便可以适当地增加氧气的吸入量,以缓解大脑疲劳。

老年人随着年龄增高,脑动脉逐渐硬化,血管壁弹性减低,管腔越来越狭窄,脑动脉的血液量相对减少,使脑组织呈慢性缺氧状态。一旦疲劳或睡眠不足,就极易出现打呵欠、爱瞌睡现象。老年人打呵欠、爱瞌睡是人体衰老的一种表现,也是脑动脉趋于硬化的一种标志。近年来,临床医生们对打呵欠有了进一步的认识,若平素看来健康的老年人,如果近期内打呵欠突然增多,甚至呵欠连天,就极有可能发生中风。据调查发现,临床上有60%～80%的中风患者在发病前5～10日都有频繁打呵欠的现象。此时,若能引起患者的注意,及早就诊,早期预防性用药干预,则能有效地防止或延缓中风的发生。

15. 低体温老年人为何要慎用安眠药

严冬深夜,寒气逼人,这对老年人来说是一种可怕的威胁,有些老年人可因患"老年低体温症"而死亡。

所谓低体温症,指的是体温在35℃以下。据国外的有关统计资料介绍,冬季老年人发生低体温的大约占10%。国内的统计资料表明,在气候特殊寒冷的冬季,60岁以上老年人病死率要比气候正常的冬季高60%。造成这种差异的原因主要为:老年人各种

睡眠养生与失眠调治

生理功能均有所减弱,体内产热减少,由于皮肤的温度感受器敏感度下降,遇寒冷时皮肤血管不能很好收缩,以致皮肤热量散发较多,因而体温不能维持在一定水平,容易随气温下降而降低。过低的体温会使人体的一切生理活动变得更加缓慢,能量供应不足,便可导致死亡。

因此,对患低体温症的老年人来说,严冬寒夜不宜应用地西泮、氯丙嗪等药物,这些药物可抑制下丘脑后部体温调节中枢,促进周围血管扩张,抑制血管收缩,干扰碳水化合物的代谢,还可通过降低患者对环境的反应,干扰老年人对寒冷的反应,致使体温降低,所以老年人在冬夜应慎用镇静安眠药。

16. 为什么早睡早起能延年益寿

研究表明,无论人的性别、年龄如何,也不管是一年中的哪个季节,大约在4:00人体释放出的维持生命活动的能量比其他任何时间都多。而此时大多数人尚处于睡梦中,机体用来维持心脏、大脑、肝脏、肠和其他器官活动所需要的能量较少,多余的能量不能被利用,只能转化成脂肪组织,从而导致新陈代谢受到破坏,能量保障系统出现障碍和动脉粥样硬化。哪怕只有4000~5000克多余的脂肪,就足以产生这一切后果。人体的能量不能完全释放,造成脂肪组织的过量堆积,而血流中脂肪酸、三酰甘油、胆固醇、胰岛素及其他一些激素含量的增加会由于新陈代谢受到破坏,继而造成新陈代谢、免疫力低下和细胞免疫性受到抑制,同时也可能引起动脉粥样硬化和癌症。

解决这一问题的有效方法,就是在人体释放能量最多的时刻即开始适量的活动,以充分利用这些能量,保证人体正常的新陈代谢的顺利进行。也就是说,从4:00~5:00开始一天的日常活动,而且保证一定的体力劳动,从而维持人体正常的新陈代谢功能。

七、老年人睡眠与养生

因此,早睡早起有利于健康和延年益寿,是有一定科学依据的。

17. 老年人自我按摩哪些穴位可改善睡眠

(1)运百会穴:百会穴位于头顶部正中线上,距前发际5寸(同身寸,下同);或两耳尖连线与头部正中线之交点处。取卧位,两手轮流以食指、中指指腹按揉百会穴1分钟。手指用力不能太重。

(2)按风池、太阳穴:取坐位,两手拇指按压两侧风池穴(位于项后枕骨下两侧凹陷处,在斜方肌和胸锁乳突肌之间陷中),两小指各按在两侧太阳穴(位于眉梢与外眼角连线中点,向后约1寸凹陷处),其余手指各散放在头部两侧,手指微屈,然后两手同时用力,按揉局部约1分钟。

(3)揉神门穴:神门穴位于掌后腕横纹尺侧端,尺侧腕屈肌腱桡侧缘凹陷处。取坐位,左手食指、中指相叠加,在右手神门穴上按揉2分钟,然后再换手操作。

(4)按脘腹:卧位,左右手分别横置于上腹部中脘穴(位于人体腹部正中线上,脐上4寸处)和下腹部关元穴(位于人体腹部正中线上,脐下3寸处)上,配合呼吸,呼气时按压中脘,吸气时按压关元穴,持续操作2分钟。

(5)抹眼球:卧位,闭眼,将两手中指分别放于两眼球上缘,两无名指分别放在眼球下缘,然后在目内外眦之间来回揉抹20~30次,用力要轻。

(6)推胫骨:坐位,两手虎口分别卡在双膝下,拇指、食指按压阳陵泉穴(位于小腿外侧,腓骨小头前下方凹陷处)和阴陵泉穴(位于小腿内侧,胫骨内髁下缘,当胫骨内侧缘和腓肠肌之间的凹陷处),然后向下用力推动,在过足三里穴(位于小腿前外侧外膝眼下3寸,胫骨前嵴外侧一横指处)和三阴交穴(位于内踝尖直上3寸,胫骨内侧缘后方凹陷处)时加力按压,这样一直推到踝部,反复操

219

睡眠养生与失眠调治

作10～20次。

(7)按涌泉穴:涌泉穴位于脚掌心,当第二跖骨间隙的中点凹陷处。取平坐位,两侧中指指腹分别按压在两侧涌泉穴上,随一呼一动,有节律按压,操作1分钟。

每晚选择以上方法1～3项,在睡前1小时内进行自我按摩,若能持之以恒,往往可免受失眠困扰。躺下以后,还需平心静气,排除杂念。然后闭目,默念松静,逐步松弛全身肌肉,使身心自然、轻松、舒适,再似有似无地意守丹田或涌泉穴,不可太用心,这样既可催眠,又能强身健体,有望早日摆脱失眠。

18. 熬夜者应如何进行自我保健

人体内的肾上腺皮质激素和生长激素都是在夜间睡眠时分泌出来的,前者在黎明前分泌,具有促进人体糖类的代谢,保障肌肉发育的功能;后者在入睡后方才产生,既促进青少年的生长发育,也能延缓中老年衰老。故在一天中睡眠最佳时间是22:00至凌晨6:00。

人类进化到今天,仍然以白天劳作为主,这就使交感神经活动与新陈代谢的异化作用占优势。而在夜间,则副交感神经和机体的同化过程占优势。因此,夜间用脑过度会使机体的这种节律性发生紊乱,从而出现食欲缺乏、失眠多梦、烦躁易怒、注意力分散、思维力迟缓等现象。经常熬夜的人,应采取以下自我保健措施。

(1)加强饮食营养:应选择量少质高的高热能的蛋白质、脂肪和B族维生素食物,如牛奶、牛肉、猪肉、鱼类、豆类等,也可吃些干果,如核桃、大枣、桂圆肉、花生等,这样可以起到抗疲劳的作用。

(2)加强身体锻炼:可根据自己的年龄和兴趣,参加有针对性的项目进行锻炼,提高身体素质。熬夜时如感到精力不足或者欲睡,就应做一会儿体操、太极拳或到户外活动一下。

七、老年人睡眠与养生

(3)调整生理节律:常熬夜者应根据工作需要,重新制定作息时间表,并不断修改至适应。

(4)消除心理负担:常熬夜者切勿忧虑和恐惧,应树立信心,在夜生活中保持愉快的心情和高昂的情绪。

经常熬夜的老年人,如能做到上述4点,随着经常熬夜可使机体觉醒-睡眠周期的倒转,新的觉醒-睡眠节律一经形成,其内分泌等生理节律也会相应地改变过来。但在人体新的生理节律没有建立时,熬夜勉强硬撑,或靠咖啡、浓茶、烟酒的刺激,那就会影响身体健康了。

19. 老年人如何选择枕头

老年人不能使用太软的枕头,因为太软容易压迫头皮,不利于血液循环,对人的头颅和颈椎也没有很好的支撑性,容易造成"落枕"。另一方面,过于松软的枕头会阻碍头部转动,容易在翻身过程中不慎将脸埋在枕头中,从而影响呼吸,甚至造成窒息。

一般认为,年轻人的枕头需要保证颈部肌肉完全放松,而老年人的枕头需要讲究安全和舒适。老年人的脊柱多有退行性改变,因此更应该重视预防脊柱病的发生。

在挑选枕头时,枕芯最好是有一点硬度的、透气性要好。因为这样可以随着头部的转动而随时流动塑形,起到均匀承托的作用,既保证了呼吸的通畅,又使头颈部肌肉得到放松。荞麦皮的枕头透气性好,可塑性佳,具有承托颈椎和头部的功效,老年人选择高度为9厘米左右的荞麦枕头最为适宜。对于有颈椎病的患者,如果可以用荞麦皮材质做的枕头,会更加有利于治疗。相反,一些偏软的纤维类枕芯由于支撑性不强,不利于血液循环,不建议老年人使用,尤其是对于纤维类物品过敏的老年人。

八、失眠中西医调治

1. 什么是失眠

失眠是一种睡眠障碍,是指睡眠时间和质量不能达到正常睡眠要求,从而出现疲乏、注意力不集中、情绪不佳等不适的感觉。睡眠的时间和质量要以平时睡眠习惯为标准,而且只有连续无法成眠时间至少在3周以上,才算患有失眠症。随着社会的发展,生活节奏的加快,工作、学习的紧张,失眠的发病率日趋上升。失眠已不仅是医学问题,同时也逐渐成为社会问题。

世界卫生组织给失眠症所下的定义是:辗转无法入眠;无法持续的睡觉;多次反复的睡、醒;半夜醒来后,无法再入眠到天亮;以上各情况的交互发生。据德国里根斯堡大学的精神神经科哈扎克教授的观察,全球有20%~30%的成年人患有失眠症,其中超过50%的人是未被诊断患有失眠症。主要的原因是这些人认为失眠不是大问题,没有必要寻求治疗。据报道,美国境内就有8 400万人患上失眠症。睡眠不好的人患缺血性心脏病的机会是正常睡眠者的2倍,患头痛症是正常人的3倍,患抑郁症是正常人的4倍。失眠患者中有25%~40%的人患焦虑症;失眠患者中滥用酒精和毒品的机会也较高。

按失眠的定义可以分为入睡困难、凌晨早醒和睡眠时间缩短。所谓入睡困难是指人们上床后,过30分钟尚未入睡者。因为通常

八、失眠中西医调治

人们上床后经过20～30分钟就应当可以睡着。凌晨早醒是指人们在睡着之后在半夜突然醒来,不能再入睡者,这种瞪着眼睛等天亮的状态是非常难受的。睡眠时间缩短是指某些人夜间总的睡眠时间少于6小时者,这是用一般人的平均睡眠时间8小时来衡量的。除此以外,半夜睡眠中醒来2次以上或是睡眠中噩梦频频也应当看成睡眠质量不高,不过不一定是失眠,只有和以上3种表现共同存在时才是失眠。

2. 失眠有何危害性

(1)失眠引发的一系列躯体不适,如倦怠思睡、精神不振、注意力减退、头脑昏沉、反应迟钝等,可降低人们的工作和学习效率,抑制了大脑的创造性思维。

(2)少儿可因生长激素在失眠时的分泌减少,影响生长发育。

(3)成年人失眠则可引起交感神经功能亢进,新陈代谢增高,影响躯体功能恢复,使机体免疫力下降而导致疾病发生。

(4)失眠患者的皮肤色泽晦暗,眼袋发黑,易生皱纹。而健康睡眠者的面色红润有光泽,双目灵活有神,显得神采奕奕,精神焕发,年轻漂亮。

(5)失眠引起的情绪不稳、沮丧、焦虑,会影响人与人之间的交往,造成人际关系的紧张。而不良的人际关系又会加重失眠。

(6)由于失眠产生的上述躯体和精神方面的不利影响,大大增加了工作时意外事故的发生,对社会造成巨大损失。1990年,美国统计因失眠造成的直接医疗支出,以及造成的生产下降、病假和意外事故伤害等的经济损失为154亿美元。再加上因加重了其他疾病造成的医疗支出,以最保守的估计每年经济损失达300亿～359亿美元。

3. 失眠如何分类

(1)按失眠时间分类

①起始失眠。是指入睡困难,又称为"入睡性失眠"。

②间断性失眠。是指入睡不宁,睡后易醒,常有噩梦,又称为"睡眠维持性失眠"。

③终点失眠。是指入睡并不困难,但持续时间不长,醒后不能再入睡,又称"早醒性失眠"。

(2)按失眠原因分类

①生理性失眠。指偶尔失眠,或因环境、情绪、饮食、娱乐、药物等引起的一过性失眠,并排除疾病引起的失眠症。在人的一生中,大多数人均有生理性失眠的体验。

②病理性失眠。是指各种器质性疾病引起的失眠,一般时间较长。

(3)按失眠性质分类

①真性失眠。是指长时间对睡眠质量不满意,包括难以入睡、睡眠不深、睡后易醒、多梦、早醒、醒后不易入睡等,这种情况每周至少发生3次以上,而且持续1个月以上。

②假性失眠。是指自觉经常失眠,实际上睡眠的质量和数量都是正常的。

(4)按失眠发生时间长短分类

①一过性失眠。指偶尔失眠。

②短期失眠。指为期2～3周或数月的失眠。

③慢性失眠。通常指病程在6个月以上的经常性失眠。

八、失眠中西医调治

4. 失眠的症状有哪些

(1) 入睡困难,上床很难马上睡着。
(2) 睡不安稳,噩梦频频,容易惊醒。
(3) 早醒,醒后不能马上入睡。
(4) 睡眠质量差,醒后感到疲乏。
(5) 虽能入睡,却自觉整夜未睡好。

5. 如何诊断失眠

失眠是一种最常见的睡眠障碍,主要指睡眠的始发和维持发生障碍,使得睡眠的质和量不能满足人体的生理需要,从而白天出现疲乏思睡、精神不振、注意力不集中、头脑不清、情绪低落等不适的感觉。因此,在临床上诊断失眠必须具备有睡眠量减少的睡眠生理功能障碍主诉,同时还要有睡眠不足所致的白天疲倦困乏、头昏脑涨等躯体不适症状。

在多导睡眠图上,可对失眠做出客观的判断。国际通用标准是:睡眠潜伏期延长(超过 30 分钟),实际睡眠时间减少(每夜不足 6.5 小时),觉醒时间增多(每夜在 30 分钟以上)。

目前,大多数睡眠障碍的诊断属于症状诊断。因此,失眠的诊断主要应根据患者的主观症状,通过问诊获得,并结合客观检查而明确之。此外,必须弄清是真性失眠还是假性失眠,假性失眠有几个认识上的误区值得注意。一是,把每天睡眠时间低于 6~7 个小时即认为是失眠,而没有意识到衡量正常的睡眠时间要以本人平时睡眠习惯作为认定标准;二是,把睡眠时间正常范围内的变动当作失眠,如老年人与年轻人比较,睡眠时间本身就减少,外界因素和精神刺激引起暂时失眠是人体的正常反应等;三是,自我感觉上的误区,把疲乏无力认作失眠,而实际上晚上睡得很好。患者对待失眠的态度和认识,这本身可能就是一些失眠患者后期失眠或失眠久治不愈的原因。

6. 失眠患者一般要做哪些检查

(1)详细了解病史,包括失眠的临床表现,严重程度,失眠的发生背景,失眠的间接、直接诱因,失眠的伴随症状,既往有无躯体疾患,有无用药史,有无生活、饮食习惯的改变,以及失眠时患者的主观体验和心情等情况,才能更有针对性的做其他检查。

(2)根据了解的病史特点对患者进行重点系统的体格检查,明确内脏器官有无疾病,脑神经系统有无异常,有无精神障碍性疾病。

(3)通过了解病史及体格检查得出一个初步印象后,根据需要再进行相关检查。对于失眠症重点应用的是脑部疾病及功能状况的检查,其中包括脑电图、头颅X线片、脑血管造影、脑超声波、脑血流图、同位素扫描、脑CT、磁共振等脑成像技术检查等。女性发现有躯体疾病,还需有针对性地进行某些辅助检查或特殊检查,如血脂、血糖、体内药物(定性及定量)检测、脑脊液及异常代谢产物测定、肝功能、心电图等。必要时可做基础代谢率、内分泌测定等。

(4)由于失眠与不良个性、思虑过多、精神创伤等心理因素及环境因素密切相关,为判明心理生理因素的作用,还须进行心理测验、人格测定、智能检测等,如进行症状自评量表,焦虑、抑郁量表测评,以协助诊断。

八、失眠中西医调治

7. 失眠患者要做哪些特殊检查

(1)睡眠脑电图和多导睡眠图:这是至今唯一可以全面地、客观地和量化地反映和诊断失眠的可靠手段,可对失眠进行质和量的分析和评估,还有助于某些失眠的病因诊断,可以选择性地进行检查。

(2)肢体活动电图:可用以追踪有节律性的昼夜活动和休息周期及其特点,从而判断觉醒和睡眠这两种不同状态。缺点是敏感性和准确性较差,误差较大,且无法用以区分睡眠的各个阶段,因而无法与睡眠脑电图或多导睡眠图相比。因此,它在失眠中的主要用途是作为失眠的一项补充性的客观诊断依据。作为进行睡眠脑电图或多导睡眠图检查前的一种初步筛选手段。

(3)其他:还有唤醒标记仪、夜帽、微动敏感床垫等检查手段可选择应用。

8. 什么是抑郁性失眠症

失眠在许多情况下只是某些疾病的一种临床表现,有的人平时只注意失眠,而忽略了失眠背后的潜在疾病,抑郁症便是一种最容易被忽略的疾病。

抑郁症典型的睡眠障碍是半夜早醒,即在黑夜中突然醒来,醒后不能再入睡,脑海里反复浮现着一些不愉快的往事或对前途忧心忡忡。此外,患者也可表现为晚上上床后超过30分钟不能入睡或夜间易醒、多梦等。除睡眠障碍外,抑郁症患者往往还表现出程度不同的情绪低落,内心缺乏愉快感,对任何事都觉得兴趣索然,丧失了以往对生活、工作的热情和乐趣;或是无任何原因感到精力不足,做事力不从心,觉得脑子变得迟钝了,注意力难以集中等。

睡眠养生与失眠调治

病情严重时,患者对前途感到悲观、失望,觉得生活不值得留恋,甚至产生强烈的自杀观念和行为,有15%的抑郁症患者以自杀来结束自己的生命。

失眠仅仅是抑郁症的一项症状,若把抑郁症当成单纯的失眠来治疗,不仅会贻误病情,还可能造成严重的后果。如果除了失眠,还有情绪不好,一定要到医院看医生,决不能耽搁,以便明确诊断,及早治疗。

9. 什么是焦虑性失眠症

焦虑性失眠症是在临床上最常见的失眠症类型,大多数患者长期失眠,越想睡而睡不着,越急越睡不下,才引起焦虑症。其原因多数因精神紧张,工作或思想压力大,生气,环境变化等因素。有的焦虑症患者常常说心烦意乱,坐立不安,心理紧张,胡思乱想,并引发头痛失眠、困倦没力、多汗、心悸等现象。有的人是有一种持续不安、紧张、恐惧等情绪障碍而莫名其妙地紧张和不安;还有的人无时无刻不在为未来发生的事情发愁、苦恼、烦躁,其精神状态可表现为常疑或忧虑、抑郁、惶惶然有如大难临头,整天提心吊胆,紧张不安。由于焦虑情绪过度和自身病症而引起肾气不足,气血两虚导致阴阳失调,脏腑功能不能正常运行;自主神经功能失调,出现手脚心多汗,心悸,心跳快,呼吸急促,肌肉收缩,颤抖,尿急尿频,胸部有压迫感,腹胀而泻,咽部阻碍感,多汗、四肢没力麻木等症状。此外,也有焦虑的表现,背部有发热感,腰腿酸软、耳鸣,表情呆钝等。

焦虑性失眠,大多数有体虚多梦而梦连梦,最突出的是睡眠浅表,入眠困难,稍有动静可醒,醒后再难以入眠。第二天总说,昨晚做了一夜的梦,白天无精打采,做任何事、工作学习,都没有精力,面容憔悴。

八、失眠中西医调治

10. 治疗失眠症应掌握哪些原则

(1)病因治疗:找出引起失眠症状的原因,针对病因给予相应的处理。

①因某些慢性消耗性疾病或老年内抑制减弱所致的失眠,应予以全身强壮疗法或给予改善神经细胞代谢的药物进行治疗。

②因精神刺激等外因所致者,当消除精神刺激或劝导患者正确对待,往往通过精神疗法而使患者获愈。不可因医护人员的服务态度而再次增加患者的精神刺激与负担。

③因某种疾病痛苦而使患者不能入睡者,应积极消除患者的痛苦,治疗原发性疾病。

④心因性原因对失眠产生一种恐惧或焦虑者,应使患者了解睡眠与觉醒的正常规律,从而消除心因性影响。

(2)药物治疗:经上述处理后患者仍有失眠者,可给予催眠药,以帮助患者恢复正常的睡眠与觉醒规律,但必须根据患者失眠症状特点选用催眠药。

①入睡困难者,给予作用快的催眠药,如水合氯醛、司可巴妥(速可眠)、甲喹酮(安眠酮)等。

②觉醒早、睡不深而多醒者,给予作用时间长的催眠药,如苯巴比妥、水合氯醛、甲喹酮等。

③入睡困难,清晨思睡不愿起床,白天又觉得头晕无力者,可于白天服兴奋药,晚上服催眠药,以调整其睡眠规律。

④晚间失眠,白天不困者,可于白天服用镇静药,晚间服用催眠药进行治疗。

睡眠养生与失眠调治

11. 失眠患者如何选用非处方药

非处方药是相对于处方药的一个名称,是不用医师诊断和开写处方,消费者依据自己所掌握的医药知识,并借助阅读药品标识物,对小伤小病自我诊疗和选择应用的药品。

(1)罗通定片:甲类非处方镇痛药,为非麻醉性镇痛药,适用于头痛、月经痛及助眠等。每片 30~60 毫克。用于助眠时,成年人每次 30~90 毫克,睡前服。长期服用本品可致耐受性;孕妇慎用;如服用过量或发生严重不良反应时应立即就医;儿童必须在成年人监护下使用;偶见眩晕、乏力、恶心和锥体外系症状;与其他中枢抑制药同服,可引起嗜睡及呼吸抑制现象。

(2)氯美扎酮片:甲类非处方镇静助眠药,具有抗焦虑、镇静、催眠和缓解肌肉紧张的作用。对情绪紧张、恐惧焦虑、烦躁不眠者起镇静助眠作用。适用于焦虑、紧张、激动及慢性疲劳所引起的烦躁失眠。每片含氯美扎酮 200 毫克。每次 1 片,睡前服。用于助眠,连续服用不得超过 1 周。如服用 1 周症状未缓解,请向医师或药师咨询;妊娠、哺乳期妇女慎用;驾车、操纵机器、高空作业等人员工作时禁用。服后偶见疲倦、药疹、眩晕、潮红、恶心、厌食、水肿、排尿困难、无力、兴奋、震颤和头痛;偶有黄疸的报道,但停药后均可消失;罕见的有多形红斑反应综合征;本品可加强其他镇静催眠药物的作用,饮酒亦可加强本品的作用;本品不宜与吩噻嗪类如氯丙嗪合用。

(3)谷维素片:甲类非处方镇静助眠药,具有调节自主神经功能失调及内分泌平衡障碍的作用。适用于镇静助眠,如神经官能症、月经前期紧张症、更年期综合征的辅助治疗。每片含谷维素 10 毫克。每次口服 1~2 片,每日 3 次。本品连续服用不得超过 1 周,如使用 1 周症状未缓解,请向医师或药师咨询;胃及十二指肠

八、失眠中西医调治

溃疡患者慎用。服后偶有胃部不适,恶心、呕吐、口干、疲乏、皮疹、乳房肿胀、油脂分泌过多、脱发、体重增加等不良反应,停药后均可消失。

12. 为什么不能盲目服用安眠药

安定类药物正确的名称为苯二氮䓬类药,地西泮(安定)是其中的一种,由于其广泛应用,因此当前成了这类药物的代表。这类药物有许多种,作用大同小异,主要用于焦虑和失眠。由于失眠现象常见,加之大多数人误认为此类药物安全,因此滥用现象十分普遍。

其实对于失眠应采用慎重的处理方法,最好能找出原因,由医生确定是否需要服用安眠药。如果实在需要服用时,也应该以短期服用为宜。

根据药物的作用时间,这类药物可分为短效类和长效类。前者代表性的药物为三唑仑,服用后 30 分钟就出现效果,药物作用为 3~4 小时,第二天起床后头脑清醒,没有睡眠延续反应因此适合用于入睡困难者。后者代表性药物为地西泮,服用后亦很快起效,药物作用时间可长达 24 小时,因此适用于失眠早醒者,不过次日会有昏沉感。介于两者之间的有氯氮䓬、艾司唑仑、阿普唑仑、氟地西泮等。

当需要停用此类药物时,尤其是较长时间服药者,最好采取逐渐减量法。服用此药后,不宜再进行紧张的工作和学习,否则会影响效果。

过去认为,这类药物安全,不会成瘾,近年研究结果并非如此,成瘾的病例屡有报告,有时会出现戒断症状,如焦虑紧张、睡眠障碍等;更多见的为心理依赖,怕断药后会引起失眠,因此长期服用而难以停掉。这种戒断反应最易出现于短时类药物使用时,因此当长期使用短时类药的患者欲停用时,应该先换成长时类的,然后逐渐停用。应特别指出的是,近年研究还发现,这类药会引起记忆障碍,尤其是服用短时类药容易出现,应引起重视。另外,有些患者服用后次日会有共济失调现象,如莫名其妙的跌跤,因此不宜担任驾驶工作。

13. 失眠症患者可以使用兴奋药吗

兴奋药是使大脑皮质兴奋性提高的制剂。让失眠患者使用兴奋药,乍听起来让人不好理解,实际上只要使用的剂量和时间得当,通过使用兴奋药以后,可以帮助患者在入睡时诱导出较深的抑制过程。

失眠患者使用兴奋药的时间一定要掌握好,临床医生一般嘱患者起床进餐 1 小时后,让患者服用小剂量安钠咖片,并饮用浓茶。但进过午餐以后即不可再用。咖啡因对中枢神经系统有广泛的兴奋作用,首先兴奋大脑皮质,增强大脑皮质的兴奋过程,能振作精神,减少疲劳感,改善思维活动。饮用浓茶有助于改善精神活动,提高脑力劳动的工作效率,加速疲乏的消除。失眠患者在上午有充分的神经兴奋,有益于晚上较深的神经抑制。实践证明,本方法是可行有效的。

对于那些夜晚入睡仍困难的失眠患者,可在入睡前服用水合氯醛 5~10 毫升,或酌情选用三唑仑、地西泮、艾司唑仑等,以加速入睡。

14. 怎样治疗安眠药成瘾的失眠症

安眠药成瘾是由于长期失眠服用安眠药物,不吃药就不能入睡,即使吃了药也睡得不好,睡眠时间也很短,其正相睡眠时间更

八、失眠中西医调治

短。这类患者由于晚上服了大剂量药物,白天其精神也是萎靡不振,也有昏昏沉沉的感觉。不少的人还有抑郁及情绪不稳、烦躁不安的表现,感到十分痛苦。这种情况,对医生和患者都感到苦恼。主要问题是这类患者大多属忍受力和毅力不足,而不能与医生很好配合,因此在治疗时往往虎头蛇尾。患者虽然主观上有要求要把药去掉,但在实际治疗中,稍有不适应就不愿支持,其实只要有足够的信心和坚强的毅力,只要能坚持与医生密切配合,同样是可以治好的。

(1)在治疗之前,首先医生要指导患者树立信心,使他认识睡眠的本质和失眠有关的各种症状,了解自己失眠的具体情况,找出失眠的原因和类型,同时也要使他了解失眠与吃药对他来说,是有两个"习惯"(包括长期失眠的习惯和吃药才能入睡的习惯)在他的身上,用生活中的例子,生动地解释说明任何习惯都是可以改变的。同时也要了解到改变一个习惯,绝不像是搬开椅子那么轻而易举,治疗绝不是一帆风顺,要付出一定代价的,要忍受住某些在治疗过程中不适的感觉,只要有坚强的毅力,只要有"坚持就是胜利"的决心是可以治好失眠的。

(2)医生与患者共同拟定治疗方案,向患者解释治疗的意义、具体做法及治疗中可能有反复,甚至可能出现"通宵睡不着觉"的情况,白天可能出现头昏脑涨等现象,指出这些都是治疗过程中的"正常反应",不要有任何紧张,只要坚持下去,这些现象是会消失的。

(3)当患者有了正确的认识和充分的准备以后,就开始实行行为矫正治疗。

①下午从事轻度体力劳动1小时,如浇花、种菜、拖地板等。下午起尽量少喝水,晚餐不喝汤,临睡前1小时停止脑力活动,到室外活动30分钟,如跑步、跳绳等,并停止吸烟。活动后洗温水浴或用热水浸泡双脚20分钟,便立即上床睡觉。上床后按照"怎样

用'行为矫正'方法治疗失眠"中介绍的身体放松及放好舒适的体位。

②上床后如超过30分钟仍无睡意,即服用事前放在床旁的安眠药物(安眠药事先由医生发给,医生根据计划,先让其服用原量,以后逐渐改用其他类似药物,再逐步换用无关药物以代替安眠药物。)如上床后很快入睡,但不久就醒了,也可以服药。但在半夜以后醒来时则不要服药。按照前述方法,诱导自己入睡。如果脑子清醒,则起床活动,待有睡意时再入睡,此时更不能服药。

③不论前一晚睡得如何,早晨一定要按时起床到室外活动。中午午睡1小时,没有午睡习惯的也躺着休息1小时,到时叫醒,参加白天的正常活动。

(4)在治疗过程中,每天仍要坚持一定的脑力活动,如看书、读报或下棋等。每天活动都有严格的安排并严格执行,不能打折扣,每天要写病情日记。在治疗开始的阶段、可能会有昏昏沉沉或头昏脑涨的现象,这是夜晚没有睡好的缘故,或者是减药后的反应,而不是脑子坏了,只要坚持,或者用温水冲冲头、洗洗脸,这些现象就会消失的。有时偶尔会出现恶心、发抖等现象,应及时告诉医生,以便采取措施,这种反应也是不多的。

(5)在治疗中,不要去计较每天睡了多少时间。当无关的药物也不要服用即可睡着,第二天起来感到头脑清醒,精神饱满,精力充沛,治疗即算成功,可以结束。进行这种治疗时,有两个阶段是困难的环节:最初建立信心的阶段,换药或停药时出现不适反应的阶段。患者往往在这两个阶段时不能坚持,而前功尽弃。其实只要患者能配合医生,根据所安排的计划活动,坚持下去,闯过这两个阶段的难关,再顽固的失眠也是会治好的。

八、失眠中西医调治

15. 催眠药物为什么宜间断使用

失眠患者对于催眠药物可能产生两种截然相反的极端态度：有些患者过分地依赖催眠药物，每晚非吃不可，越用剂量越大；另一些患者过分恐惧催眠药物，宁愿痛苦地辗转反侧，连一片药也不敢用。这两种极端态度都是错误的。在针对失眠的病因进行治疗和讲究睡眠卫生的基础上，间断性地合理使用催眠药物，充分发挥其药效并减少其不良反应，催眠药治疗仍然是处理失眠的重要手段。医生和患者都必须明确，用药的目的不是使睡眠依赖于药物，而是以药物为手段重建睡眠的正常规律。考虑到现有的催眠药物，都可能发生习惯性和耐药性，都可能形成药物依赖，催眠药物治疗就只能间断地进行，用药得到了比较好的睡眠之后就要果断停药。患者应该明确，几晚睡不好没有多大关系，往往在几晚睡不好之后，接着会出现自然的熟睡，不要有过多的顾虑。

16. 何谓地西泮戒断综合征

长期靠地西泮催眠者，在中老年人中十分普遍。有些人认为，"地西泮多服点，少服点没有关系""地西泮是伴我睡眠的朋友"。其实，长期使用地西泮可形成依赖或成瘾，一旦形成依赖，就离不开了，会把它当成生活所必需的"朋友"。例如，睡眠前必须服用或随时服用，不用药就难以入睡或整夜不睡，且全身不适，出现生理、情绪、行为及认知能力综合症状，因而造成对地西泮的依赖性。

由于长期使用地西泮，一旦停药，就会出现戒断综合征，主要表现为少服一次即感到周身不适，心情烦躁或精神不振。明显的症状多出现于停药后1~3天，表现为焦虑、失眠、易激惹、欣快、兴奋；有时可出现惊厥、震颤、腹腔及肌肉痛性痉挛、呕吐、出汗等戒断症状,一般经过2～4周后症状消失。

失眠的人应在医生的指导下服用地西泮,不可随意长期服用,以防形成依赖。若与其他精神药物合用时,本品更易成瘾,应在医生监督下使用。长期服用地西泮者,在停用地西泮时,不宜突然停药,应逐渐减少用药量和次数,这样可有效地防止戒断综合征的发生。

17. 为什么治失眠要对症用药

据统计,长达2～3周的持续性失眠患者大多数伴有神经精神科疾病,其中最常见的是焦虑症和抑郁症,因此安眠药往往要同抗焦虑药和抗抑郁药一起使用,切忌自以为是,以免耽误疾病的诊断。事实上,所有安眠药都有不良反应,特别是长期使用会使机体产生耐药性(所需药物的剂量越来越大),即通常所说的药物成瘾,因此不能盲目使用安眠药。但是短期服用适当的安眠药物,可以缓解严重失眠的困扰,有利于恢复正常睡眠。至于如何选择适当的安眠药、何时停服、停药后可能出现的反应和对策等,是需要医生指导的。

(1)治疗失眠的西药种类

①苯二氮䓬类,如地西泮、硝西泮、艾司唑仑、氯硝西泮、阿普唑仑、咪达唑仑、劳拉西泮(罗拉)等。

②巴比妥类,如苯巴比妥(鲁米那)、司可巴比妥。

③二苯甲烷类,如羟嗪。

④其他类,如谷维素、唑吡坦片、三唑仑、唑吡酮等。

(2)对症用药:不同类型的失眠症,选用药物的品种也不同。

①对入睡困难的失眠患者,要用超短效类药物,这类药物半衰期短,只有0.5～3小时,服用后可使患者很快入睡,且第二天起床没有酒醉感,如司可巴比妥、氯硝西泮、三唑仑、唑吡坦片、咪达唑

八、失眠中西医调治

仑等。

②睡眠质量差、梦多者,对维持睡眠困难、噩梦频频的失眠患者,可选用短效或中效类药物,这类药物半衰期稍长,为 6~8 小时,可加深慢波睡眠并缩短其时间,如艾司唑仑、唑吡酮、劳拉西泮等。

③对早醒的失眠患者,应采用中效或长效类药物,这类药物半衰期长,为 12~15 小时,可延长总的睡眠时间,如硝西泮等。

有人认为,地西泮作为催眠药不错,其实地西泮起效虽快,但半衰期太长(达 20 小时以上),患者往往第二天醒来昏昏沉沉,所以此药并不适用于催眠,相反用于白天抗焦虑效果比较理想。

应当指出,多数安眠药物都有成瘾性,必须凭医生处方限量使用,所以患者不得擅自购买使用。一般连续服用某种安眠药最好不超过 4 个月,如必须继续使用,应在医生指导下换成别的药物或另一类药物。事实上,不少长期依靠服用安眠药入睡的人,与其说是治疗病症需要这类药物,还不如说是心理上的依赖。如果患者对药物的依赖性已经形成,且病程较长,程度较重,为避免突然停药产生戒断症状,可逐渐递减所服药物的剂量,直到安全停用;也可以作用相仿、但不易产生依赖性的药物进行替代,具体方法则由医生指导。

(3)服用安眠药注意事项

①治疗失眠的药物,尤其是作用时间较长的镇静催眠药,用后常有延续效应,次晨出现头晕、困倦、精神不振、思睡等。因此,服药的患者不可驾驶车辆和操纵机器,以免发生事故。

②其他中枢抑制药物,如抗组胺药、镇痛药及乙醇等,与治疗失眠的药物合用时,能增强对中枢的抑制作用,特别是与乙醇同用时,对中枢系统有协同抑制作用,可出现严重的后果。

③对儿童使用安眠药是很不适当的,除了偶尔用于治疗儿童夜惊和梦游症之外,其他情况则一般不用;对于老年患者,则应慎

重使用,因为用药之后可能会出现意识模糊。

④肝肾功能减退者慎用,肝功能严重障碍者禁用安眠药,尤其是巴比妥类药。

⑤哺乳期妇女及孕妇忌用安眠药,尤其是妊娠开始3个月及分娩前3个月。

⑥不少人对安眠药心存恐惧,长期失眠也不敢用药。只要遵循以下安全的服药原则,吃安眠药是很安全的:一定要选择最适合自己的安眠药;按需服用,以达到睡好觉为目的,而且不影响次日的活动;老年患者,要根据个人情况,以及对安眠药的耐受性,可以小剂量服用,服用以前从未吃过的安眠药更应该先从小剂量开始,甚至可以减半服用。

18. 为什么久服安眠药要当心蓄积中毒

长期服用安眠药者,多因以下几种情况引起蓄积中毒:单一用药,用药时间久,有人用药长达数年;有的因耐药作用而盲目加量,甚至超过安全界限。服药过程中突然停用,引起焦虑、紧张、失眠等戒断反应,误以为旧病复发而恢复用药,故长期难以撤药。盲目联合使用两种或两种以上安眠药物,导致不良反应增加。因各种原因,造成一次性大剂量服用,从而造成急性中毒。

安眠药慢性中毒者会出现记忆力减退、反应迟钝、思维迟缓、对周围事物漠不关心,以及头痛、眩晕、呼吸抑制、肌无力等症状。急性中毒表现为困倦、嗜睡、言语不清、动作不稳、步态蹒跚,严重时意识不清甚至昏迷、瞳孔缩小、腱反射减低或消失等。严重中毒可以出现呼吸变慢,并逐渐不规则,甚至呼吸停止;也可出现血压下降、末梢发绀、皮肤湿冷、尿量减少,直至无尿。此外,还可出现黄疸、血氨升高等肝脏损害等表现。

为避免安眠药中毒,长期失眠患者应提倡心理治疗、运动疗

八、失眠中西医调治

法,以及各种精神疗法等非药物治疗。如果经非药物治疗半年无效,建议使用单一品种、短效制剂药物,以小剂量开始,并主张间歇给药,防止产生药物依赖和蓄积。不得不长期服药者,应严格按专科医师医嘱应用,切忌私自加大剂量,并应定期去医院就诊,以便及时调整治疗方案。如果出现慢性中毒表现,应逐渐减少药品的种类和剂量,逐渐停药,以避免突然停药造成的头痛、头晕、恶心、呕吐、焦虑、紧张、不安、失眠、震颤、谵妄,甚至惊厥等戒断反应。

另外,当发生急性中毒时,如果神志清楚,可立即口服清水800～1000毫升后催吐,如此反复数次后,尽快送当地医院进一步治疗。如已昏迷,则立即送至医院抢救,同时请务必携带所服药物的标签或外包装,以作为救治依据,提高抢救成功率。

19. 如何避免安眠药的不良反应

催眠药带来的不良反应几乎困扰着所有长期服药的失眠患者,导致他们睡眠更不安稳,严重影响了生活质量。

(1)宿醉现象:许多失眠患者服药后能安然入睡,但醒来后却昏昏沉沉,无法集中注意力;天长日久,还会严重影响正常的工作、生活和人际关系,这就是宿醉现象。几乎所有的催眠药都存在"宿醉"现象,尤其是使用最为广泛的苯二氮䓬类催眠药,如地西泮、艾司唑仑等。对年轻的上班族来说,宿醉现象最为头痛。其实,这部分人并不需要首选催眠药治疗,而应首选心理治疗。心理治疗效果好,没有不良反应。因为认知度不高,与国外相比,目前因失眠接受心理治疗的患者太少了。此外,如果宿醉现象严重影响了工作和生活,可以换用其他新型的选择性催眠药,如佐匹克隆等。

(2)噩梦连连:催眠药还会产生一个较为麻烦的现象,就是服药后可能做噩梦,发生率大约在10%。这让患者睡得更不安稳,失去了服药的意义。同属于苯二氮䓬类的安眠药,化学结构不同,每个患者对药的反应也不尽相同。一个患者如果服用地西泮后做噩梦,换用其他的同类安眠药,如换用艾司唑仑等,可能噩梦现象就会有所缓解。因此,换药是一个行之有效的解决办法。

(3)戒断反应:因为催眠药会产生成瘾性、依赖性,属于国家二类毒麻药品,患者成瘾后会不自觉地加大催眠药的剂量,如果停药会出现一系列的躯体症状和心理症状,如头痛头晕、恶心呕吐、震颤谵妄,甚至惊厥等,大大影响了生活质量和自我感觉。因此,失眠症状好转后不能骤然停药。一般来说,每晚只服1片的失眠患者,可以马上停药;每天服药超过2片以上的患者,要每隔2~3日减1/2的剂量。以4片为例,先减为2片,3日后减为1片,再3日后减为1/2片。此外,选择一些新型催眠药,如佐匹克隆等成瘾性要小一些。

(4)老年痴呆:长期服用催眠药,可能会带来一个较严重的后果,那就是记忆力逐渐减退,反应力下降,长此以往,甚至有可能发展为老年痴呆症。因此,服催眠药注意不要超过2周,在停药期间,在心理医师指导下进行认知疗法,建立"我本来可以不需要安眠药就能睡好"的信念,能收到很好的效果。此外,很多人错误地认为,一定要睡足7~8个小时才算正常,实际上随着年龄的增大,睡眠时间会逐渐缩短,这是正常的现象,不要焦虑,更不要动辄求助于催眠药,因为长期服用催眠药的危害可能会大过失眠本身。

20. 哪些人不宜服用安眠药

(1)孕妇:有的安眠药可能使胎儿畸形,还可能出现新生儿哺乳困难、黄疸和嗜睡,所以孕妇不宜服用安眠药。

(2)哺乳期妇女:如妇女在哺乳期服用安眠药,药物的成分可能转移到母乳内,对新生儿造成不良影响。如果母亲在哺乳期中服用安眠药,应避免授乳。

(3)年老体弱者:因为药物白天残留较大,会有头晕和走路不稳等不良反应,可能给年纪大、身体较弱者带来危险。

(4)有心脏、肝脏及肾脏功能障碍者:安眠药主要在肝脏转化,由肾脏排除,肝肾疾病患者不宜服用安眠药。

(5)睡眠呼吸障碍者:安眠药能加深中枢抑制,所以呼吸道阻塞性疾病或睡眠呼吸暂停者不宜服用安眠药。

(6)急性闭角型青光眼及重症肌无力患者:这些患者服用安眠药时,症状会急剧恶化。

(7)喝酒者:酒精和安眠药一样有抑制中枢神经作用,不要同时使用,以免中枢神经过度抑制造成伤害。

21. 哪些人慎用安眠药

(1)未成年:少数青少年临近升学考试时,精神过度紧张发生失眠,求助于安眠药。其实,服用安眠药有时会适得其反,出现精力不集中、反应迟钝、记忆力减退等多种良反应。此外,未成年人正在发育阶段,新陈代谢快,长期服用安眠药会不自觉地增大药量,容易成瘾,产生耐药性。

(2)性功能不全:有的安眠药(如甲丙氨酯)抑制大脑的边缘系统,降低性欲。有的安眠药(如氯氮䓬和地西泮)可以松弛肌肉,导致阳痿。所以,性功能障碍者慎用这类药。

(3)贫血或血压偏低:安眠药的中枢神经抑制作用和外周肌肉的松弛作用可使血管扩张,血压降低,容易诱发缺血性脑血管病。

(4)体弱:因患慢性消耗性疾病,身体较弱者慎用安眠药。因为衰弱的体质可对所有药物包括安眠药的敏感性增加,耐受性降低,容易引起药物过敏和不良反应。

(5)运动系统包括肌肉和周围神经病:安眠药抑制神经、松弛肌肉,可以加重肌无力,产生疲劳等症状。如进行性营养不良、慢性神经炎、糖尿病和尿毒症并发严重的周围神经病患者,均应慎用安眠药。

(6)患有轻、中度的肺、肝、肾脏疾病:安眠药可使慢性支气管炎、哮喘通气不良和二氧化碳潴留加重。而肝、肾功能不全可使药物的代谢和排泄速度减慢,容易引起药物蓄积,引发不良反应,甚至中毒。

(7)多种药物合用:因为药物间存在复杂的相互作用,因此已服多种药物的患者应慎用安眠药。苯巴比妥诱导肝药酶活性增加,可使合用的类固醇、某些抗生素、抗凝血和免疫抑制等药物的代谢加速、疗效降低;使合用的免疫抑制药(如环磷酰胺及解热镇痛药)的作用增强;与大多数抗精神病和抗组胺药物合用时,则增加中枢神经系统的抑制作用。

(8)急性或重症患者诊断未明:有的患者发病后烦躁不安,家属担心患者安全,常常要求医生给予镇静药对症处理。其实,镇静安眠药会掩盖病情变化,延误诊断和治疗。

22. 中医学对失眠有何认识

中医学认为,失眠即"不寐",亦称"不得眠""不得卧""目不瞑"等,是因为外感或内伤等病因,致使心、肝、胆、脾、胃、肾等脏腑功能失调,心神不安,以致经常不得入寐的一种病症。凡因天气寒热不均、被褥冷暖太过、睡前饮过浓茶或咖啡,或因一时精神刺激、思虑太过,以及因疼痛、喘咳、瘙痒等因素而致偶然不能入眠者,不属于失眠。中医学认为,导致失眠的原因很多,大致可分为外感和内伤两方面。外感病引起者,主要见于各种热病过程中;内伤引起者,则多见于情志不舒,思虑劳倦,内伤心脾,阳不交阴,心肾不交,阴虚火旺,肝阳扰动,心胆气虚及胃气不和等因素。两者均可影响心神而导致不寐。以下将着重论述内伤所致的失眠。

八、失眠中西医调治

(1)思虑劳倦太过,伤及心脾:心伤则阴血暗耗,神不守舍;脾伤则食少纳呆,生化之源不足,营血亏虚,不能上奉于心,以致心神不安。《景岳全书·不寐》中指出:"劳倦思虑太过者,必致血液耗亡,神魂无主,所以不寐。"

(2)阳不交阴,心肾不交:心主火,肾主水,心火下降,肾水上升,水火既济,心肾交通,睡眠才能正常。正如《景岳全书·不寐》所说:"真阴精血之不足,阴阳不交,而神有不安其室耳"。

(3)阴虚火旺,肝阳扰动:情志所伤,肝失条达,气郁不舒,郁而化火,火性上炎,或阴虚阳亢扰动心神,神不安宁以致不寐。

(4)心虚胆怯,心神不安:心虚胆怯,决断无权,遇事易惊,心神不安,亦能导致不寐。《沈氏尊生书·不寐》中指出:"心胆俱怯,触事易惊,梦多不祥,虚烦不眠。"此属体弱心胆素虚,善惊易恐,夜寐不宁。亦有因暴受惊骇,情绪紧张,终日惕惕,渐至心虚胆怯而不寐者。

(5)胃气不和,夜卧不安:饮食不节,肠胃受伤,宿食停滞,酿为痰热,壅遏于中,痰热上扰,或肠中有燥屎,均能导致胃气不和,升降失常,以致不得安寐。这就是《素问·逆调论篇》说的"胃不和则卧不安"。

(6)血虚肝旺,魂不守舍:清·唐容川《血证论·痞寐》中说:"肝病不寐者,肝藏魂,人寤则魂游于目,寐则魂反于肝。若阳浮于外,魂不入肝,则不寐,其证并不烦躁,清睡而不得寐,宜敛其阳魂,使人于肝"。此为肝病不寐的原因。暴怒伤肝,或肝受邪后而致不寐者,均属同一病机。

23. 失眠患者可用哪些中药调治

(1)人参:性平,味甘、微苦。具有大补元气、补脾益肺、益气生津、宁心安神等功效。适用于性功能减退、失眠、慢性胃炎伴胃酸缺乏、感染性疾病恢复期、干燥综合征、温热病耗伤津液及消渴证等。每日用量1~10克。

(2)太子参：太子参性平，味甘、微苦。具有补气生津、健脾养胃等功效。适用于肺虚咳嗽、失眠、自汗口渴、尿多、心悸、热病后气阴两亏等症。每日用量为10~15克。

(3)女贞子：女贞子性平，味甘。具有滋补肝肾、乌发明目、强壮腰膝等功效。女贞子适用于肝肾阴虚之失眠、白发、腰膝酸软、老年习惯性便秘、慢性苯中毒等症。用量10~15克。

(4)五味子：五味子性温，味酸。具有养心安神、敛肺止汗、滋补肝肾、生津涩精止泻等功效。五味子适用于失眠、阳痿、遗精、慢性前列腺炎、更年期综合征、高血压、贫血、精神分裂症、老年性痴呆、慢性支气管炎、支气管哮喘、病毒性肝炎、肝硬化、慢性胃炎、慢性肠炎、慢性肾炎、细菌性痢疾等。每日用量3~6克。

(5)丹参：丹参性微寒，味苦。具有活血祛瘀、凉血消痈、养血安神等功效。丹参适用于失眠、月经不调、血滞经闭、产后瘀滞腹痛、心腹疼痛、瘀瘕积聚、肢体疼痛、疮痈肿痛，湿热病热入营血，胸脾心痛等。用量5~15克。

(6)何首乌：何首乌性微温，味甘、苦、涩。具有补肝肾、益精血、涩精止遗、润肠通便等功效。何首乌适用于失眠、高血压、高脂血症、动脉硬化、冠心病、贫血、习惯性便秘、慢性肝炎等。每日用量10~30克。

(7)罗布麻：罗布麻性微寒，味甘苦。具有清热利尿、平肝降压、止咳平喘等功效。罗布麻适用于阳亢型高血压，对消除头痛、头晕、头胀、失眠等症状有较好的疗效。罗布麻叶主含黄酮苷、多糖苷及三萜类物质，可用于治疗高血压病。罗布麻叶煎剂有降压效果，特别在改善面部烘热、头痛眩晕等自觉症状方面有明显作用，也可用沸水冲泡饮用。

(8)哈士蟆油：哈士蟆油性凉，味甘。具有补肾益精、润肺养阴

八、失眠中西医调治

的功效。适用于失眠、病后及产后体弱、气血亏损、神倦乏力、肺虚咳嗽、咯血盗汗、慢性支气管炎等。用量6～9克。

(9)酸枣仁:酸枣仁性平,味甘、酸,具有养心安神、敛汗益阴等功效。酸枣仁适用于虚烦失眠、心悸健忘、易惊怔忡、口燥咽干、头晕眼花、双目涩干、潮热盗汗、体虚多汗、手足心热、尿涩黄少等症。常与当归、白芍、茯苓、何首乌、桂圆肉等药物配伍应用。水煎或研末冲服均可。现代研究表明,本品具有镇静催眠作用。

(10)柏子仁:柏子仁性平,味甘。具有养心安神、滋肾益阴、润肠通便等功效。柏子仁适用于心肾阴虚之心悸眩晕、失眠健忘、腰膝酸软、梦遗盗汗、面色少华等,并可用于习惯性便秘等。常与酸枣仁、五味子、茯神等药物配伍应用。用量6～15克。

(11)首乌藤:首乌藤性平,味甘。具有养心安神、祛风通络等功效。首乌藤适用于阴虚血少所致虚烦不眠、多梦健忘等症。常与酸枣仁、合欢花等药物配伍应用。用量10～30克。

(12)远志:远志性微温,味辛、苦。具有宁心安神、祛痰开窍等功效。远志适用于失眠、心悸健忘、痰多咳嗽、梦遗、痰迷神昏、痈疽疮肿等。常与茯苓、龙齿、石菖蒲等药物配伍应用。用量3～9克。现代研究表明,远志具有催眠作用,可用于神经衰弱等。

(13)巴戟天:巴戟天性温,味辛、甘。具有补肾阳、壮筋骨、祛风湿等功效。现代研究表明,巴戟天具有镇静、降压、利尿和诱生干扰素等作用,可用于失眠症等。每日用量5～10克。

(14)合欢皮:合欢皮性平,味甘。具有安神解郁、活血消肿等功效。合欢皮适用于情志过激、肝郁不舒所致虚烦不眠、易怒健忘等症。常与首乌藤、柏子仁、郁金等药物配伍应用,以增强安神解郁功效。

(15)合欢花:合欢花性平,味甘。具有解郁理气,养心安神,活血开胃等功效。适用于失眠健忘、胸闷不舒等。现代研究表明,合欢花有较好的强壮、兴奋、镇痛和利尿作用,能治疗神经衰弱。

(16)灯心草：灯心草性微寒，味甘、淡，具有利水通淋、清心除烦等功效。灯心草适用于失眠、热淋、水肿、湿热黄疸、小便不利、小儿夜啼、喉痹等。干品用量1.5～2.5克，鲜品可用15～30克。

(17)茯神：切取外皮者，称茯苓皮。切取内层带淡红色者，称赤茯苓。切取赤茯苓后的白色部分称白茯苓。抱根而生的白色部分较名贵，称为茯神。茯神性平，味甘淡。具有利水渗湿、健脾补中、宁心安神的功效。茯神适用于心悸失眠、小便不利、水肿、脾虚泄泻、痰饮咳逆。赤茯苓功能利水，利湿热。赤茯苓适用于小便不利、淋浊、泻痢等。

24. 失眠患者如何选用中成药

根据中医辨证施治理论，失眠可分心火旺、心阴虚、心脾两虚、肾虚等多种类型。病因不同，选择药物也不一样，必须对症用药，才能收到助眠效果。

(1)心火旺型失眠：表现为心胸烦热，夜不成眠，面赤口渴，心悸不安。可选用朱砂安神丸，每次1丸，午后及睡前各服用1次。

(2)心阴虚型失眠：表现为心悸失眠，五心烦热，头晕耳鸣，健忘，口干，舌红少苔。可选用补心丹，每次1丸，午后及睡前各服1次。

(3)心脾两虚型失眠：表现为失眠多梦，心悸，健忘，眩晕，面色萎黄，食欲缺乏，神倦乏力，舌淡脉弱。可选用归脾丸，每次服1丸；也可用养血安神片，每次5片，午后及睡前各服1次。

(4)肾虚型失眠：表现为失眠健忘，头晕耳鸣，腰膝酸软，肾亏遗精。可选用健脑补肾丸，每次15粒，午后及临睡前各服1次。若其他症状不明显，只以失眠为主症者，可服复方五味子糖浆，每次10毫升，每日3次；也可用炒酸枣仁3～6克，捣碎为末，晚上临睡前冲服。

八、失眠中西医调治

25. 怎样根据失眠的发病情况进行辨证论治

（1）平素性格不够开朗，情绪抑郁，多疑多虑而失眠者，多为肝胆郁滞，魂不守舍所致。治宜以疏肝解郁为主。柴胡疏肝散加减：柴胡、郁金、香附、延胡索、青皮、枳壳、紫苏梗、乌药、川楝子各10克，炒酸枣仁、龙骨（先下）各15克。水煎服，每日1剂。

（2）屡屡遭受惊恐刺激而致失眠者，多属胆气受伤，胆气虚怯，决断无权，神气失守而致。治宜温胆镇惊。方用温胆汤加味：半夏、枳实、陈皮各10克，茯苓12克，甘草、竹茹各6克，龙骨、牡蛎各30克，远志15克。水煎服，每日1剂。

（3）劳心太过，思虑过度，渐而成为失眠者，多属心阴亏损而致。治宜以养心安神为主，可用天王补心丹：丹参15克，党参、当归、天冬、麦冬各10克，生地黄、玄参、炒酸枣仁、柏子仁、远志、茯苓各12克，五味子、桔梗各6克。水煎服，每日1剂。

（4）平素饮食失节，晚餐食量不均，因饥饱太过而失眠者，多为胃气不和而致。治宜以消食和胃为主。方用保和丸加减：山楂、神曲各12克，莱菔子、陈皮、白术、半夏、茯苓、连翘各10克，枳实6克，炒酸枣仁15克。水煎服，每日1剂。

（5）如果大病初愈以后，或长期慢性病患者出现失眠者，多因气血亏损，心神失养而引起。治宜补气养血，养血安神。方用归脾汤加减：黄芪15克，党参、茯苓、白术、桂圆肉、远志、炒枣仁各10克，炙甘草6克，生姜3片。水煎服，每日1剂。

26. 如何根据失眠患者的兼证进行辨证治疗

(1)失眠兼心悸而烦,潮热盗汗,手足心热,口干咽燥,舌红少苔,脉象细数者,多属心阴亏损。治宜补血育阴,养心安神。方用天王补心丹加减:生地黄、炒酸枣仁、柏子仁各30克,丹参、当归各15克,茯苓、元参各12克,党参、远志、五味子、天冬、麦冬各10克。水煎服,每日1剂。

(2)失眠兼头晕耳鸣,腰膝酸软,遗精早泄者,多属心肾不交。治宜交通心肾。方用交泰丸加味:黄连10克,肉桂5克,夜交藤、龙骨(先下)、牡蛎(先下)各30克。水煎服,每日1剂。

(3)失眠兼胸闷嗳气,腹胀不适,或胃中嘈杂,脘腹不适者,多为胃气不和。治宜消食和胃。方用保和丸加减:山楂、神曲各15克,莱菔子、陈皮、白术、半夏、茯苓、连翘各10克,枳实6克,炒酸枣仁15克,首乌藤30克。水煎服,每日1剂。

(4)失眠兼烦躁易怒,口苦目赤,胸胁胀满,善太息者,多为肝胆郁热。治宜疏肝解郁,泻火安神。方用丹栀逍遥散加减:牡丹皮、栀子、柴胡、当归、白术、白芍、茯苓各10克,薄荷、甘草各6克,生姜3片。水煎服,每日1剂。

(5)失眠兼胸闷多痰,恶心欲呕,口苦而黏者,多为痰热扰心。治宜涤痰开窍,清心泻火。方用涤痰汤加减:半夏、陈皮、茯苓、枳实、石菖蒲各10克,竹茹、甘草各6克,生姜3片。水煎服,每日1剂。

(6)失眠兼见面色少华,身体倦怠,气短懒言,食少便溏,心慌健忘者,多为心脾两虚。治宜健脾益气,养心安神。方用归脾汤加减:黄芪、炒酸枣仁、首乌藤各30克,党参、白术、茯苓、远志各12克,桂圆肉10克,木香6克,生姜3片。水煎服,每日1剂。

八、失眠中西医调治

(7)失眠兼头晕目眩,恐惧不安,有如人将捕之者,多为胆气虚怯。治宜化痰温胆,养心安神。方用十味温胆汤:炒酸枣仁 30 克,熟地黄、远志、茯苓各 15 克,半夏、橘红、枳实、党参、五味子、甘草各 10 克。水煎服,每日 1 剂。

27. 如何用单方治疗失眠

应用单味中草药治疗失眠,方法比较简单,并具有一定的疗效。但是单味药治疗失眠仅仅以治疗症状为目的,对失眠的病因治疗不理想,因而不宜长期使用。当失眠症状缓解后,应加强针对引起失眠的疾病进行积极根治。

(1)白僵蚕 3 克,微炒,研末,茶水冲服,每日 1 次。治疗风痰头痛型失眠。

(2)枸杞子 30 克,水煎服,每日 1 次,10 日为 1 个疗程。治疗肾阴虚型失眠。

(3)夏枯草 20 克,水煎服,每日 2 次。治疗高血压性失眠。

(4)菊花 20 克,水煎服,每日 2 次。治疗高血压性失眠。

(5)荷叶 15 克,水煎服,每日 2 次。治疗夏日失眠。

(6)橘子仁,炒后研为末,每次 6 克,用适量黄酒煎后和渣空腹服之,每日 2 次。治疗更年期失眠。

(7)灯心草 12 克,煎汤,睡前代茶饮。清心宁神。治疗失眠。

(8)酸枣仁 60 克,炒熟,水研,绞取汁,下粳米 50 克煮粥。空腹食之,能安寐。适用于老年人心血亏虚,心烦夜不得睡。

(9)榆白皮阴干后,焙杵为末。每日以水 300 毫升,榆柏皮末 6 克,煎如胶服。治疗入睡困难。

(10)茯神 15 克,生鸡蛋 1 个。将茯神用 300 毫升水煎取 100 毫升,稍停,加鸡蛋黄 1 个,搅匀备用。睡前,先以温水洗脚 10 分钟,然后将药趁热服下,不久即可安眠。

(11) 珍珠母 6 克,研细末。每次 0.2 克,每晚睡前服。治疗肝阴不足,肝阳上亢引起的失眠。

(12) 夜交藤 60 克,加酸枣仁 60 克,水煎服。每日 1 剂。治各种失眠。

(13) 桂圆肉 15 克,鸡蛋 1 个,白糖适量。先煮桂圆肉 5 分钟后加入鸡蛋,蛋熟后加白糖少许服食。每日 1 剂。适用于失眠。

(14) 乌梅 10 个,水煎,加白糖代茶饮,每日 1 剂。适用于头痛、心烦、失眠。

(15) 凤凰衣 3 克,水煎服,每日 1 剂。治疗产后失眠。

(16) 糯稻根 60 克,水煎,每晚服 1 次。治疗失眠。

(17) 西洋参 6 克,用开水泡在碗里,密盖 30 分钟,空腹饮下,晚上睡前再泡再饮。连服数日。每日 1 剂。治疗失眠。

(19) 莲子心 30 个,水煎,加入少许食盐,睡前服,每日 1 剂。适用于失眠多梦。

28. 如何用中药外敷调治失眠

(1) 吴茱萸、肉桂各 10 克,地西泮片 1 片。共为细末,调酒炒热。于睡前,将足用热水浸洗后,贴申脉、照海、涌泉穴,每晚 1 次,10 次为 1 个疗程。适用于肝肾阴虚、肝阳上亢所致的失眠。

(2) 黄连 15 克,加水煎汤,加入阿胶 9 克,烊化后稍凉摊贴于胸部。具有滋阴降火,养心安神的功效。适用于阴虚火旺所致的失眠。

(3) 磁石 20 克,茯神 15 克,五味子 10 克,刺五加 20 克。先煎煮磁石 30 分钟,加入后 3 味再煎煮 30 分钟,去渣取汁,将洁净消毒纱布浸泡于药汁中,备用。趁热敷于患者前额及太阳穴,每晚 1 次,每次 20 分钟。具有宁心安神助眠的功效。适用于各种类型的失眠。

(4) 黄连 10 克,肉桂 5 克,炒酸枣仁 20 克,牡丹皮 12 克。诸

八、失眠中西医调治

药共研细末,每取药末10克,以酒、水各半调膏状,在睡前敷于脐部,外用胶布固定,次晨取下,每日1次,以病愈为度。具有安神助眠的功效。适用于心肾不交、阴虚火旺之失眠。

(5)生半夏、生天南星、黄连各2克,大黄1克,竹沥水适量。前4味药共研细末备用。用竹沥水调成膏状敷脐部,再用胶布封固,每晚睡前敷1次,次晨除去。具有清热化痰、安神助眠的功效。适用于痰热内扰型的失眠,尤其适用于精神及神经疾病所导致的失眠。

(6)珍珠层粉、丹参粉、硫黄粉、冰片各10克。将4味药粉剂混匀,装瓶备用。每次取适量纳入脐窝,使与脐平,并用胶布固定,3~5日换敷1次,1周为1个疗程。具有安神助眠的功效。适用于各种失眠,通常在2个疗程内获效。

(7)丹参、远志、石菖蒲、硫黄末各20克。将前3味药洗净,烘干,共研为细末,与硫黄末混匀,装瓶备用。每次取药粉适量,以白酒调成膏状,贴于脐部,再加棉花填至与脐平,用胶布固定,每晚换药1次。具有安神助眠的功效。适用于各种失眠。

(8)黄连、朱砂各10克,龟甲15克,炒酸枣仁30克,桑葚20克。上药共研细末备用。取药末适量,以水、酒各半调敷脐部,或以药末填脐,外用胶布固定,每晚睡前敷1次,次晨除去。具有滋阴降火、养心安神的功效。适用于阴虚火旺型失眠。

(9)五味子、玄参、丹参各100克,党参、淫羊藿、肉桂粉、黄连粉各50克。将前5味药用3000毫升的水浸2小时,煎30分钟,取滤液,再加水复煎1次,2次滤液混合,浓缩成稠液,加肉桂粉、黄连粉搅匀,烘干压粉,装瓶备用。每次取药粉0.1~0.2克,放入脐中,上压干棉球,胶布固定,24小时换药1次,用5日停2日,1周为1个疗程,连用1~4个疗程。具有益气温阳、活血安神的功效。适用于气虚血瘀型失眠。

(10)党参、黄芪、茯苓、白术、升麻、川芎各等份。将上药碾成极细末,取药末 8~12 克,填敷于患者脐孔中,外以纱布覆盖,胶布固定,每日 1 次,10 日为 1 个疗程。具有益气健脾、安神助眠的功效。适用于气虚及脾胃虚弱之失眠。

29. 如何按摩调治失眠

(1)点压穴位:两手拇指的指面,分别按压两侧小腿的三阴交穴。本穴为足三阴之交会穴,可以调理足三阴之经气,以健脾助运,通经活血。中指按压两侧足三里穴,此穴为胃经的合穴。中医学认为,"胃不和则寐不安",对消化不良而引起的失眠,按压此穴,可和胃安寐。两手拇指着于小腿内侧的阴陵泉穴,余指在小腿外侧阳陵泉穴,做自上而下推移至三阴交穴和绝骨穴,推移 40~50 次。

(2)推擦腰肾:将两手掌面相对搓热,用两手掌根及掌面贴附在腰的两侧,自肾俞穴至大肠俞穴进行往返上下推摩,待腰部有温热感为宜。中医学认为,"腰为肾之府",推摩腰部可以益肾固本,有助安神催眠。

(3)按压神门穴:用一手拇指按压对侧的神门穴,待按压到穴位周围有明显的酸胀感时,再持续按压 30 秒钟,然后更换对侧穴位。

(4)旋摩全腹:仰卧于床,用左右手掌面置于上、下腹部,然后两手交替做顺时针环形揉动,动作宜柔和缓慢,用力更要均匀协调,旋摩 50~60 次。这种方法有助于和胃安寐。

(5)头部按摩:患者取仰卧位,术者先用右手拇指轻揉百会穴 200 次,再用双手拇指由印堂穴至上星穴至百会穴交替推 5~6 次,共 4 分钟;双拇指自印堂穴起向内外依次点揉睛明、鱼腰、丝竹空、太阳、四白等穴,共 3 分钟;患者坐位,术者右手五指均匀张开,中指吸定印堂穴,其余四指对称吸定鱼腰及头维穴,通过腕关节及

八、失眠中西医调治

前臂的摆动,均匀地向后摆推,至风池穴,并点按风池穴,反复4~5遍,共5~6分钟。

(6)分抹眼睑:微闭两眼睑的内侧,然后自内向眼外分抹,待抹至双目有干涩感时或出现困意后为止。此法可以诱导入眠。

总之,失眠自我按摩操作时,应采取适宜的体位,细心体会按摩时的感觉,不必拘泥按摩手法的次数和时间,可随症加减。

30. 睡前如何按摩催眠

以下三法是一组连续性的手法,按顺序施用,可改善睡眠障碍。

(1)面部双掌深搓法:患者在入眠前取仰卧位,闭目少思,双掌指抚于脸面,以每秒钟2次的频率,上下缓而有力地搓摩约2分钟,眼部上下和鼻翼两侧为重点搓摩区。中医学认为,经络之气血皆上于面,故有面部内应脏腑,为经络所汇之说。睡前经常搓摩面部,不仅促进睡眠,还有调解经脉和脏腑之功能。常搓眼部和鼻翼,还可缓解眼肌疲劳,保护视力,预防感冒。施用此法时,应注意用力扎实、均匀、连贯,掌指与面部间不留缝隙。以面部红润发热为度,切勿用力过猛搓伤皮肤。

(2)耳部搓摩法:患者仰卧,闭目少思,双手均用掌内侧大鱼际(即拇指下方),以每秒钟2~3次的频率,用力搓摩耳根前部约30秒钟,然后依此法搓摩耳根后部约30秒钟,再改用两手掌心以每秒钟2次的频率轻揉整个耳部约1分钟。中医学认为,耳部通过经络与整个身体有着极为密切的联系,经常搓摩耳部,可加速入眠。施用此法时应注意用力均匀,频率一致,以局部发热为度。

(3)甲端快速摩头法:患者仰卧,闭目静脑,双手十指并拢,第二节指关节弯曲成90°,然后用双手指甲的端部,以每秒钟4次的频率用力搓摩头部所有发根之处。其中头顶正中线及两侧和头后

睡眠养生与失眠调治

部为搓摩重点部位。搓摩3分钟左右,患者即可有打哈欠、昏昏欲睡之感。坚持施法,可以改善大脑皮质的兴奋和抑制的失调状态,加速入眠,尽快消除大脑的疲劳,增强记忆力。操作此法时,应注意两手协调一致,甲端搓摩要均匀有力,以取得最好疗效。

31. 如何用指压法调治失眠

方法1

①患者仰卧位,闭目,以拇指指腹点揉印堂、神庭穴各2分钟,点揉太阳穴1分钟,点揉神门、内关穴各2分钟,均用补法。

②肝郁化火者,加点章门、期门穴各3分钟,点揉太冲穴1分钟,用泻法;掐大敦穴出血少许。

③痰热内扰者,加点按丰隆穴2分钟,点按内庭穴1分钟,用泻法;掐厉兑穴使出血少许。

④阴虚火旺者,加点揉气海、关元穴各2分钟,点揉太溪、三阴交3分钟,用补法。

⑤心脾两虚者,加点揉心俞、膈俞、脾俞穴各2分钟,点揉血海、足三里穴各2分钟,用泻法。

⑥心胆气虚者,加点按百会穴1分钟,用泻法;点揉心俞、膈俞穴各2分钟,用补法;点按丘墟穴,用泻法。

⑦心脾两虚、心悸气短、腹胀便溏、睡眠不实者,加揉按心、肝、胃、小肠俞,足三里穴各1分钟。横擦涌泉穴,直擦督脉路线,以透热为度。

⑧阴虚火旺、多梦易醒、五心烦热、健忘神疲者,加单侧推桥弓,每侧20～30次。横擦肾俞、命门一线,透热为度,再擦涌泉穴,以引火归元,透热为度。

⑨痰热内扰,烦躁易怒,不易入睡,脘闷,嗳气,呕恶者,重点做

八、失眠中西医调治

背部滚法,然后摩腹 5~10 分钟,同时点按中脘、气海、天枢、神阙、足三里、丰隆穴,横擦左背及八髎穴区,透热为度。

方法 2

①取坐位,两手十指交叉,抱颈部,头稍后仰,然后两手来回摩擦约 2 分钟。

②取坐位,两手掌指着力,紧贴腰眼,用力向下擦至骶部,如此反复施术约 2 分钟。

③取坐位,弯腰,两手拇指端着力,分别按揉两侧三阴交穴约 2 分钟。

方法 3

①取坐位,两手指交叉抱颈部,头稍后仰,然后用掌根挤提、放松约 1 分钟。

②取坐位,两手掌指同时着力,置于腰骶部,紧贴皮肤,从腰部至骶部反复擦摩约 2 分钟。

③取仰卧位,两膝屈曲,两手掌指重叠,置于中腹部,以肚脐为中心,沿顺时针方向环转摩动约 3 分钟。施术时手法和缓自如,全身放松,思想集中于小腹。

方法 4

①患者仰卧位,施术者坐于头后,两手拇指指腹着力,分别在前额部纵横分推 2 分钟。

②患者仰卧位,施术者两手拇指或中指端着力,分别按揉印堂穴、太阳穴(双侧),内关穴(双侧),足三里穴(双)各 1 分钟。

③患者仰卧位,施术者坐于头后,两手指微曲,五指自然分开,指端适当着力,从左右两侧至头顶部振、啄头部,反复施术约 2 分钟。

④患者仰卧位,施术者立于一侧,两手掌指交替着力,以肚脐为中心,做顺时针方向移动,由内向外,反复摩动约5分钟。

⑤患者俯卧位,施术者立于一侧,两手掌指交替着力,于脊柱两侧足太阳膀胱经上,自第七颈椎至腰骶部,边按边揉,反复施术约5分钟,尤其在第五胸椎棘突下旁开1.5寸处心俞穴,第二腰椎棘突下旁开1.5寸处肾俞穴,第二腰椎棘突下命门穴上为重点治疗部位。

方法5

①患者仰卧位,施术者坐于头后,两手拇指指腹置于前额正中处同时着力,自内向外侧头部,反复摩动3分钟。然后两手掌根同时着力,分别置于两侧眼角外侧和面颊部,沿顺逆时针方向反复运摩约2分钟。

②患者仰卧位,施术者坐于头后,两手指微屈,指端同时着力,分别自前头部发际处向两侧颞部、头顶至枕部,快速疏擦颤动,频率越快越好,反复施术约2分钟。

③患者仰卧位,一手握住腕关节,另一手拇指端着力,点按两侧神门穴各约30秒钟。

④患者仰卧位,施术者两手拇指端交替着力,分别按揉两侧三阴交各约1分钟。

⑤患者俯卧位,施术者立于一侧,两手掌指交替着力,沿足太阳膀胱经走向,从上背至腰骶部,分别推脊柱两侧,边推边揉反复施术约5分钟。

42. 如何用针刺法调治失眠

方法1

取穴:心俞、肾俞、太溪、命门、关元、三阴交、太阳、风池、百

八、失眠中西医调治

会等。

操作:患者取合适体位,穴位局部皮肤常规消毒,针刺得气后,留针40分钟。留针期间,用补法对各穴行针1～2遍,每日1次,20次为1个疗程。适用于肾虚失眠,以及慢性长期失眠患者,症见失眠,头痛如空,兼有眩晕,腰膝酸软,神疲乏力,遗精带下,耳鸣少寐,舌红少苔,脉细无力。

方法2

取穴:风池、百会、后顶、天柱、昆仑、后溪、申脉等。

操作:患者取俯卧位,穴位局部皮肤常规消毒,针刺得气后,留针30分钟。留针期间,用平补平泻手法对百会、后顶、天柱、昆仑、后溪、申脉等穴位行针1～2遍;用泻法对风池穴强刺激行针2～3遍,一般每日1次,10次为1个疗程。适用于颈椎病伴有明显失眠症的患者。

方法3

取穴:脾俞、心俞、胆俞、肾俞、三阴交、足三里等。

操作:患者取俯卧位,穴位局部皮肤常规消毒,针刺得气后,留针20分钟。留针期间,用补法对各穴位行针1～2遍,每日1次,15次为1个疗程。适用于心脾两虚失眠患者,症见入睡难,睡着后多梦并易惊醒,兼见心悸,记忆力减退,身体困倦,精神疲乏,语声虚怯,纳食无味,或腹胀便溏,面色萎黄少华,舌质淡,苔薄白,脉细弱。

方法4

取穴:三阴交、心俞、大陵、太溪、太冲、神门等。

操作:患者取仰卧位,穴位局部皮肤常规消毒,大陵、太冲穴用泻法;三阴交、心俞、太溪、神门等穴用补法。针刺得气后,留针20

分钟,留针期间,对大陵、太冲两穴行针1～2遍,每日针刺1次,15次为1个疗程。适用于阴虚火旺的失眠患者,症见心烦不寐,多梦易惊,自觉手脚心发热,头晕,耳鸣,腰膝酸软,或伴有梦遗滑精,心悸健忘,口干少津等,舌质红,脉细数。

方法5

取穴:中脘、丰隆、厉兑、隐白、足三里、胃俞等。

操作:患者取俯卧位,穴位局部皮肤常规消毒,针刺得气后,留针30分钟。留针期间,用泻法对中脘、丰隆、厉兑、隐白等穴位行针1～2遍,每日1次,6次为1个疗程。适用于胃腑不和患者,症见失眠,夜卧不安,兼见饮食不化,脘腹胀闷不舒,甚或脘腹胀痛,嗳气频频,口味腐臭,大便泄泻或不畅,舌苔厚腻,脉滑或滑数。

方法6

取穴:行间、足窍阴、风池、神门、太冲等。

操作:患者取坐位,穴位局部皮肤常规消毒,针刺得气后,留针30分钟。留针期间,用泻法对各穴位行针1～2遍,对风池穴用泻法强刺激2～3遍,每日针刺1次,10次为1个疗程。适用于肝火上扰的失眠患者,症见心烦失眠,入睡则噩梦纷纭,易惊易醒,兼见胸中躁动烦热,不思饮食;或兼头痛,面红,目赤,口渴喜冷饮,小便赤热;或兼性情急躁;或兼咳嗽痰多,恶心呕吐,舌质红绛,苔少或黄腻,脉弦大滑数。

33. 如何用耳针法调治失眠

耳针治疗失眠常取耳穴心、肝、肾、脾、胃、交感、内分泌、神门、皮质下、交感、内分泌等,治疗时每次双耳各取2～3个穴,轻刺激,留针30分钟,每日1次,10次为1个疗程。耳针治疗失眠虽以上

八、失眠中西医调治

述穴位为主,但在应用时须结合耳穴探查法。耳穴探查最常用的为按压法:在患者耳郭与病变相应部位,用探针或火柴梗、毫针柄等物以轻、慢、用力均匀的压力寻找痛点,当压到敏感点时,患者会出现皱眉、呼痛、躲闪等反应,临床上常选取压痛最为明显的一点为耳针的治疗点。应用耳针时,应严格消毒,谨防感染。一般先用2%的碘酒,后以75%的酒精脱碘。

每次选穴2~5个,一般在一侧耳郭取穴,数日后更换到对侧耳郭取穴。选定耳穴后,常规消毒,用镊子夹住图钉形或麦粒针具的针柄,对准穴位刺入,用胶布固定。夏天宜留针2~3日,冬天可留针5~7日。因耳郭针刺较痛,近年常选用磁珠、王不留行、菜子、绿豆、药粒等来压迫耳穴,以胶布固定,被称为耳压疗法或耳穴压丸法。按压时手法宜由轻到重,使局部产生酸、麻、胀、痛感,以患者能忍受为度,每次按压1~5分钟,嘱患者每日自行按压穴位3遍以上。一般每周更换耳穴1次,夏日每周更换2次。

34. 如何用艾灸法调治失眠

方法 1

取穴:神门,太溪,三阴交,大陵。

操作:每次选用2~3穴,艾条温和灸,每穴15分钟,灸至局部红晕温热为度。每日1次,10次为1个疗程,精神紧张或身体劳累时可以灸1~2个疗程。适用于阴虚火旺型失眠。

方法 2

取穴:脾俞,心俞,神门,足三里。

操作:艾炷隔姜灸,用黄豆大小艾炷,每穴5~7壮,临睡前30分钟施灸,皮肤有灼热感时移除。每日或隔日1次,10次为1个疗程。适用于气血两虚型失眠。

方法 3

取穴：中脘，丰隆，足三里，公孙。

操作：艾条温和灸，每穴 15 分钟，灸至局部红晕温热为度。每日 1 次，灸至腹部不适感消失、大便正常后再巩固灸 5～7 次。适用于胃气不和型失眠。

方法 4

取穴：神门，丰隆，阴陵泉，筑宾。

操作：艾炷无瘢痕灸，每穴 6～8 壮，灸至局部红晕温热为度，每日 1 次，10 次为 1 个疗程，灸至睡眠改善为止。适用于痰热内扰型失眠。

方法 5

取穴：中脘，关元，气海，足三里。

操作：温灸盒灸。患者取仰卧位，选用大号温灸盒，放在患者中脘、关元、气海穴上，将艾炷点燃置于温灸盒内，同时灸 15～20 分钟；另取艾条 2 根，将其一端点燃，双手同时灸足三里穴，灸 10 分钟，每日 1～2 次。适用于肾虚、脾胃虚弱之失眠，症见失眠，喜温喜按，腰膝酸软，身疲乏力，倦怠嗜卧，食入不化，腹痛，畏寒肢冷，小便频数，阳痿遗精等。

方法 6

取穴：曲池，合谷，大椎。

操作：艾炷隔姜灸。取鲜姜 1 块，切成直径 3 厘米左右，厚 0.3～0.4 厘米的薄片，中间以针刺几个小孔，然后将姜片置于应灸的穴位上，将艾炷放在姜片上点燃，每穴各灸 1～3 壮，每日 1

次。适用于外感热病导致的失眠。

方法 7

取穴：命门,肾俞,志室。

操作：温灸盒灸。患者取俯卧位,选用中号和小号温灸盒,放在患者命门穴及一侧肾俞、志室穴上,小号盒放在另一侧的肾俞及志室穴上,将艾炷点燃置于温灸盒内。同时灸 15～20 分钟,每日 1～2 次。适用于肾虚失眠,症见失眠,每兼眩晕,喜温喜按,腰膝酸软,身疲乏力,倦怠嗜卧,畏寒肢冷,小便频数,大便稀溏,阳痿遗精等。

方法 8

取穴：丰隆,昆仑,太溪,涌泉。

操作：艾条温和灸。患者卧位,取艾条 2 根,将其一端点燃,双手同时灸。每穴各灸 6 分钟,每日 1～2 次。适用于精神、神经疾病导致的失眠。

方法 9

取穴：昆仑,太溪,气海,太冲。

操作：艾条温和灸。取艾条 2 根,将其一端点燃,双手同时灸,每穴各灸 10 分钟,每日 1 次。适用于肝郁气滞所致的失眠。

方法 10

取穴：肾俞,命门,太溪,三阴交,外关。

操作：艾条温和灸。患者取合适体位,取艾条 2 根,将其一端点燃,双手同时灸肾俞、命门穴各 10～15 分钟,然后灸一侧太溪、三阴交穴各 5～10 分钟(下次灸另一侧太溪和三阴交穴),再灸外关穴 2 分钟,每日 1～2 次。对老年失眠、脑血管病后遗症失眠及颈椎病引起的失眠疗效好。

35. 如何用刮痧法调治失眠

方法1

取穴：头部、项背部、手部、足部。头部刮百会穴；项背部从风池穴刮至心俞穴；手部刮神门、内关穴；足部刮三阴交穴。上述穴位有安神定志，调和阴阳功用。肝郁化火者，加刮肝俞与太冲穴；阴虚火旺者，加刮太溪穴；心脾两虚者，加刮足三里与脾俞穴；心胆气虚者，加刮胆俞穴。

操作：患者取坐位，术者在刮治部位涂以适宜的刮痧递质，以中等力度刮头部百会穴3分钟，以较重力度刮项背部区域，刮至出痧为好，然后以中等力度刮手足部穴位，刮至局部出现潮红。每3日左右刮治1次，5次为1个疗程。若患者有精神因素，应给予心理疏导。睡前不宜饮酒、喝茶、吸烟、过度用脑，平时应适当锻炼，保持良好生活习惯。

方法2

取穴：背部督脉、足太阳经及百会、身柱、肝俞、三阴交、太溪、照海、申脉。

操作：患者取俯坐位或俯卧位，在施术部位抹上刮痧递质，用泻法线状刮拭背部督脉（自上而下）、足太阳经（自下而上）；并用泻法点状刮拭身柱、肝俞穴，均至痧痕显现。患者改为端坐位，在施术部位抹上刮痧介质，用泻法点状刮拭百会、神门、三阴交、太溪、照海、申脉穴，均至痧痕显现。症状渐消，睡眠好转后再用补法刮拭三阴交、太溪、照海穴，巩固疗效，15~20次。

刮痧对失眠有较好疗效，但应在患者临睡前1~2小时施术。

八、失眠中西医调治

刮痧时应注意观察患者反应,调整手法和轻重缓急。掌握得法可使患者在刮痧过程中入眠。在刮痧治疗的同时,必须配合精神安慰,使患者树立起战胜疾病的信心,患者还应适当参加体力劳动和运动锻炼。

36. 如何用拔罐法调治失眠

方法 1

取穴:第一组取大椎、神道、内关、气海;第二组取足三里、三阴交、太冲;第三组取太阳、印堂、风池。

操作:以上穴位每次选择一组,交替使用。将所选穴位进行常规消毒,每穴用三棱针点刺1~3下,尽量点刺穴位附近瘀阻的络脉处。选择适当大小的玻璃火罐,采用闪火法立即将罐吸拔于所点刺的穴位,留罐10分钟左右,每罐拔出瘀血数滴,起罐后用消毒棉球擦净皮肤上的血迹。每日1次,10次为1个疗程。适用于肝郁气滞、气血瘀阻、痰热内扰所致之失眠。

方法 2

取穴:第一组取足太阳膀胱经的大杼穴至膀胱俞穴,督脉的大椎穴至命门穴;第二组取手厥阴心包经的曲泽穴至内关穴,手少阴心经的少海穴至神门穴;第三组取足阳明胃经的足三里穴至丰隆穴,足厥阴肝经的曲泉穴至三阴交穴。

操作:患者取俯卧位或俯伏坐位,充分暴露背部,在背部涂抹适量的润滑油,选择适当大小的火罐,用闪火法将罐吸拔于背部,负压不宜过大,然后轻轻地沿着膀胱经的大杼穴至膀胱俞穴及督脉的大椎穴至命门穴来回推拉火罐,至经脉线上出现红色瘀血为止,起罐后擦净皮肤上的油迹。也可用同样的方法在手厥阴心包经的曲泽穴至内关穴、手少阴心经的少海穴至神门穴和足阳明胃经的足三里穴至丰隆穴、足厥阴肝经的曲泉穴至三阴交穴拔走罐法。每次选择一组经穴,交替使用,每周3次,6次为1个疗程。

方法3

取穴:心俞、膈俞、肾俞。

操作:点按心俞、膈俞、肾俞穴5~10次,然后采用走罐法至皮肤潮红后,在双侧心俞、膈俞、肾俞穴吸拔留罐30分钟。隔日1次,10次为1个疗程,疗程间隔3~5日。

方法4

取穴:大椎、背俞。

操作:采用走罐和留罐结合方法。大椎穴留罐5分钟,心肾阴虚则将罐从肺俞穴向下走至肾俞穴2~3次后,留拔肾俞穴10分钟。肝阳上亢则将罐从肝俞穴向上走至肺俞穴2~3次后,留拔肝俞穴10分钟。心脾两虚则将罐从肺俞穴向下慢推至脾俞穴,留拔在心俞穴15分钟。肾阳虚损则将罐从肺俞穴向下走至肾俞穴2~3次后,留拔肾俞穴10分钟,起罐后灸肾俞穴和命门穴5~10分钟。气郁痰结则将罐从肺俞穴向下走至脾俞穴,在心俞穴、胆俞穴处做提摇或震颤,然后留拔在脾俞穴10分钟。

方法5

取穴:第一组取神门、三阴交、安眠、足三里、关元;第二组取脾俞、心俞、肾俞、肝俞。

操作:以上两组穴位,每次选择一组,交替使用。将所选穴位进行常规消毒,用毫针进行针刺,背俞穴不宜进针太深,以免伤及肺脏造成气胸。采用提插捻转补法,取得针感后,选择大小适宜的火罐,用闪火法将罐吸拔于针上,留罐10分钟左右,见皮肤出现红

八、失眠中西医调治

色淤血现象起罐拔针。每周2次,6次为1个疗程。适用于虚证失眠。

37. 如何用足部按摩法治失眠

(1)踏豆按摩:用绿豆500克,置铁锅中用小火炒热,倒入盆中,同时将双脚洗净,擦干,借盆中绿豆余温,用双脚踩踏绿豆,边踩边搡。每日睡前1小时开始踩踏,每次30分钟左右。

(2)拍打涌泉穴:每晚睡前洗脚后端坐床上,先用右手掌拍打左脚涌泉穴120次,再用左手掌拍打右脚涌泉穴120次,每次力度均以感到微微胀痛为宜,即可驱除失眠,安然入眠。

38. 如何选用足部反射区及穴位按摩调治失眠

足部健身法的原理有经络脏腑说、神经反射说、生物全息胚说等。基本观点是人体各脏腑器官在足部均有其对应区(反射区),用按摩手法刺激这些对应区,能引起人体的某种生理变化,而缓解人体内部的"紧张状态",即中医学所说的疏通气血,调节脏腑功能和阴阳平衡等,从而起到治病保健作用。

(1)可选用的足部反射区:基本反射区(肾、输尿管、膀胱、尿道、腹腔神经丛等),前额,垂体,大脑,小脑,脑干,肾上腺,甲状腺,甲状旁腺,生殖器,子宫(男性前列腺),心,肝,胆,脾,胃肠道(胃、胰、十二指肠、小肠、盲肠、升结肠、横结肠、降结肠、乙状结肠·直肠、肛门、直肠·肛门),失眠点,生殖器,脊椎(颈椎、胸锥、腰椎、骶骨、尾骨),各淋巴结(头颈淋巴结、胸部淋巴结、上身淋巴结、下身淋巴结),膈等反射区。

(2)可选用的穴位:足三里、三阴交、涌泉、太溪、太冲等。

睡眠养生与失眠调治

(3)按摩程序与方法

①用食指关节刮压基本反射区3~5分钟。重点刮压肾、腹腔神经丛等反射区。

②拇指腹按揉前额、大脑反射区2~3分钟。

③食指关节点按或按揉垂体、小脑、脑干、甲状旁腺、甲状腺等反射区30~50次。

④拇指腹推压胃肠道、子宫(男性前列腺)、生殖器、脊椎、膈反射区各30~50次。

⑤食指关节点按心、脾、肝、胆、各淋巴结反射区各30~50次。

⑥食指关节按揉失眠点反射区2~3分钟。

⑦拇指点按三阴交、太溪、太冲、涌泉、足三里等穴30~50次。

⑧重复刮压基本反射区1~2分钟。

39. 如何用足部药浴调治失眠

(1)首乌藤60克,远志15克,川椒10克。以上3味药同入锅中,加水煎煮30分钟,去渣取汁,与40℃~50℃温水同入泡足桶中。于每晚临睡泡足30分钟,同时配合足底按摩,15日为1个疗程。具有宁心安神、镇静催眠的功效。

(2)磁石100克,生龙骨60克,首乌藤30克,白酒30克。将磁石、生龙骨打碎,入锅加水先蒸30分钟,再放入首乌藤,继续煎煮30分钟,去渣取汁,与白酒、开水一同放入泡足桶中。每晚临睡前先熏蒸后泡足30分钟,15日为1个疗程。具有重镇安神的功效。适用于失眠伴心悸、心烦、多噩梦者。

(3)酢浆草100克,松针150克。以上2味药入锅,加水煎煮30分钟,去渣取汁,与开水同入泡足桶中。每晚临睡前1次先熏蒸后泡足15分钟,15日为1个疗程。具有镇静安眠的功效。

(4)连皮酸枣树根150克,丹参20克,白酒50克。将酸枣树

八、失眠中西医调治

根切碎,与丹参同入锅中,加水煎煮 40 分钟,去渣取汁,与开水、白酒同入泡足桶中。每晚临睡前先熏蒸后泡足 15 分钟,15 日为 1 个疗程。具有镇静安眠的功效。

(5)合欢皮 60 克,香附 30 克,橘皮 20 克,陈醋 20 克。以上前 3 味药入锅,水煎煮 30 分钟,去渣取汁,与开水、陈醋一同放入泡足桶中。每晚临睡前先熏蒸后泡足 15 分钟,15 日为 1 个疗程。具有理气解郁、安神催眠的功效。适用于失眠伴精神抑郁、胸闷胁痛、嗳气者。

(6)合欢花 10 克,金橘叶 60 克,青皮 30 克,川芎 15 克。以上后 3 味药入锅,加水煎煮 30 分钟,去渣取汁,与开水一同倒入泡足桶中,撒入合欢花。临睡前先熏蒸后泡足 30 分钟,15 日为 1 个疗程。具有理气解郁、安神催眠的功效。适用于失眠伴精神抑郁、胸闷胁痛、嗳气者。

40. 如何用药枕治疗失眠

(1)黑豆 100 克,磁石 100 克。将黑豆、磁石打碎,装入枕头内,做成睡枕,每晚卧时枕之。适用于失眠。

(2)白芷、川芎、当归各 200 克,薄荷 50 克,羌活、独活、黄芪、党参、熟地黄各 300 克,三七、补骨脂、川楝子各 100 克。将上药烘干,制成粗末,装入枕头袋内,每晚卧时枕用。适用于各种原因导致的神经衰弱失眠患者。

(3)肉桂、肉苁蓉、补骨脂、熟地黄、菟丝子各 250 克,当归、川芎、枸杞子、女贞子、茴香各 150 克。将上药烘干,制成粗末,装入枕头袋内,每晚卧时枕用。适用于肾虚失眠,尤适用于老年患者。

(4)当归、白芍各 900 克,薄荷、甘草各 100 克。将上药烘干后制成粗末,装入枕头袋内,每于卧时枕用。适用于精神、神经疾病引起的失眠。

睡眠养生与失眠调治

(5)荆芥、防风、钩藤、夏枯草、牛膝、黄芪、菊花、桑叶各250克。将防风、牛膝、黄芪、钩藤、荆芥烘干后制成粗末,再与夏枯草、菊花、桑叶混匀后装入枕头袋内,每于卧时枕用。适用于高血压失眠患者。

(6)防风、白芷、当归、黄芪、肉桂、干姜、川芎各200克,艾叶、檀香、香附、半夏各100克,薄荷、藿香各50克。将上药烘干,制成粗末,装入枕头袋内,每于卧时枕用。适用于更年期失眠患者。

(7)酸枣仁、半夏、川芎、知母、茯苓各300克,香附、檀香各100克,柴胡、黄芩各150克。将上药烘干,制成粗末,装入枕头袋内,每于卧时枕用。适用于头痛伴失眠的患者。

(8)陈皮、半夏、茯苓、乌梅、桑叶、蒲公英、川芎、干姜、白术各200克,藿香、香附各100克。将陈皮、半夏、茯苓、乌梅、川芎、干姜、白术、香附烘干,制成粗末,再与桑叶、蒲公英、藿香混匀后装入枕头袋内,每于卧时枕用。适用于失眠伴有慢性胃炎的患者。

(9)杭菊花、冬桑叶、菊花、辛夷各500克,薄荷200克,红花100克,冰片50克。上药除冰片外,烘干,共研细末,加入冰片和匀,纱布包裹,装入枕心,制成药枕,每于卧时枕用。适用于高血压导致的失眠,头痛,伴有眼干涩,迎风流泪等症状。

41. 精神松弛训练法为什么有催眠作用

失眠的主要原因是由于精神紧张、应激状态和焦虑等,通过一些措施使失眠者的精神松弛下来,失眠自然就会好转或痊愈。德国医生舒尔茨受催眠术的启示,提出了一种观点,即患者通过自我暗示同样也可以达到类似睡眠的状态,从而发明了精神松弛的训练方法。

患者首先要选择一个清静场所,找一把很舒适的椅子坐着,也可以仰卧在床上来进行。先静坐2分钟,尽量使肌肉放松。仿佛

八、失眠中西医调治

全身肌肉都有了依托,肢体都有所支撑,产生一种安定感。然后闭上眼睛,开始下面几个套式的训练。

(1)重感式:可从头到脚,亦可从脚到头。从头到脚的顺序,首先想象自己的头发重,随着默想似乎头真的沉重起来,然后依次想颈部发重、肩部发重、臂部发重、手部发重,之后依次是胸、臀部、大腿、小腿,直到脚趾。只要坚持训练,慢慢真的会默想到哪里,哪里便觉得重如灌铅,似乎连动都很难再动了。开始默想一遍要20~30分钟,慢慢地几分钟就能做一遍。

(2)温暖式:顺序和原理与重感式一样,只不过此时默想的是"发热",随着这种意念,想到哪里就觉得哪里热乎乎的,做完一遍就会觉得浑身发热,舒服极了。

(3)心脏调整式:默想着心脏在静静地搏动,既平稳又缓慢。

(4)呼吸调整式:通过调整呼吸来调节自主神经功能,使交感神经和副交感神经之间达到某种平衡。可以通过呼吸引导达到不同目的。如果吸气快而呼气慢则可使副交感神经兴奋性增高,而交感神经兴奋性降低,催眠正是利用这种状态。如果以腹式呼吸为主,即快而短的吸气同时鼓肚子,慢慢呼气时肚子再瘪下去。这样不仅可以使副交感神经相对兴奋,同时还能提高消化能力,改善营养状况,对于消瘦、营养不良的失眠者很有裨益。

(5)温肾式:默想的是腹部温暖感。

(6)额部清凉式:此套路放在最后,是使头脑真正达到冷和静,最终达到缓解紧张和焦虑感,很快进入睡眠状态。

精神松弛训练法贵在坚持,感觉会越来越强烈,效果会越来越好,常常是一、两个套式尚未做完就已入梦乡。

要想获得良好效果,首先必须真正相信此法是在调整神经系统功能,最终使情绪安定下来。这用得着中国那句老话,"诚则灵"。真正从心底里相信,这算成功了一半,然后慢慢练,练中加深体会。收到一定效果后又更进一步坚定信心,这样就形成了一个良性循环,最后失眠问题在不知不觉中解决了。

反之,练时满腹狐疑,一百个不相信,一面默想着沉重感、温热感,而心里却想着:"能沉重吗? 能温暖吗?"其结果是紧张未除,烦躁又生,还能有好效果吗?

练这种松弛功法,关键是以躯体,特别是肌肉的松弛来达到精神松弛,最后很自然地进入睡眠。所以练时的姿势很重要,姿势摆不好,时间久了会觉得很累,结果前功尽弃。坐在椅子上,手和臂应自然地放在扶手上,用普通椅子时则应把手放在自己膝盖上,头稍前倾,下颌内收。如果是仰卧在床,两臂应自然地放在身体的两侧,双腿伸直略分开。

42. 情绪变化引起的失眠如何进行精神调养

引起失眠的原因归纳起来,最主要的还是心理因素和环境因素。也有一些是由于生理疾患,或服用药物和酒精之类的兴奋性饮料所引起,其中心理因素名列第一。人类的一切行为,都受心理因素的支配,各种各样的喜、怒、哀、乐、悲、恐、惊等心理反应都能使人失眠。

人类的情绪是复杂多变的,人们常说的"七情",各家说法不同。中医学指的是"喜、怒、忧、思、悲、恐、惊",而现代心理学家把基本情绪概括为喜悦、愤怒、恐惧、悲哀等。当人体喜悦、愤怒、恐惧、悲哀过度时,可造成心慌、激动和过度紧张的状态,这种状态可引起大脑皮质功能紊乱,并可导致失眠及失眠伴随的疾病。中医学则认为,情志是许多疾病的主要因素,而七情过度均可导致神不守舍而不寐。《黄帝内经》中说:"怒则气上,喜则气缓,悲则气消,恐则气下,思则气结"。且"怒伤肝""思伤脾""喜伤心""恐伤肾",而心为"五脏之大主",七情剧变,可由它脏伤及于心,心伤而心神不宁则不眠。

八、失眠中西医调治

人的情绪波动与失眠密切相关,当一个人的情绪处于低谷时,往往伴有严重的失眠。要使情绪走出低谷,防治失眠而产生的恶性循环,在所有改善情绪的自我调节方法中,增氧健身法最有利于恶劣情绪的改善,如骑车、散步、游泳等有节奏的运动,能增强心肺循环功能,改善人体对氧的利用。食物与情绪也有联系,单一的糖类有镇静情绪的安慰作用,蛋白质食品则有益智、醒脑和维持机敏的功能。心理学家建议,为避免出现郁郁寡欢,不要穿冷色调的衣服,或在身边置冷色调的环境。为避免烦躁和愤怒,不去看红色,而灰色、白色、黑色则能起镇定作用,有助于缓解焦虑和紧张。

睡眠是中枢神经系统的一种主动抑制过程,任何一皮质区域产生的抑制过程扩散到皮质下中枢时才能引起睡眠。如果情绪过度紧张,焦虑不安,瞻前顾后,就会在大脑皮质相应的区域形成一个很强的兴奋灶,干扰入眠抑制过程的扩散,所以难以入眠。无论多么重要的考试、比赛或其他重大事情,在经过反复认真地准备之后,直至临战前夕都应充分相信自己的工作及准备,坚定必胜的信念,做些轻松的运动或娱乐,使精神放松,消除对成败的种种顾虑及杂念,这是得以安眠的重要前提。

有些人对梦还有顾虑,以为做梦也是失眠,这是对梦的误解。经心理学家观察证实,人每夜睡眠中总有5~6段时间是在做梦(称"有梦睡眠"),每段持续时间5~30分钟。有梦睡眠有别于其他睡眠时间的特殊表现是眼球运动明显增快,脑电图呈低幅快波图形。在有这些特殊表现的几段时间醒来或被叫醒的人都说是在做梦,梦境清晰,而没醒的人至次晨起来时则对梦一无所知。有梦睡眠时间是客观存在的。有梦睡眠是整理储存来自外界和机体信息的重要时刻,是大脑功能恢复所不可缺少的工作。因此,对做梦一定不要误解。

要认清病因,进行自我放松。要认识自己的失眠是由于白天精神紧张所致,以最短的时间放松身心。要正确评价自己。很多人紧张是因为对自己的行为未能正确评价所产生的。所以,如果能从不同的角度来看自己的行为,发现善美,看到优点、长处和成绩,就可使自己的心情好转而减少紧张。

要客观看待他人,学会疏导自己。应把世界看成是美好的,采取不同的观点来看我们所生存的周围环境,这样才能促进心情好转而消除紧张。对他人期望不要过高,对自己也不可过分苛求,要学会自己疏导情绪,也要学会"屈服"于别人。能抛开不愉快的事情,保持心理平衡,对防治失眠很有益。

43. 惊恐引起的失眠如何进行精神调养

人在受惊恐后会导致夜惊症而引起失眠,多见于小儿和女性。夜惊症多见于4~12岁的儿童,发生率1%~4%,男多于女,有遗传倾向;发作频度一般为数日或数周1次,进入青春期后逐渐消失。另有研究显示,夜惊症也可能是脑发育迟缓所致。脑电图证明,夜惊出现在入眠不久的深睡阶段,当时若唤醒尚能残存一些记忆,稍过则全然不知。

中医学认为,"惊则气乱",惊吓之后,气机逆乱,神无所主;且"悲哀怒忧则心动",心神不宁,神志错乱,导致不寐。《黄帝内经》中还认为,"恐则气下",即恐惧伤肾,肾精受伤,不能上承心火,造成心肾不交,扰乱神明而致不寐。在正常情况下,惊恐虽能造成不寐,但需要有突然、强烈或长久的刺激,超过人体本身的正常的耐受能力,使人体气机紊乱,脏腑气血失调,才会导致失眠及其疾病的发生。

恐惧导致人的精神高度紧张,入眠困难,长期恐惧,会使患者出现心悸、气短、倦怠、遇事善惊、胆怯等症状。治疗恐惧引起的失眠,应采取心理疗法和药物治疗相结合的综合措施。

(1)鼓励患者多从事体力劳动及运动锻炼,多参加一些娱乐活

八、失眠中西医调治

动,使心情舒畅,精神放松,解除其恐惧心理。

(2)对因恐惧而严重失眠的人,可给予镇静安眠药。如有入眠困难者,可选用作用较快的安眠药;如睡眠不深或易醒,可选用作用较慢而持久的药物。安眠药一般不宜长期单一使用,以防成瘾。

(3)如果长期因恐惧而失眠的人,可配合天然药物治疗,以改善整体情况。

(4)可采用系统脱敏法,该疗法是由交互抑制发展起来的一种心理疗法,其原理是当患者出现焦虑和恐惧刺激的同时,施加与焦虑和恐惧相反的刺激,从而使患者逐渐消除焦虑与恐惧,不再对有害的刺激敏感而产生病理反应。实质上,它是通过一系列步骤,按照刺激强度由弱到强,由小到大逐渐训练患者的承受力、忍耐力,增加适应力,最后达到对真实体验不产生"过敏"反应,使身心健康达到耐受力正常的状态。

44. 焦虑引起的失眠如何进行精神调养

患者的焦虑不仅导致失眠,也是影响正常诊疗和疾病预后的一大障碍。因此,医务人员应根据患者焦虑产生的心理特点,采取各种措施予以消除或减轻,以保证取得良好的医疗效果。患者焦虑的产生因人而异,因此消除焦虑的方法也就不尽相同,以下方法可供参考。

(1)明确焦虑产生的原因:患者所产生的焦虑原因各不相同,设法了解判明患者的焦虑原因,并采取适当的对策是首要的方法。

(2)使患者了解诊疗程序:对将要发生的诊疗活动茫然无知,常会引起患者焦虑或加重焦虑。因此,使患者知道某种检查、治疗的必要性、可靠性、安全性等,将有助于消除焦虑。

(3)尊重患者的操作动机:在许可的范围内让患者做一些力所能及的活动,如照顾自己的日常活动等,可使患者满足操作的需要,觉得自己并不是一个完全依赖别人的患者,可减轻其焦虑。

(4)消除患者的寂寞感:在医院环境里,患者不得不重新适应新的人际关系,而寂寞往往使他们过多考虑自己的疾病,医护人员主动与患者交往和鼓励患者之间交往,都可产生积极的效果。

(5)尊重患者的人格:不管患者从前的社会角色如何,在医院里都以患者的面目出现,重新适应这一新角色会导致焦虑。医护人员应尊重患者,使患者感到被尊重,以缩小新老社会角色之间的差距,冲淡消极心理。

(6)使患者受到良好的对待:患者的焦虑常常是因担心是否能受到最好的和最正确的治疗而产生的。医务人员良好的技能、充分的信心、亲切的态度有助于此类患者消除焦虑。

(7)分散患者的焦虑心理:合适的消遣活动可以减轻焦虑。可以通过阅读、听收音机、看电视、下棋、玩牌等分散患者对焦虑问题的注意力。

(8)使用药物解除焦虑:对不易缓解的焦虑,必要时可给予安定药,这种方法虽有效,但不宜作为首选,更不宜滥用。

(9)心理治疗:在很多情况下,医学心理学专家常能通过心理治疗调动患者的积极因素,帮助患者克服焦虑反应。

(10)治疗引起焦虑的疾病:前面提到有些焦虑反应是有关疾病的产物,要消除此类焦虑,当然要采取措施去治疗疾病本身。